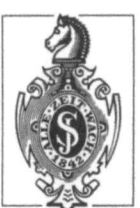

H.-G. Meerpohl A. Pfleiderer
Chr. Z. Profous (Hrsg.)

Das Rezidiv in der gynäkologischen Onkologie

Mit 71 Abbildungen und 67 Tabellen

AGO
Arbeitsgemeinschaft für
Gynäkologische Onkologie

Springer-Verlag
Berlin Heidelberg New York London
Paris Hong Kong Barcelona

Priv.-Doz. Dr. med. Hans-Gerd Meerpohl
Prof. Dr. med. Albrecht Pfleiderer
Universitäts-Frauenklinik
Hugstetter Straße 55
D-7800 Freiburg

Dr. Christian Z. Profous
Farmitalia Carlo Erba GmbH
Merzhauser Straße 112
D-7800 Freiburg

ISBN-13: 978-3-540-53016-9   e-ISBN-13: 978-3-642-75990-1
DOI: 10.1007/978-3-642-75990-1

Dieses Werk ist urheberrechtlich geschützt. Die dadurch begründeten Rechte, insbesondere die der Übersetzung, des Nachdrucks, des Vortrags, der Entnahme von Abbildungen und Tabellen, der Funksendung, der Mikroverfilmung oder der Vervielfältigung auf anderen Wegen und der Speicherung in Datenverarbeitungsanlagen, bleiben, auch bei nur auszugsweiser Verwertung, vorbehalten. Eine Vervielfältigung dieses Werkes oder von Teilen dieses Werkes ist auch im Einzelfall nur in den Grenzen der gesetzlichen Bestimmungen des Urheberrechtsgesetzes der Bundesrepublik Deutschland vom 9. September 1965 in der jeweils geltenden Fassung zulässig. Sie ist grundsätzlich vergütungspflichtig. Zuwiderhandlungen unterliegen den Strafbestimmungen des Urheberrechtsgesetzes.

© Springer-Verlag Berlin Heidelberg 1990

Die Wiedergabe von Gebrauchsnamen, Handelsnamen, Warenbezeichnungen usw. in diesem Werk berechtigt auch ohne besondere Kennzeichnung nicht zu der Annahme, daß solche Namen im Sinne der Warenzeichen- und Markenschutz-Gesetzgebung als frei zu betrachten wären und daher von jedermann benutzt werden dürften.

Produkthaftung: Für Angaben über Dosierungsanweisungen und Applikationsformen kann vom Verlag keine Gewähr übernommen werden. Derartige Angaben müssen vom jeweiligen Anwender im Einzelfall anhand anderer Literaturstellen auf ihre Richtigkeit überprüft werden.

Satz: Reiner Göhrick, Manuskript- & Textverarbeitung, 7800 Freiburg

21125/3140/543210 - Gedruckt auf säurefreiem Papier

Vorwort

Im allgemeinen steht die Primärtherapie der Krebskrankheit im Mittelpunkt unseres Interesses und ist der Inhalt zahlreicher Untersuchungen und Kongresse. Eine wissenschaftliche Auseinandersetzung mit der fortgeschrittenen Erkrankung, mit dem Rezidiv des Karzinoms und ihren zahlreichen Problemen für die Patientinnen und dem behandelnden Arzt, findet dagegen sehr viel seltener statt.

Die Arbeitsgemeinschaft für gynäkologische Onkologie (AGO) hat dieses Thema aufgegriffen. Im November 1989 fand hierzu in Freiburg ein Symposium über das Rezidiv in der gynäkologischen Onkologie statt. Das vorliegende Buch gibt einen Überblick über die aktuelle Diskussion. Die Referenten haben ihre Beiträge hierzu nochmals überarbeitet und zum Teil erheblich erweitert.

Mit dem vorliegenden Band eröffnet die AGO eine neue Buchreihe mit dem Ziel, Referate und Diskussionen wichtiger Symposien einer breiteren Öffentlichkeit zur Verfügung zu stellen. Die Herausgabe dieser Buchreihe wird ermöglicht durch die finanzielle Unterstützung der Firma Farmitalia Carlo Erba GmbH in Freiburg.

Der Frauenarzt und jeder andere Arzt, der mit der Betreuung von rezidivkranken Patientinnen zu tun hat, aber auch interessierte Pflegekräfte werden in dem vorliegenden Buch viele Anregungen, manche Hoffnung und Hilfen für die Begleitung dieser schwerkranken Patientinnen finden. So ergibt sich, daß die Behandlung bei fortschreitender und rezidivierender Krebskrankheit nicht nur ein ungelöstes Problem und eine medizinisch-wissenschaftliche Herausforderung ist, sondern in erster Linie eine große Aufgabe darstellt, bei der ideenreiche Hilfen und Maßnahmen gefordert sind. Die Sorge und die Begleitung der rezidivkranken Patientin wird damit zu einer der wichtigsten Aufgaben menschlichen und ärztlichen Handelns.

Freiburg, Juli 1990

Prof. Dr. A. Pfleiderer
PD Dr. H.-G. Meerpohl

Inhaltsverzeichnis

Vorwort

- Prof. Dr. A. Pfleiderer, Freiburg   V

1. Tumorresistenz

- M. Dietel, Kiel   1
- T. Bauknecht, Freiburg   8
- R. Osieka, Aachen   12
- R. Sauer, Erlangen   16

2. Schmerzbehandlung/Antiemesis

- I. Kiss, Essen   34
- H. v. Matthiessen, Düsseldorf   45
- W. Eiermann, München   53

3. Maligne Ergüsse

- H. Matthys, Freiburg   60
- M. Kaufmann, Heidelberg   66

4. Das Lymphödem

- A.E. Schindler, Essen   75
- K. Engel, Heidelberg   82
- M. Földi, Freiburg-Hochdorf   94

5. Tumor-Nachsorge/Therapieplanung

- H.G. Meerpohl, Freiburg   102
- H. Schmidt-Matthiesen, Frankfurt   114

6. Mamma-Karzinom

- F.K. Beller, Iowa (USA)   119
- H. Dieterich, Rheinfelden   132
- K. Brunnert, Osnabrück   138

7. Vulvakarzinom/Zervixkarzinom

- K. Renziehausen, Karl-Marx-Stadt   143
- H.-A. Ladner, Freiburg   146
- R. Schulz-Wendtland, Freiburg   159
- R. Kreienberg, Mainz   169

8. Endometrium-Karzinom

- R. Winter, Graz   182
- W. Kleine, Freiburg   191
- H.-A. Ladner, Freiburg   198

9. Ovarialkarzinom

- M. Lahousen, Graz   208
- H. Kühnle, Hannover   212
- G. Teufel, Freiburg   218
- J. Schlosser, Karl-Marx-Stadt   231

10. Alternative Heilmethoden

- J. Hoffmann, Arlesheim   239
- B. Köhler, Freiburg   244

11. Lebensqualität bei Tumorpatientinnen

- M. Heinisch, München   259
- M. Schumacher, Freiburg   267
- W. Schuth, Freiburg   276

12. Schlußbetrachtung

- B. Maurer, Freiburg   283

Autorenverzeichnis

Bauknecht T., PD Dr.
Universitäts-Frauenklinik, Hugstetter Straße 55, 7800 Freiburg

Beller F.K., Prof. Dr. Dr.h.c.
The University of IOWA Hospitals, Dept. of Obstetrics and Gynecology, Iowa City, IA 52242 USA

Brunnert K., Dr. med.
Chefarzt der Gebh.-gyn. Abt., Johannisfreiheit 2–4, 4500 Osnabrück

Dietel M., Prof. Dr.
Institut für Pathologie, Michaelisstraße 11, 2300 Kiel 1

Dieterich H., Dr. med.
Frauenklinik, Zollstraße 2, 7888 Rheinfelden

Eiermann W., Prof. Dr.
Frauenklinik Großhadern, Marchioninistraße 15, 8000 München 70

Engel K., OA Dr.
Universitäts-Frauenklinik, Voßstraße 9, 6900 Heidelberg

Földi M., Prof. Dr.
Abrichstraße 4, 7800 Freiburg-Hochdorf

Heinisch M.
Institut für Psychologie der Maximilians-Universität, 8000 München

Hoffmann J., Dr. med.
Lukas Klinik, Brachmattstraße 29, CH–4144 Arlesheim

Kaufmann M., PD Dr.
Universitäts-Frauenklinik, Voßstraße 9, 6900 Heidelberg

Kiss I. , PD Dr.
Alfried Krupp Krankenhaus, Alfried-Krupp-Straße 21, 4300 Essen

Kleine W. , PD Dr.
Universitäts-Frauenklinik, Hugstetter Straße 55, 7800 Freiburg

Köhler B. , Dr.
Internist, Prinz-Eugen-Straße 1, 7800 Freiburg

Kreienberg R. , Prof. Dr.
Universitäts-Frauenklinik, Langebeckstraße 1, 6500 Mainz

Kühnle H. , Prof. Dr.
Oststadtkrankenhaus, Podbielskistraße, 3000 Hannover

Ladner H.A. , Prof. Dr.
Universitäts-Frauenklinik, Hugstetter Straße 55, 7800 Freiburg

Lahousen M. , Dr.
Universitäts-Frauenklinik, Auenbrugger Platz 14, A-8036 Graz

Matthiessen H. von, PD Dr.
Universitäts-Frauenklinik, Moorenstraße 5, 4000 Düsseldorf

Matthys H. , Prof. Dr.
Medizinische Universitätsklinik, Abt. Pneumologie,
Hugstetter Straße 55, 7800 Freiburg

Maurer B. , Prof. Dr.
Türkenlouisstraße 15, 7800 Freiburg

Meerpohl H.G. , PD Dr.
Universitäts-Frauenklinik, Hugstetter Straße 55, 7800 Freiburg

Olschewski M.
Institut für Biometrie, Stefan-Meier-Straße 26, 7800 Freiburg

Osieka R. , Prof. Dr.
Medizinische Klinik IV, Pauwelstraße, 5100 Aachen

Pfleiderer A. , Prof. Dr.
Universitäts-Frauenklinik, Hugstetter Straße 55, 7800 Freiburg

Renziehausen K., Prof. Dr.
Klingerstraße 34, DDR-9030 Karl-Marx-Stadt

Sauer R., Prof. Dr.
Direktor der Strahlenklinik, Krankenhausstraße 12, 8520 Erlangen

Schindler A.E., Prof. Dr.
Universitäts-Frauenklinik, Hufelandstraße 55, 4300 Essen

Schlosser J., OA Dr. med.
Frauenklinik, Friedrich-Wolf-Flemming-Straße 4,
DDR-9030 Karl-Marx-Stadt

Schmidt-Matthiesen H., Prof. Dr.
Universitäts-Frauenklinik, Humperdinckstraße 11, 6000 Frankfurt a.M.

Schulz-Wendtland R., Dr.
Universitäts-Frauenklinik, Hugstetter Straße 55, 7800 Freiburg

Schumacher M., Dr.
Institut für Medizinische Biochemie und Informatik der
Universität Freiburg, Stefan-Meier-Straße 26, 7800 Freiburg

Schuth W., Dr.
Universitäts-Frauenklinik, Hugstetter Straße 55, 7800 Freiburg

Teufel G., Prof. Dr.
Universitäts-Frauenklinik, Hugstetter Straße 55, 7800 Freiburg

Winter R., Doz. Dr.
Universitäts-Frauenklinik, Auenbrugger Platz 14, A-8036 Graz

Zellbiologische Veränderungen vom Primärtumor zum Rezidiv

M. Dietel

Maligne Primärtumoren spiegeln in der Mehrzahl der Fälle die phäno- und genotypischen Charakteristika der Ursprungsgewebe wider. Daher ist es morphologisch auch bei Unkenntnis der Lokalisation häufig möglich, eine klassifizierende Einordnung der Läsionen vorzunehmen, z.b. Plattenepithelkarzinom, Adenokarzinom, Nierenzellkarzinom, malignes Teratom, Glioblastoma multiforme, etc. Auch verschiedene wachstumskinetische und molekularbiologische Parameter sind in den Primärtumoren in Analogie zum Ursprungsgewebe expriminert, z. B. Östrogenrezeptoren (ER) in Mammakarzinomen, Androgenrezeptoren in Prostatakarzinomen, Schleimbildung in Adenokarzinomen, hormonelle Sekretion in endokrinen Karzinomen. Dies bedeutet, daß maligne Geschwülste häufig einige grundlegende Charakteristika der Ursprungsgewebe konservieren und daß ihre maligne Potenz sich vor allem in ungeregeltem, infiltrativem und destruierendem Wachstum ausdrückt. Diese atypischen Eigenschaften befähigen sie auch zur Metastasierung. Die Bildung von Tochtergeschwülsten, verkörpert aus Sicht des befallenen Organismus die eigentliche maligne Potenz, da die Patienten zumeist an den Metastasen und deren Folgen und nicht am Primärtumor sterben. Erfolgreiche therapeutische Maßnahmen müssen somit nicht nur den Primärtumor, sondern auch die Tochtergeschwülste eliminieren können. Die vorliegende Arbeit behandelt die Frage, ob die Zellen der Metastasen grundlegende Änderungen zu denen des Primärtumors aufweisen und inwieweit differenzierte Behandlungsstrategien für Primärtumor bzw. Absiedlung notwendig sind.

Es muß schon an dieser Stelle betont werden, daß die bisher gemachten und im folgenden dargelegten Ausführungen nur für einen Teil der malignen Geschwülste gilt und daß in der täglichen Praxis immer wieder Fälle vorkommen, in denen die zu beschreibenden Veränderungen zwischen Primärtumor und Metastasen nicht nachweisbar, oder sogar mit umgekehrten Vorzeichen entwickelt sind [13].

Morphologie und Markerexpression

Die morphologische Diagnose maligner Tumoren beruht u.a. auf der Ähnlichkeit bzw. unterschiedlich stark entwickelten Abweichung zwischen normalem und tumorösem Gewebsbild. Die mehr oder weniger starke Entdifferenzierung der Histologie wird mit verschiedener Graduierung gekennzeichnet. Diese Einteilung stellt die Grundlage für den histologischen Vergleich von Primärtumor mit Tumorrezidiven und Metastasen dar. In weit mehr als 70 % der Fälle ergibt die histologische Aufarbeitung des Rezidivs sowie der Metastasen ein verändertes und zumeist weniger differenziertes Wachstumsmuster. Die Zahl der Mitosen ist erhöht, die Ähnlichkeit zum Ursprungsgewebe verringert, die gewebsspezifischen Charakteristika (Verhornung, Schleimbildung, ER, Hormonsekretion etc.) sind wenn überhaupt, nur noch spärlich nachweisbar. Auch spezifische Zellmarker wie die Expression von Blutgruppenantigenen (als Reifungszeichen) [5], sind häufig reduziert. Eine vermehrte Expression von tumorassoziierten Antigenen (z.B. CEA, CA 19-9, CA 12-5, etc.) wurde allerdings nur teilweise beobachtet [4].

Spezifische Zelleigenschaften, die als Zeichen der differenzierten Zellleistung gelten, z.B. Hormonsynthese und -sekretion, Enzymsynthese, Kontraktion etc., sind in Tumorzellen zumeist reduziert oder fehlen ganz. Auch primitivere Zelleistungen, wie Schleimsekretion und Verhornung, kommen in Tumoren entweder verringert oder in ungeordneter Form vor. Im Vergleich zu Primärtumoren zeigen Metastasen in vielen Punkten eine weitere Reduktion dieser Zellcharakteristika, was als weiterer Differenzierungsverlust gewertet wird. Beispielsweise ist die Expression von ER in Primärtumoren häufiger zu beobachten als in Metastasen. Der prozentuale Unterschied ist allerdings nicht so groß, daß dies als diagnostisches Kriterium herangezogen werden kann. Auch finden sich immer wieder Fälle, in denen die Lymphknoten oder Lebermetastasen von Mammakarzinomen eine höhere Rezeptorexpression zeigen als der Primärtumor [8, 12]. Ursache dieses vermeintlich paradoxen Mechanismus ist die ausgeprägte Heterogenität der Primärtumoren, die aus ER-positiven und Östrogenrezeptornegativen Klonen besteht. Wenn ein ER-positiver Zellklon die Metastase bildet, so ist der zuvor beschriebene Mechanismus verständlich.

Zellmotilität

Normal ausdifferenzierte Zellen sind, ausgenommen Blutzellen, Makrophagen etc., ortsständig und nicht in der Lage, größere Entfernungen zurückzulegen. Die Ortsständigkeit ist gebunden an eine spezifische Interaktion zwischen Zellmembran und extrazellulären Stützproteinen, z.B. der

Basalmembran und anderer mesenchymaler Komponenten. Auch die weit überwiegende Anzahl der Tumorzellen sind fest verankert und zeigen keine Motilität. Ein kleiner, in der Regel hochaggressiver Zellklon kann aber lokal zumindest kleine Strecken zurücklegen (cancer cell motility), verfügt über spezifische Enzyme (z.B. Hyaluronidase, Katepsin B), mit deren Hilfe er Membranen und die darin enthaltenen Proteoglykane andauen und auflösen kann [13]. Dies verschafft den Tumorzellen die Möglichkeit, sich über kurze Strecken fortzubewegen und z.b. in angrenzende Kapillaren oder Lymphspalten einzudringen. Dabei ist eine weitere wichtige Eigenschaft die hohe strukturelle Anpassungsfähigkeit von metastasierungsfähigen Tumorzellen, die sich durch schmale Endothelspalten zwängen können.

Diese Tumorzellklone können dann über den Blutstrom wandern und in anderen Kapillargebieten, z.b. Leber, Lunge, Knochenmark etc, an das Endothel der dortigen Kapillaren anheften, um, wiederum über den Mechanismus der Einzelzellmotilität, in das angrenzende Gewebe einzuwandern und dort als klonale Läsion eine Metastase zu setzen. Es sei nochmals betont, daß normale Zellen dazu nicht in der Lage sind; würde man beispielsweise normale Leber-, Bindegewebs- oder Lungenzellen einem normalen Organismus in die Vene injizieren, so würden diese nach kurzer Zeit absterben und keine Metastasen bilden.

Legt man eine Zellkultur von malignen Tumoren an, und beobachtet in vitro die Motilität der Tumorzellen, so sieht man, daß nur ein kleiner Teil der Zellen zur Bewegung fähig ist, und daß in vitro aufgetragene Basalmembranmatrix von diesen Zellen durchwandert und partiell angedaut werden kann. Dieser Zelltyp stellt die zur Metastasenbildung fähige Population dar, die sich von anderen nicht metastasierungsfähigen Tumorzellen dadurch unterscheidet, daß sie beispielsweise die extrazelluläre Matrix auflösende und zerstörende Proteasen synthetisieren. Ein weiteres Charakteristikum stellt die fehlende Expression von Verankerungsproteinen wie z.B. Vinculin dar, die die Metastasen-bildenden Zellen nicht besitzen und sich somit nicht an Membranen festsetzen können.

Die am Ort der Metastase entstehenden weiteren Zellpopulationen müssen nicht unbedingt die Eigenschaft haben, ihrerseits wieder metastasieren zu können, sondern können durchaus wieder ortsständige Zellpopulationen darstellen. In der Regel leiten sich aber von Metastasen weitere metastasierungsfähige Zellklone, die Ursprung weiterer Absiedlungen sind, ab.

Genetische Unterschiede

Man hat lange nach genetisch fixierten bestimmten chromosomalen Veränderungen gesucht, die die Eigenschaft der Metastasenbildung erklären. Es wurden ausführliche Scanning- und Flow-DNA-zytophotometrische Messungen sowie mikrospektrophotometrische Untersuchungen durchgeführt [2]. Konstante Unterschiede zwischen Primärtumoren und Metastasen konnten nicht gefunden werden. Es zeigte sich lediglich, daß der Anteil aneuploider Zellen in den Metastasen höher ist als in den Primärtumoren. Dies kann als Zeichen der Entdifferenzierung gewertet werden. Die sehr viel feiner differenzierende Untersuchungsmethode der Kariotypanalyse zeigte in einzelnen Beispielen charakteristische Veränderungen der DNA in Metastasen und Primärtumoren. Generell auf alle Tumoren oder auf bestimmte Tumorgruppen übertragbare Ergebnisse wurden nicht gefunden. Auch durch aufwendige molekulargenetische Untersuchungen konnte bisher eine definierte chromosomale Veränderung (z.b. Aberration, Deletion) nicht mit der Fähigkeit zur Metastasenbildung assoziiert werden. Das sog. "Metastasen-Gen" ist bisher nicht identifiziert.

Invitro-Vitalität

Bei der primären Etablierung von Tumorzellkulturen zeigen sich deutliche Unterschiede in der Proliferationstendenz von Zellen aus Primärtumor vs. Metastasen [9]. Auch in einigen Untersuchungen war die Anwachsrate und insbesondere die Wachstumsgeschwindigkeit in vitro (Zellkulturverdopplungsrate) in Kulturen von Primärtumoren deutlich niedriger als in den von Metastasen gewonnenen Kulturen. Dies deutet auf eine verstärkte Wachstumsfähigkeit der in Metastasen wachsenden Tumorzellen hin [11].

Chemosensitivität bzw. Resistenz

Es ist klinisch seit langem bekannt, daß Primärtumoren häufig gut auf Chemotherapie oder Radiotherapie ansprechen. Die später entstehenden Metastasen sind zumeist weniger sensitiv und werden im weiteren Verlauf der Erkrankung zunehmend resistent gegen verschiedene Zytostatika [1,3,6,10]. Dies gilt für Substanzen völlig verschiedener chemischer Klassen, wie z.B. Anthrazykline, Antibiotika, Schwermetallsubstanzen, Alkylantien etc. Die Mechanismen, mit denen Zellen in der Lage sind, in der Gegenwart von hohen Konzentrationen giftiger Substanzen zu überleben und sogar zu wachsen, sind vielfältig. Zu berücksichtigen sind dabei auch die durch zytotoxische Agentien induzierten Mutationen an der DNA von Tumorzellen. Eine besonders starke mutagene Wirkung ist z.B. von Vinblastin und Cisplatin bekannt. Dreh- und Angelpunkt ist die Amplifikation bestimmter Gensequenzen, durch deren erhöhte Aktivität spezifische Proteine oder Enzyme, (Transportproteine, chromosomale Enzyme etc.) vermehrt synthetisiert werden. Ein entsprechendes Protein ist das P 170-Glykoprotein (P-Gp), welches als membranständiges Transportprotein für eine Reihe von Zytostatika identifiziert werden konnte [7]. Zellen, die das P-Gp in größerer Menge synthetisieren, sind gegen Zytostatika unterschiedlicher Klassen resistent, sog. multidrug resistance (mdr). Die vermehrte Synthese des P-Gp konnte der Amplifikation des mdr 1-Gens zugeordnet werden. Es ist bemerkenswert, daß die resistenten Zellen diese Resistenzeigenschaft auch dann nicht verlieren, wenn sie längere Zeit nicht mit Zytostatika behandelt werden.

Inkubiert man diese Zellen dann mit einem nicht-mdr-Zytostatikum, wie z. B. Cisplatin, so ist zunächst häufig eine Sensitivität vorhanden, die sich nach mehreren Applikationszyklen in eine Resistenz entwickelt. Diese wiederum ist mit einer vermehrten Glutathion-S-Transferase-Expression verbunden. Es entstehen also über kurz oder lang Zellklone, die praktisch gegen alle Zytostatikaklassen fast vollständig resistent sind und sich somit den therapeutischen Möglichkeiten entziehen. Überraschenderweise wurde festgestellt, daß ähnliche Veränderungen auch bei der Entwicklung einer Radioresistenz nachweisbar sind.

In Primärtumoren sind diese Resistenzmechanismen in aller Regel nur gering oder gar nicht entwickelt. In Metastasen haben sich durch Selektionsdruck und durch unterschiedliche genetische Ausstattung der Zellen des Primärtumors und der Metastase spezielle Resistenzen entwickelt, die zum Therapieversagen führen können, sog. "acquired chemoresistance". Diese hier nur grob geschilderten Resistenzmechanismen stellen ein zentrales Problem der systemischen onkologischen Therapie dar. Die Überwindung durch spezifische, z.B. das P-Gp hemmende Substanzen wären von großer Bedeutung und werden derzeit ausführlich untersucht.

Zusammenfassung

Die Zellpopulationen in Metastasen zeigen häufig ein aggressiveres biologisches Verhalten als die des Primärtumors. Einige der hierfür verantwortlichen Mechanismen sind zuvor kurz skizziert worden. Eine

Chance in der systemischen Therapie von Metastasen liegt darin, daß sich bei genauerer Kenntnis der "spezifischen Metastaseneigenschaften" Ansatzpunkte für eine gezielte Therapie ergeben, z.B. Resistenzüberwindung. Der Grundlagenforschung fällt die wichtige Aufgabe zu, die spezifischen Zelleigenschaften möglichst genau zu definieren und zu charakterisieren, um die Angriffspunkte erkennen zu können. Weiß man erst einmal, an welcher Struktur eine Zelle vulnerabel ist, so können sich pharmakologisch Möglichkeiten zur Zytostase eröffnen. Voraussetzung für schnelle Fortschritte sind die enge Kooperation von funktioneller Morphologie, molekularer Genetik und experimenteller klinischer Forschung.

Literatur

1. Chervinsky D.S., Wang J.J.: Uptake of adriamycin and daunomycin in L1210 and human leukemia cells: a comparative study. J. Med. 7 (1976), 63-72.
2. Chu T.M., Malmgren R.: Microspectrophotometric determination of desoxyribonucleic acid in primary and metastatic mouse mammary tumors. J. Natl. Cancer Inst. 27 (9161), 217-220.
3. Dietel M.: In Cancer Res (accepted) (1989).
4. Dietel M., Arps H., Klapdor R., Müller-Hagen S., Sieck M., Hoffmann L.: Antigen detection by the monoclonal antibodies CA19-9 and CA 12-5 in normal and tumor tissue and patients sera. J. Cancer Res.Clin.Oncol. 11 (1986), 257-265.
5. Dietel M., Hölzel F., Dell'Orto P., Niendorf A., Arps H., Viale G., Kröger A.:Blood group substances, CEA and lectins in ovarian tumors. Cancer Detect Prev. 9(1986), 511-520.
6. Fugmann R.A., Anderson J.C., Stolfi R.S., Martin D.S.: Comparison of adjuvant chemotherapeutic activity against primary and metastatic murine tumors. Cancer Res. 37 (1977), 496-500.
7. Kartner N., Ling V.: Multidrug resistance in cancer. Scientific Am. 3 (1989), 44-51.
8. Klinga K., Kaufmann M., Runnebaum B., Kubli F.: Distribution of estrogen and progesterone receptors on primary tumor and lymph nodes in individual patients with breast cancer. Oncology 39 (1982), 337-339.
9. Salmon S.E., Hoff D.D. von: In vitro evaluation of anticancer drugs with the human tumor stem cell assay. Semin Oncol. 8 (1981), 377-385.
10. Schabel F.M., Skipper H.E., Trader M.W., Laster W.R., Corbett T.H., Griswold D.P. (HRSG): Concepts for controlling drug-resistant tumor cells. In: Breast cancer experimental and clinical aspects, Pergamon, Oxford (1980), 199-212.

11. Schlag P., Schreml W.: Heterogeneity in growth pattern and drug sensitivity of primary tumor and metastases in the human tumor-colony-forming assay. Cancer Res. 42 (1982), 4086-4089.
12. Sluyser M.: The emergence of hormone-independent cells in hormone-dependent breast cancer. In: McGrath C., Brennan M.J., Rich M.A. (eds): Cell. biology of breast cancer. Academic Press, New York (1980), 173-187.
13. Weiss L.: Principles of metastasis. Academic Press, Orlando (1985).

Wachstumsfaktoren und ihre Bedeutung für das Rezidiv

T. Bauknecht

Das Phänomen des malignen Wachstums ist durch drei grundlegende Mechanismen gekennzeichnet, nämlich: das unkontrollierte Wachstum, die Metastasierung und das Rezidiv; wobei das Hauptproblem des Rezidives wohl die Resistenzentwicklung ist. Mit der Entdeckung der Onkogene eröffnete sich die Möglichkeit, die Ursachen des unkontrollierten Wachstums auf molekularer Ebene zu verstehen.

Die Proto-Onkogene der normalen Zelle exprimieren Genprodukte, die das Zellwachstum und die Zelldifferenzierung kontrollieren. Durch Mutation kommt es zu einer Aktivierung dieser Proto-Onkogene in das eigentliche Onkogen, das zumindest in der Zellkultur transformierende Eigenschaften aufweist. Insofern sind die Onkogene mit der Tumorentstehung, Tumorentwicklung und Tumorprogression in Zusammenhang gebracht worden.

Es stellt sich heute die Frage, ob die Onkogene ebenfalls bei der Metastasierung und der Rezidiventwicklung mitbeteiligt sind. Zum Mechanismus der Metastasierung existieren viele Konzepte und Ideen, aber dieses Problem ist sicherlich noch nicht ausreichend gelöst. Wir kennen einige Faktoren, die die Synthese der extrazellulären Matrix und der Basalmembran regulieren oder auch die Zellaggregation beeinflussen. Wir wissen aber auch, daß die wenigsten Tumorzellen zur Metastasierung befähigt sind.

Die Resistenzentwicklung der Tumorzelle betrifft häufig verschiedene Zytostatika (Phänomen der pleiotropen Resistenz), wobei grundsätzlich zwei Phänotypen existieren:

1. Maligne Tumore mit einer hohen Ansprechrate auf die Chemotherapie. Bei diesen Tumoren kommt es selten zu einer dauerhaften Komplettremission, und beim Rezidiv besteht häufig eine Zytostatikaresistenz. Es handelt sich um eine erworbene Resistenz.
2. Wir kennen aber auch Tumortypen, die insgesamt schlecht auf eine Chemotherapie ansprechen. Es handelt sich dabei häufig um karzinogen induzierte Malignome wie z.B. Tumore des Respirations- oder des Magen-Darm-Traktes. Hier sprechen wir von einer inhärenten

Resistenz. Die Frage ist, wodurch entsteht eine inhärente und eine erworbene Resistenz.

Das Modell, von dem wir heute ausgehen können ist, daß die Zelle im Laufe der Evolution Schutzmechanismen gegen Agenzien entwickelt hat (z.B. Karzinogene), die den Zelltod hervorrufen können. Die Chemotherapieresistenz entspricht diesem Schutzmechanismus. Wir kennen eine Vielzahl verschiedener Faktoren, die in diesen Resistenzmechanismus miteinbezogen sind. Wir haben von dem "Multi-Drug-Resistance-Gen", dem "P 170 " gehört, und daß die Effluxaktivität dieses Proteins, also das Auspumpen zellschädigender Substanzen, erhöht sein kann. Wir kennen aber auch eine Reihe von Enzymen, die intrazellulär Zytostatika aktivieren und beobachten in der resistenten Zelle häufig eine verminderte Aktivität dieser Enzyme. Zusätzlich finden wir andere Enzyme, die die Entgiftungsfunktion wahrnehmen. In der resistenten Zelle besteht eine erhöhte Aktivität dieser Enzyme. Das heißt: Die resistente Zelle verfügt über verschiedene Möglichkeiten die Entgiftungsfunktion vorzunehmen.

In welchem Zusammenhang stehen die Zytostatikaresistenz und die Funktion der Onkogene?

Es existieren verschiedene Ereignisse, die die Tumorigenität, die Resistenz und die Mutationsfrequenz heraufsetzen. Vor allem nach subletalen Konzentrationen von Zytostatika wird häufig eine Genamplifikation oder Punktmutation in den Tumorzellen beobachtet. Dieselben Mechanismen rufen eine Onkogen-Aktivierung hervor. Als Beispiel wird das c-erbB$_1$-Onkogen, das dem EGF-Rezeptor entspricht, vorgestellt. Die EGF-Aktion induziert viele zelluläre Eigenschaften im Rahmen der Zelldifferenzierungs- und Zellwachstumsvorgänge, vor allem des epithelialen Systems.

Die EGF-Rezeptoranalyse wurde an einigen Tumorzellinien, die mit Zytostatika selektioniert waren, durchgeführt. Die sensitive Zelle hatte den einfachen Satz der EGF-Rezeptoren. Nach der Vorbehandlung mit Zytostatika wiesen die resistenten Zellen eine vermehrte Expression der EGF-Rezeptoren auf. Neben der Überproduktion von EGF-Rezeptoren fanden die Untersucher ein Protein mit einem Molekulargewicht zwischen 150000 bis 180000, also möglicherweise dem Drug-Resistance-Protein entsprechend. Auf der anderen Seite sind aber Zellinien mit einer hohen EGF-Rezeptoren-Expression ohne Zytostatika-Vorbehandlung sensitiv gegenüber einer Behandlung. Offensichtlich vermag die Zelle mit hoher EGF-Rezeptor-Expression stärker das Drug-Resistance-Gen zu aktivieren, mit der Folge einer höheren Überlebenschance.

Die Ursache hierfür entspricht möglicherweise folgendem Stoffwechselweg: Wachstumsfaktoren aktivieren nach Bindung an den Rezeptor einen "second-messenger" (häufig die Protein-Kinase-C), der wiederum verschiedene Proteine, u.a. membranständige Proteine, phosphoreliert. Über die Protein-Kinase-C werden somit der EGF-Rezeptor und membranständige Proteine, z.B. das "P 170" phosphoreliert. Dadurch besteht ein Zusammenhang zwischen Wachstumsfaktoren, Rezeptoren und der Drug-Resistance. Zusätzlich wurde ein weiteres Protein mit einem Molekulargewicht von 20 KD entdeckt. Die Funktion des KD 20 ist bislang nicht bekannt, aber die Expression von diesem Protein ist mit einer Zytostatikaresistenz gekoppelt.

Wir haben beim Ovarialkarzinom die EGF-Rezeptoren intensiv untersucht. Beim Primärtumor wie beim Rezidiv sind in gleicher Häufigkeit, nämlich in ca. 50%, EGF-Rezeptoren nachweisbar. Wenn wir aber die Anzahl der EGF-Bindungsstellen beim Primärtumor und Rezidiv messen, so finden wir beim Rezidiv häufiger Karzinome mit einer höheren Anzahl von Bindungsstellen. Der Anteil der Tumoren mit ≥ 3 fmol/mg kommt beim Rezidiv seltener vor. Die Korrelation des EGF-Rezeptorstatus mit der Ansprechrate nach der Chemotherapie zeigt, daß die rezeptorpositiven (etwa 60%) häufiger auf die Chemotherapie (etwa 23%) ansprechen als die rezeptornegativen Karzinome. Bei der Progressionsrate stellt sich diese Korrelation umgekehrt dar: die rezeptorpositiven sind seltener progredient als die rezeptornegativen Karzinome (17% gegen 54%). Bei den Überlebensraten müßten zwischen der rezeptorpositiven und der rezeptornegativen Gruppe Unterschiede nachweisbar sein, weil der Anteil der Remissionen in der rezeptorpositiven Gruppe wesentlich höher ist als in der rezeptornegativen. Der Vergleich der Überlebenskurven zeigt jedoch keinen Unterschied.

Vergleicht man dagegen nur das Kollektiv, das auf die Chemotherapie angesprochen hat und prüft deren Überlebensraten, so wird ein schlechteres Abschneiden der rezeptorpositiven Gruppe im Vergleich zur rezeptornegativen nachweisbar. Möglicherweise sind die schnell wachsenden Ovarialkarzinome mit einer ungünstigen Prognose trotz eingetretener Remission häufig die EGF-R-positiven Fälle, während die EGF-R-negativen Karzinome einen weniger aggressiven Verlauf aufweisen.

Wenn wir die Anzahl der EGF-Rezeptor-Bindungsstellen und die Therapieergebnisse analysieren, so finden wir vor allem in der Progressionsgruppe eine hohe Zahl von Bindungsstellen. Somit kann das Ansprechen auf eine Chemotherapie, die Tumorprogression und die Resistenzentwicklung bei Rezidiv durch die Funktion und Kooperation verschiedener Onkogene und zellulärer Leistungen verursacht werden.

Der Zusammenhang wird heute sicherlich noch nicht vollständig erfaßt. Vielleicht können wir in Zukunft mit Hilfe molekularbiologischer Techniken diesen Zusammenhang und die Regulation dieser Phänomene besser verstehen.

Ursachen der Zytostatikaresistenz und Möglichkeiten ihrer Überwindung

R. Osieka

Die Probleme der primären und sekundären Chemotherapieresistenz sind gerade im Bereich der "Gynäkologischen Onkologie" aufgrund der Vielfalt der Behandlungsmöglichkeiten und der langen Überlebenszeiten der Patientinnen mit Brustkarzinomen oder Genitalkarzinomen ein wohlvertrautes Problem. Die Erstellung von sog. Resistogrammen oder auch die Analyse von Hormonrezeptoren haben ebenfalls in der Gynäkologie weite Verbreitung gefunden. Dabei ist ihre prognostische Relevanz weniger umstritten als ihre tatsächliche Bedeutung für die individuelle Therapieplanung. Herr Schmidt-Matthiesen [in diesem Band] hat die Rolle der individuellen patientenorientierten Therapieentscheidung in der Rezidivsituation klar herausgearbeitet und auch betont, daß in dieser Situation die Grenzen des ärztlichen Wollens und Könnens respektiert werden müssen. Die naturwissenschaftliche Bearbeitung der Rezidivproblematik läuft heute unter dem Begriff Chemotherapieresistenz. Ich möchte im folgenden die Grundlagen der Entstehung von Resistenz gegenüber Zytostatika erarbeiten und mögliche Strategien zu ihrer Überwindung aufzeigen. Dabei muß betont werden, daß diese Überlegungen überwiegend auf In-vitro-Untersuchungen beruhen und nur teilweise im Tierexperiment untersucht wurden. Die klinische Phase I und II – Prüfung von Strategien zur Überwindung der Chemotherapieresistenz wird gerade erst eröffnet.

Als besonders fruchtbar hat sich in der Grundlagenforschung der Vergleich von empfindlichen Tumorzellinien und ihren resistenten Sublinien erwiesen. Dabei ist die Kinetik der Resistenzentwicklung für verschiedene Zytostatika durchaus unterschiedlich. Für die Antimetaboliten Methotrexat und 5-Fluorouracil entwickelt sich unter In-vitro-Bedingungen die Resistenz sehr rasch und auch in sehr starkem Maße mit Resistenzfaktoren von 100-10.000. Die Gruppe der Xenobiotika wie Etoposid, die Anthrazykline oder die Vinca-Alkaloide nehmen eine intermediäre Stellung ein, d.h. wir finden Resistenzfaktoren im Bereich von 100. Sehr langsam entwickelt sich die Resistenz gegenüber den sog. alkylierenden Substanzen und auch Cisplatin.

Die Mechanismen der Resistenz sind an diesen resistenten Sublinien untersucht worden. Dabei kann einmal die In-situ-Verfügbarkeit am kritischen Zielmolekül, z.B. der Desoxyribonukleinsäure am Genom oder an

Schlüsselenzymen des DNS-Metabolismus verändert sein. Dies kann durch Membrantransportprozesse, eine gesteigerte Inaktivierung oder eine mangelhafte Aktivierung erfolgen. Andererseits kann die Affinität des eingesetzten Medikamentes zum kritischen Zielmolekül verändert sein, wobei sehr unterschiedliche Ursachen in Betracht zu ziehen sind. Die Zahl der Zielmoleküle kann durch Amplifikationsprozesse am Genom vermehrt worden sein oder es können durch sog. DNS-Reparaturprozesse postläsionale Modifikationen der initial aufgetretenen Schäden erreicht werden. Unter klinischen Bedingungen und auch im Experiment fällt auf, daß bei wiederholter Behandlung nur Tumorzellen resistent werden, während die normalen Stammzellen im blutbildenden System oder den Schleimhäuten ihre Sensibilität beibehalten. Somit ergibt sich die Frage, ob Resistenzmechanismen einen selektiven Angriffspunkt für die Chemotherapie darstellen können.

Ein bisher sehr gut untersuchter Resistenzmechanismus, der eine membranbedingte veränderte, intrazelluläre Verfügbarkeit von Zytostatika auslöst, ist das P-Glykoproteinsystem. Dieses Transportprotein kann ATP-abhängig in der Zelle eine recht heterogene Gruppe von Substanzen mit relativer Selektivität aus der Zelle ausschleusen. Dabei werden nicht nur Zytostatika, sondern auch Pharmaka ganz unterschiedlicher Wirkstoffgruppen erfaßt. Bestimmte Pharmaka sind in der Lage die Kapazität dieses Transportproteins zu blockieren. Dies gelang dem Japaner Tsuruo bereits 1981 mit Verapamil. Er hatte eine gegenüber dem Zytostatikum Vincristin hochresistente Sublinie der P 388-Leukämie selektioniert. In Gegenwart von Verapamil konnte er diese Linie gegenüber Vincristin wieder ähnlich sensibel wie die Stammlinie machen. Unter klinischen Bedingungen ist die Verapamilkonzentration, die man im Blut des Patienten erreichen kann durch die kardiotoxischen Nebenwirkungen begrenzt. AV-Blockierungen treten bei Konzentrationen zwischen 0,5 und 1 µmol auf, so daß die Suche nach Substanzen mit günstigerem Toxizitätsprofil begonnen wurde.

Wir selbst sind auf eine Substanz gestoßen, die dem Verapamil strukturell nicht verwandt ist. Das Immunsupressivum Cyclosporin A ist ein ringförmiges Polypeptid aus 11 relativ selten vorkommenden Aminosäuren. Man kann die Wirkung von Etoposid durch Blockade des P-Glykoproteins in Gegenwart von Verapamil, aber auch in Gegenwart von Cyclosporin deutlich steigern. Bei äquimolarer Dosierung ist Cyclosporin deutlich potenter als Verapamil. Vorteil des Cyclosporins ist die Möglichkeit kurzfristig sehr hohe Wirkspiegel im Blut zu erreichen. Die bekannte Schädigung von Leber und Niere durch Cyclosporin A entsteht nur bei chronischer Anwendung.

Die Gruppe der resistenzmodifizierenden Substanzen ist in letzter Zeit sehr erweitert worden. Die Rolle der Antiöstrogene ist dabei von besonderem Interesse für die Gynäkologie, da sowohl Tamoxifen als auch das Derivat Toremiphen resistenzüberwindend sein können. Man muß jedoch beachten, daß bei anderen Zytostatika, die nicht dem Resistenzmechanismus des P-Glykoproteins unterliegen, die Wirkung leider sogar antagonisierend sein kann. Deshalb ist vor dem unkritischen Einsatz von potentiell resistenzmodifizierenden Substanzen zu warnen.

Welche klinischen Perspektiven ergeben sich nun für eine Resistenzmodifikation als therapeutische Strategie?

Für die resistenzmodifizierende Substanz besteht eine klare Dosisabhängigkeit. Ausreichend hohe Wirkspiegel können ohne akute Nebenwirkung nur bei einer geringen Zahl von Substanzen erreicht werden, die in-vitro einwandfrei resistenzmodifizierende Eigenschaften aufweisen. Neben der Entwicklung von resistenzmodifizierenden Pharmaka mit abgeschwächter Eigentoxizität besteht die Möglichkeit verschiedene derartige Substanzen miteinander zu kombinieren, um auf diese Weise Toxizitätsspitzen zu unterlaufen. Darüber hinaus gibt es die Technik der regionalen Applikation von resistenzmodifizierenden Pharmaka, wie sie bereits für die Zytostatika selbst entwickelt worden ist.

Resistenzmechanismen sind nach dem bisherigen Erkenntnisstand weder speziesspezifisch noch mit der Histiogenese des Tumors besonders eng korreliert. Auffällig ist allerdings, daß bei Tumoren des Aerodigestivtraktes sehr häufig das P-Glykoprotein vermehrt ist.

Beim Mammakarzinom war der Nachweis des P-Glykoproteins auf der Ebene der DNS-Amplifikation oder der Messenger-RNS-Expression bei über 219 Proben negativ.

Neben der heute ausgiebig diskutierten Rolle des P-Glykoproteins gibt es weitere Resistenzmechanismen, die in einem Tumor operativ sein können. Aufgrund seiner zellulären Heterogenität kann in einem klinischmanifesten Tumor mehr als Resistenzmechanismus wirksam werden. Auch für ein bestimmtes Zytostatikum kann jeweils mehr als ein Resistenzmechanismus aktiv werden. So sind für Cisplatin Membrantransportprozesse, ein veränderter Gehalt an SH-Gruppen sowie DNS-Reparaturprozesse als Ursachen einer Resistenzentstehung beschrieben worden. Somit stehen wir vor einem relativ komplexen Problem bei der Strategie der

Resistenzüberwindung, was an die Probleme der individuellen Sensibilitätstestung gegenüber Zytostatika erinnert.

Abschließend sei auf das Problem der therapeutischen Selektivität eingegangen. Sie alle sind vertraut mit der Modulation von der Zytotoxizität von 5-Fluorouracil in Gegenwart von Leukovorin. Wir haben eine 5-Fluorouracil-resistente L 1210-Linie untersucht und festgestellt, daß in Gegenwart steigender Dosen Leukovorin die Zellabtötung durch 5-Fluoro-Uracil in der empfindlichen Zellinie genauso wie in der resistenten Zellinie zunimmt. Hier ist also keine bevorzugte Wirksamkeit in der resistenten Zellinie erkennbar.

DNS-Reparaturprozesse lassen sich auf unterschiedliche Weise blockieren. Coffein und Chlorpromazin sind in dieser Indikation unter In-vitro-Bedingungen sowohl im Tierversuch als auch in der Klinik erprobt worden, ohne daß der gewünschte therapeutische Vorteil deutlich wurde. Es ist zu berücksichtigen, daß auch in normalen Stammzellen des blutbildenden Systems DNS-Reparaturprozesse ablaufen. Wenn wir also Pharmaka mit Reparatur-blockierenden Eigenschaften einsetzen, kann die Knochenmarkstoxizität erheblich gesteigert werden. Es sollte bedacht werden, daß Resistenzmechanismen primordiale Detoxifikationsprozesse sein können, deren Blockade ohne Nebenwirkungen kaum möglich ist. Herr Dietel [in diesem Band] konnte immunzytochemisch zeigen, daß das P-Glykoprotein in normalen Geweben des Darmes und der Nebenniere deutlich nachweisbar ist. Dies weist auf die Notwendigkeit sehr gründlicher klinischer Phase-I-Studien bei der Entwicklung der resistenzmodifizierenden Substanzen hin. Der Kliniker bleibt aufgefordert bei der Entwicklung dieser therapeutischen Strategie das veränderte Toxizitätsspektrum zu beachten, da durch die Blockade von Resistenzmechanismen eben auch normale Gewebe beeinträchtigt werden können.

Somit scheint die Strategie der Resistenzüberwindung die Möglichkeiten der konventionellen Zytostatikatherapie zu erweitern. Die Interaktion mit der Gruppe der sog. BRM-Substanzen (Biological Response Modifiers) ist ebenfalls unter dem Gesichtspunkt der Resistenzüberwindung zu betrachten, da die Gruppe der BRM-Substanzen den bisher beschriebenen Mechanismen der Resistenz gegenüber konventionellen Zytostatika nicht unterliegt. Allerdings wird auch erkenntlich, daß für diese neuartige Wirkstoffgruppe in der Klinik eine breite Resistenz und ein jeweils nur schmaler Indikationsbereich besteht, so daß die Suche nach Resistenzmechanismen und Entwicklung von Strategien zu ihrer Überwindung auch weiterhin im Vordergrund der Entwicklung der systemischen Behandlung fortgeschrittener Tumoren bleiben wird.

Versuche zur Durchbrechung der Strahlenresistenz

R. Sauer

Einleitung

Strahlenresistenz ist ein klinischer Begriff; strahlenbiologisch gibt es keine Strahlenresistenz. Wir sprechen dann von Strahlenresistenz bzw. geringer Strahlenempfindlichkeit, wenn die Strahlensensibilität des Tumorgewebes nur wenig geringer, gleich oder höher als die des umgebenden Normalgewebes ist. Natürlich könnte man jeden Tumor zerstören: Dies gelänge aber nur mit dem Preis der schweren Strahlenspätfolge am Normalgewebe, in dem angesprochenen Fall also an Dünndarm, Dickdarm, Harnblase, früher auch an Haut- und Unterhautgewebe.

Maßnahmen, mit denen die Überwindung der Strahlenresistenz in gewissem Umfang gelingt, sind:

- die lokale Dosiserhöhung durch Kontakt- oder interstitielle Strahlentherapie,
- die Hyperthermie in Verbindung mit der Radiotherapie,
- die simultane oder sequentielle Radio-Chemotherapie,
- alternative Fraktionierungsrhythmen in der Strahlentherapie,
- operatives oder chemotherapeutisches Tumor-"Debulking".

Die Versuche mit dicht ionisierender Strahlung (z.B. Neutronen, Mesonen, Protonen), chemischen Radiosensitzern im engeren Sinne, mit Radioprotektoren und Sauerstoff-Überdruck-Behandlung befinden sich immer noch im experimentellen Stadium und haben bisher keine klinische Gültigkeit erlangt. Wir wollen hier auf drei Gebiete eingehen, die in der Erlanger Klinik besonders gepflegt werden, nämlich die Brachycurie-Therapie, die Hyperthermie und die simultane Radio-Chemotherapie.

Brachycurie-Therapie

Die Kontaktbestrahlung bzw. die Einlage, manuell oder im Afterloading-Verfahren, ist in der gynäkologischen Onkologie seit langem bekannt und bewährt. Darüber ist hier nicht zu sprechen. Es geht um die sog. <u>Volumen-</u>

Erweiterungs-Methode, also um das Bemühen, ein größeres Volumen als es mit der Kontakttherapie möglich ist, gezielt und hoch dosiert zu bestrahlen. Bekanntlich spielt ja der Volumenfaktor in der Strahlentherapie eine große Rolle. Die Brachycurie-Therapie gestattet:

- eine hohe relative Herdraumdosis,
- einen steilen Dosisabfall außerhalb der Implantatperipherie durch geometrische Schwächung und Gewebsabsorption,
- einen steilen Anstieg der Gewebetoleranz bei kleiner werdenden Bestrahlungsvolumina (≤ 200 ml).

Die interstitielle Therapie ist nun der herkömmlichen Kontakttherapie dadurch überlegen, daß die Dosis nicht mehr von der Oberfläche zur Peripherie hin steil abfällt und damit tiefere Tumorareale ungenügend erreicht werden, sondern das gesamte Zielvolumen wird homogen ausgelastet. Darüber hinaus können Tumorrezidive, die außerhalb des Genitalschlauches liegen, erreicht werden.

Die Abbildung 1 zeigt den Syed-Neblett-Applikator in der Aufsicht mit zentralem Führungsstift, der, in die Vagina eingeführt, das Template in Position hält, und zahlreiche Hohlnadeln. Bis zu 32 von ihnen werden in die Tumorregion vorgeschoben und später manuell oder maschinell nachgeladen. Sobald das Template korrekt sitzt, wird es mit Einzel-Knopfnähten an der Haut befestigt. Wir empfehlen diese Technik insbesondere zur Boosterung, also zur lokalen Dosisaufsättigung, vor oder nach einer perkutanen Radiotherapie bei Rezidiven. Im HNO-Bereich setzen wir sie allerdings inzwischen routinemäßig in der Primärtherapie ein.

Die diesbezügliche Literatur ist noch nicht sehr umfangreich und bezieht sich durchweg auf verhältnismäßig kleine Zahlen (Tabellen 1 und 2).

Beim Zervixkarzinom im Stadium FIGO IIb streut die Rate dauerhafter kompletter Remissionen zwischen 72 und 90% nach annähernd 5 Jahren. Im FIGO-Stadium III liegen die Ergebnisse erwartungsgemäß etwas niedriger. Trotzdem sind sie beachtlich [3].

Führt man die Methode ein, muß man anfänglich mit Gewebsnekrosen in etwa 25% der Behandlungen rechnen. Gefordert sind Erfahrung, sehr sorgfältige Analysen der Dosisverteilung und technisches Fingerspitzengefühl. Erickson et al. [2] konnten die anfängliche Rate von Gewebsnekrosen von 20% auf 2% senken, wenn sie zur perkutanen Bestrahlung nur noch ein Implantat gaben, wenn sie die Nadeln um Rektum und Blase nicht mehr beluden und strikt jeden "hot-spot" vermieden.

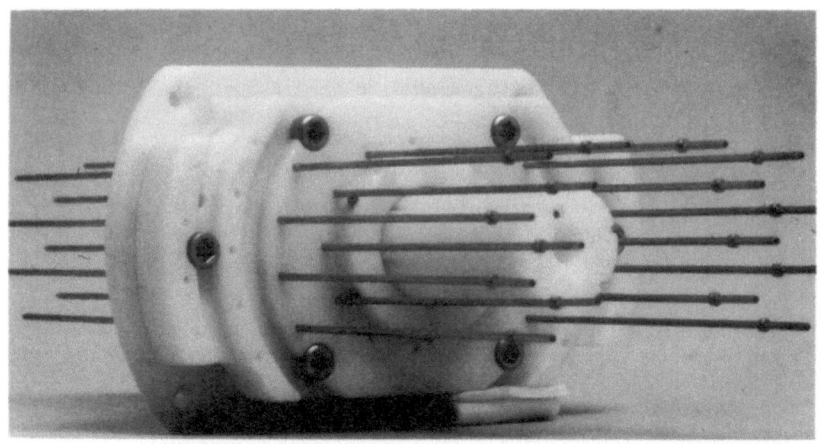
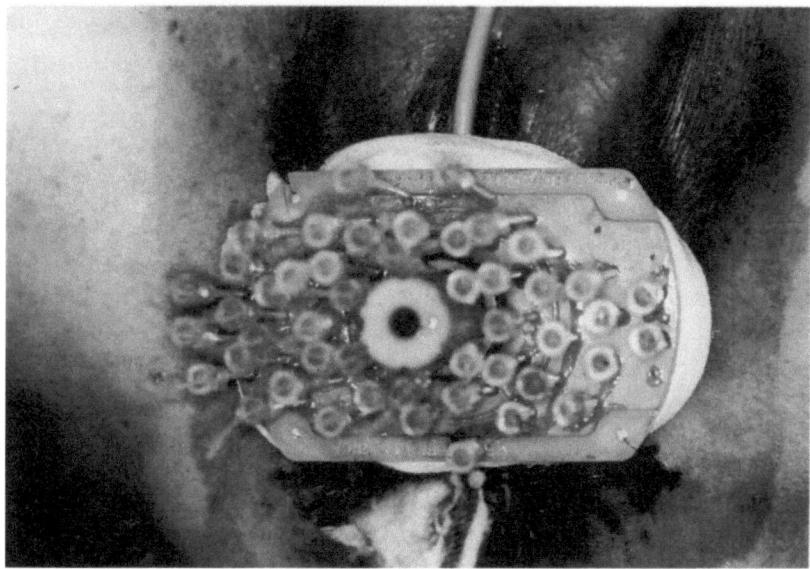

Abb. 1a u. 1b: Syed-Neblett-Applikator, Ansicht auf Führungsstift und Hohlnadeln für die Afterloading-Therapie (a), Applikator in situ (b)

Oberflächen- und Tiefenhyperthermie

Dieses Verfahren ist in Deutschland schon etwas geläufiger. Folgende biologische Rationale liegt der kombinierten Radio-Hyperthermie zugrunde:

Tabelle 1: Zervixkarzinom FIGO IIb. Lokoregionäre Kontrolle nach 192 Ir + ext. RT

Autoren	n	Lok.Kontrolle (%)	Nachbeobachtung (Monate)
Ampuero et al. (1983)	6	2/6 (33)	25-41
Aristizabal et al. (1987)	45	30/45 (83)	mind. 36
Erickson et al. (1989)	10	1/10 (90)	2-58
Gaddis et al. (1983)	25	20/25 (80)	3-60
Martinez et al. (1985)*	37	31/35 (84)	12-78
Syed et al. (1986)	21	15/21 (72)	mind. 36

* Keine Trennung zwischen den FIGO-Stadien IIb/III

Tabelle 2: Zervixkarzinom FIGO III. Lokoreg. Kontrolle nach ext. RT+192 Ir

Autoren	n	Lok.Kontrolle (%)	Nachbeobachtungen (Monate)
Ampuero et al. (1983)	11	7/11 (64)	25-41
Aristizabal et al. (1987)	84	64/84 (76)	37-60
Erickson et al. (1989)	17	11/17 (65)	2-58
Feder et al. (1978)	35	21/35 (60)	16-40
Gaddis et al. (1983)	26	14/26 (54)	3-60
Prempree et al. (1983)*	49	41/49 (84)	mind. 60
Syed et al.	26	20/26 (77)	mind. 36

* 226 Radium-Implantate

Temperaturen von mehr als 41°C sensibilisieren das Gewebe für Radiotherapie und Chemotherapeutika, 43°C und mehr, was selten erreicht wird, wirken allein schon zytotoxisch. Beides ist leider nicht spezifisch auf die Tumorzellen gerichtet, dieselben Wirkungen treten auch am Normalgewebe auf.

Aber bestimmte Bedingungen können die thermische Empfindlichkeit von Zellen erheblich steigern, nämlich mangelhafte Gewebedurchblutung, damit niedrige Sauerstoffsättigung, azidotisches Zellmilieu und verminderter Zellmetabolismus. Diese Bedingungen sind häufig bei soliden Tumoren gegeben. Außerdem bewirkt die Überwärmung bei großen Tumoren eine Verminderung oder sogar Zerstörung der Mikrovaskularisation. Dies bedingt, daß, während im Normalgewebe unter Überwärmung der Blutdurchfluß zunimmt, im Tumorgewebe der Blutflow sinkt oder überhaupt stagniert. Somit kann die zugeführte Wärme wohl aus dem gesunden Gewebe abfließen, nicht aber aus dem Tumor.

Die Hyperthermie wird nun mit der Radiotherapie kombiniert, um Tumorgewebe, welches allein nicht reagieren würde, für die Bestrahlung angreifbar zu machen oder in dem Wunsche, in vorbehandeltem Gewebe, also z.B. bei Rezidiven, Strahlendosis einsparen zu können. Zwei Gerätesysteme sind in Abbildung 2 dargestellt: Oberflächen-Hyperthermie mit der Mikrowelle (300-2340 MHz) und Tiefen-Hyperthermie mit dem APAS (annular phased array system), welches über zahlreiche, konzentrisch angeordnete Mikrowellensysteme eine Temperaturkonzentration im Körperinneren erreicht (Industriephotos).

In einem prospektiven Gemeinschaftsprojekt mit der Hahnemann-University Philadelphia behandelten wir 49 Patientinnen im Alter von 33-83 Jahren (median 59,7 Jahre) mit Brustwandrezidiven nach Mammakarzinom an insgesamt 95 Lokalisationen [10]. Die Strahlendosis betrug 16-60 Gy (durchschnittlich 36,8 Gy ± 17), 26 Läsionen (27%) erhielten weniger als 30 Gy, 21 (22%) weniger als 40 Gy. Die 915-MHz-Mikrowellenhyperthermie wurde mit Intervallen von zumindest 72 h und innerhalb von 30 min nach Strahlenbehandlung eingesetzt. Die Einzelsitzung dauerte so lange, daß zumindest 45 min die therapeutische Temperatur von 41-45°C gehalten werden konnte. 2-10 Hyperthermiesitzungen wurden durchgeführt. Die Thermometrie erfolgte invasiv und superfiziell mit zumindest 16-32 Thermosensoren.

Nach einem Monat Verlaufsbeobachtung waren 49/95 Läsionen (52%) in eine komplette Remission gekommen, 28 (29%) in eine partielle Remission, und nur 18 (19%) zeigten keine Veränderung. Nach 6 Monaten hatten wir

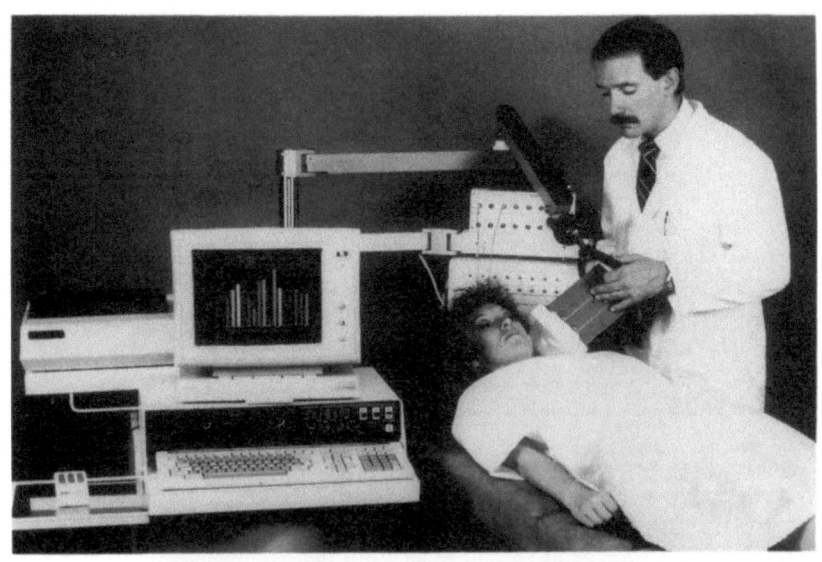

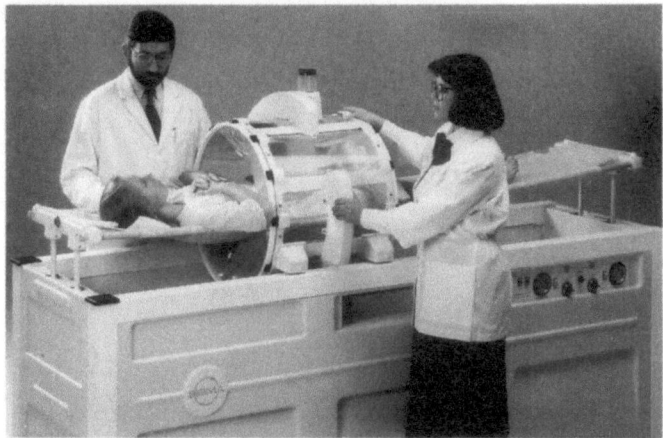

Abb. 2a u. 2b: Hyperthermiegeräte (Industriephotos). Mikrowellengerät für die Oberflächentherapie (a). APAS mit sigma-Applikator für die Tiefenhyperthermie (b)

67% komplette Remissionen, 12% partielle Remissionen und nur 7% ohne Veränderung zu verzeichnen. Oberflächliche Verbrennungen traten bei 25% der Läsionen auf, schwerwiegendere Langzeitkomplikationen (tiefe Nekrosen, subkutane Verbrennungen) jedoch nur bei 7%. Verschiedene prognostische Faktoren wurden identifiziert: Bestrahlungsdosis von mehr als 30 Gy (p < 0,01), Tumorgröße von weniger als 6 cm Durchmesser (p < 0,001), minimale Tumortemperatur > 41°C (p < 0,001) und Metastasenstatus (M0 vs M2).

Die Behandlungskomplikationen waren mit der Maximaltemperatur von >45°C (p < 0,001) positiv korreliert. Somit sind, auf die Hyperthermie bezogen, die minimal im Zielvolumen erreichten Temperaturen für das Tumoransprechen verantwortlich, die Maximaltemperatur für die Rate an Komplikationen. Ein Vergleich mit der, allerdings nicht sehr umfangreichen, Literatur findet sich bei Seegenschmiedt et al. [10].

Im Beckenbereich gestaltet es sich sehr viel schwieriger, eine homogene Temperaturerhöhung in therapeutische Bereiche zu erhalten. Im Essener Patientengut, welches mit APAS und dem Sigma-Applikator hyperthermiert wurde, erreichten nur 25% der Patienten eine Temperatur von > 41°C im Zielvolumen und nur 15% eine Temperatur von > 42°C (Abb. 3) [6]. Entsprechend verhält es sich mit den Remissionsraten. Partielle Remissionen wurden mit der Radio-Hyperthermie in 25% der Fälle erreicht, also in demselben Maße, wie auch dort eine ausreichende Temperatur erzeugt werden konnte.

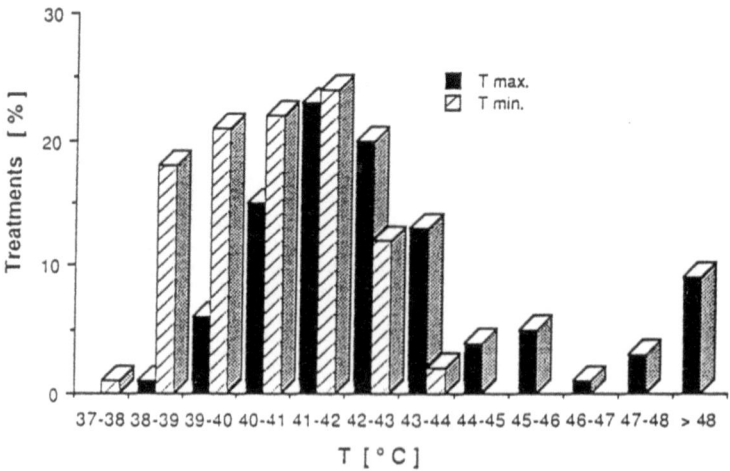

Abb. 3: Maximale und minimale Tumortemperaturen bei der Tiefenhyperthermie im kleinen Becken [6]

Tabelle 3: Radio-Hyperthermie: Korrelation zwischen Strahlendosis und Ansprechrate bei manifesten Brustwandrezidiven

Dosis (Gy)	Komplette Remissionen	
	nach 1 Monat (n=95)	nach 3 Monaten (n=86)
≤ 30	4/26 (15%)*	5/16 (31%)*
30-40	13/21 (62%)*	13/21 (62%)*
40-50	20/32 (63%)	24/34 (71%)
50-60	12/16 (75%)	11/15 (73%)

* p < 0,075   < 30 Gy vs. > 30 Gy   p < 0,001

Tabelle 4: Radio-Hyperthermie: Korrelation zwischen minimal erreichter Tumortemperatur und Ansprechrate bei manifesten Brustwandrezidiven

> 41 °C	Komplette Remissionen	
	nach 1 Monat (n=95)	nach 3 Monaten (n=86)
Beste Sitzung	43/63 (68%)*	43/56 (77%)*
Erste Sitzung	34/53 (64%)+	34/47 (72%)+
Durchschnitt	37/42 (88%)°	35/39 (90%)°

Korrelation gegenüber < 41 °C:
* p < 0,001   + p < 0,025   ° p < 0,001

Radio-Chemotherapie

In der klinischen Praxis sind grundsätzlich drei Situationen denkbar, in denen eine Kombination aus Radiotherapie und Chemotherapie zum Tragen kommt:

1. Primärtherapie bei lokoregionär begrenzten Primärtumoren/Rezidiven
   Therapeutisches Ziel: Adäquate Lokaltherapie bei inoperablen Tumoren bzw. als Alternative zur Operation. Hierbei ist eine lokale

Wirkungssteigerung der Radiotherapie angestrebt, der systemische Effekt der Chemotherapie wird dabei weniger beachtet. Im folgenden wird darauf näher eingegangen.

2. Adjuvante Therapie nach kurativer Operation
Einsatz der Radiotherapie und Chemotherapie zur Verhinderung eines lokoregionären Rezidivs und zur Bekämpfung einer okkulten Mikrometastasierung. Auf diese Modalität wird im folgenden nicht näher eingegangen.

3. Palliative Kombinationstherapie bei disseminierter Tumorerkrankung
Bei fortgeschrittener Tumorerkrankung als palliative bzw. symptomatische Therapie. Hierauf wird im folgenden nicht näher eingegangen.

In vitro kann durch ein Zytostatikum die Wirkung der ionisierenden Strahlung auf Tumorzellen verstärkt werden. Dabei spielen die primäre Sensibilität der Tumorzellen, die Strahlendosis, die Wahl des Zytostatikums und seine Konzentration sowie die zeitliche Interaktion beider Noxen eine Rolle. Die Modulation der Strahlenwirkung läßt sich am ehesten als Additionseffekt verstehen. Für die klinische Praxis ist zu beachten, daß eine Wirkungsverstärkung durch Chemotherapeutika nicht auf maligne Zellen allein beschränkt ist, sondern grundsätzlich auch am Normalgewebe eintreten kann (z.B. Interaktion von Radiotherapie und Anthrazyklinen am Herzen, Verstärkung der radiogenen Hautreaktion durch Aktinomycin D etc.). Therapeutischer Gewinn läßt sich nur dann erzielen, wenn die therapeutische Breite vergrößert wird, d.h. die Zunahme der Tumorkontrolle muß größer sein als die Zunahme der Toxizität. Praktisch bedeutet dies, daß man mit einer Kombination von Radiotherapie und Chemotherapie eine Addition der Anti-Tumor-Wirkung anstrebt bei gleichzeitiger "Spreizung" der Toxizität (Abb. 4). Eine Radio-Chemotherapie erscheint nur sinnvoll bei

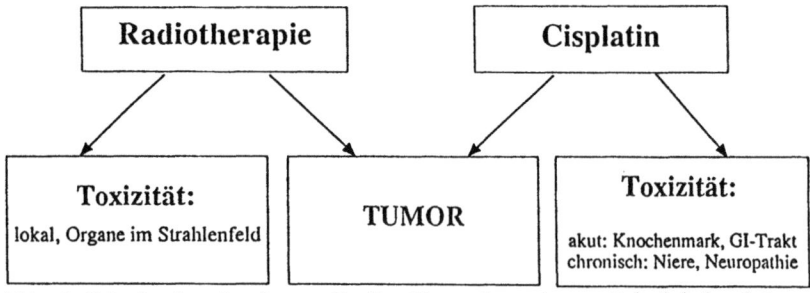

Abb. 4: Prinzip der simultanen Radio-Chemotherapie am Beispiel der Interaktion von Radiotherapie und Cisplatin. Angestrebt wird eine Addition der Anti-Tumorwirkung bei gleichzeitiger "Spreizung" der Toxizität

Malignomen, die sowohl radio- als auch chemosensibel sind. Eine ineffektive Chemotherapie ist wegen der möglichen Immunsupression potentiell nachteilig.

Chemotherapie und Radiotherapie können sequentiell oder simultan durchgeführt werden. Die simultane Applikation erfordert eine diffizilere Abstimmung beider Modalitäten aufeinander. Da die sequentielle Radio-Chemotherapie chemisch an verschiedenen Tumorsystemen bisher enttäuschte, ziehen wir die simultane Therapie vor. Ob dies tatsächlich von Vorteil ist, kann allerdings anhand der bisher vorliegenden Zahlen noch nicht beantwortet werden. Tendenziell sind die Ergebnisse der simultanen Behandlung besser, weil in Kombination auch Chemotherapeutika mit geringerer Toxizität (z.B. Monotherapien) effektiv sind.

Außerhalb der gynäkologischen Onkologie ist die simultane Radio-Chemotherapie in den letzten Jahren in intensiver Erprobung und hat sich bei einigen Tumorentitäten bereits durchgesetzt. So erreichen wir beim Analkarzinom in etwa 80% der Patienten eine definitive lokale Kontrolle mit Kontinenzerhaltung, 20% der Patienten müssen wegen Tumorpersistenz oder Tumorrezidiv einer radikalen Salvage-Operation zugeführt werden [5]. Bei Tumoren im Kopf-Hals-Bereich sind mit Radio-Chemotherapie-Protokollen exzellente komplette Remissionsraten erreicht worden, bisher jedoch keine Verbesserung des Langzeitüberlebens. Gleiches gilt für das fortgeschrittene, muskelinvasive Blasenkarzinom: In unserem eigenen Patientengut [9] verbesserte die zusätzliche Chemotherapie mit Cisplatin zwar die Rate der kompletten Remissionen um ca. 20%, jedoch blieben die Frequenz systemischer Metastasen und die Langzeitprognose unverändert. So kann man zusammenfassend sagen, daß die überwiegende Zahl der Phase-II-Studien die lokale Tumorkontrolle verbesserte. Dennoch ist der Stellenwert der zusätzlichen Chemotherapie hinsichtlich der Langzeitprognose noch unklar. Zu berücksichtigen ist ferner, daß Patienten, die eine zusätzliche Chemotherapie erhalten, in gewisser Weise selektioniert sind, und daß die Chemotherapie eine zusätzliche Toxizität bedeutet [11].

Im gynäkologischen Bereich liegen bisher größere Erfahrungen mit einer simultanen Radio-Chemotherapie namentlich für das Zervixkarzinom und für das Mammakarzinom vor.

Radio-Chemotherapie des Zervixkarzinoms

Das Zervixkarzinom ist chemosensibel. Die höchste Monoaktivität besitzen Cisplatin, an weiteren Substanzen Mitomycin C, 5-Fluorouracil und die

Alkylantien. Bei lokoregional fortgeschrittenen Tumoren und bei Rezidiven sind Ansprechraten von 80% und mehr mitgeteilt worden [1]. Eine Summe aus partiellen und kompletten Remissionen von 40-70% erscheint realistisch und entspricht der aus einer Zusammenstellung der Literatur ermittelten mittleren Ansprechrate (Tabelle 5). Die kompletten Remissionen nach Chemotherapie liegen allerdings nur in einer Größenordnung von 20-30%. Histologisch komplette Remissionen sind noch seltener. Friedlander et al. [4] beobachteten bei 5/30 Patienten eine komplette Remission; jedoch fanden sich in allen Fällen bei der nachfolgenden Radikaloperation noch mikroskopische Restherde. Auch Sardi et al. [8] sahen noch bei 11/12 Patienten mit klinisch kompletter Remission nach neoadjuvanter Chemotherapie mikroskopische Restherde. Diese Befunde haben u.E. weitreichende Konsequenzen für die Einordnung einer neoadjuvanten Chemotherapie in das therapeutische Gesamtkonzept. Selbst bei gutem Ansprechen ist mikroskopischer Resttumor im ehemaligen Tumorgebiet anzunehmen. Und ein Tumor, der initial aufgrund seiner lokalen Infiltration als inoperabel eingestuft werden mußte, wird durch eine Chemotherapie nicht grundsätzlich operabel, wenngleich dies in Einzelfällen vorkommen mag.

Tabelle 5: Ansprechraten nach neoadjuvanter Chemotherapie beim lokal fortgeschrittenen Zervixkarzinom (Stadium III und IVV mit Bulky disease) und bei Rezidiven

Autor	Therapie	Patientenzahl	Ansprechrate (CR +PR)	Komplette Remission (CR)
Belinson et al. (1985)	BOMP	2 Primärtumoren 12 Rezidive	2/2 (100%) 1/12 (8%)	1/2 (50%) 0/12 (0%)
Rustin et al. (1987)	POMP	10 Primärtumoren 14 Rezidive	8/10 (80%) 9/14 (64%)	6/10 (60%) 2/14 (14%)
Buxton et al. (1988)	BIP	14 Primärtumoren 37 Rezidive	11/14 (79%) 27/37 (73%)	0/14 (0%) 7/37 (19%)
Panici et al. (1988)	CBP	33 Primärtumoren	18/33 (54%)	4/33 (12%)
Sardi et al. (1988)	VBP	27 Primärtumoren	24/27 (89%)	13/27 (48%)
		Primärtumoren Rezidive	63/86 (73%) 37/63 (59%)	24/86 (28%) 9/63 (14%)

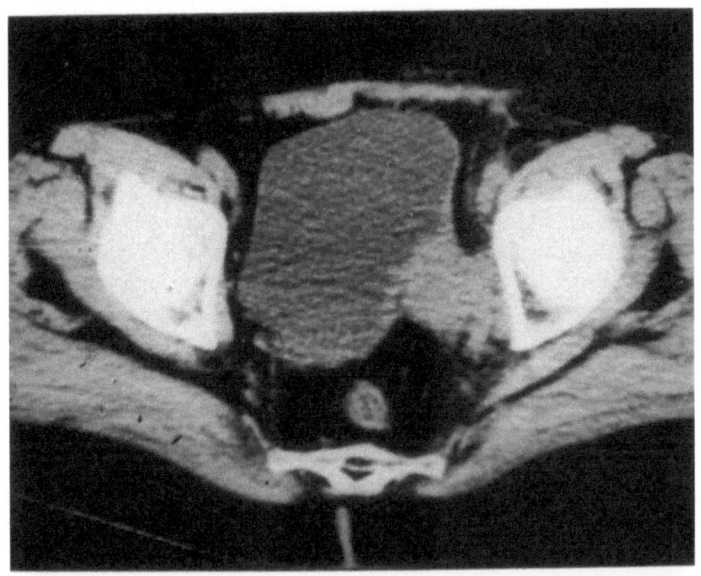

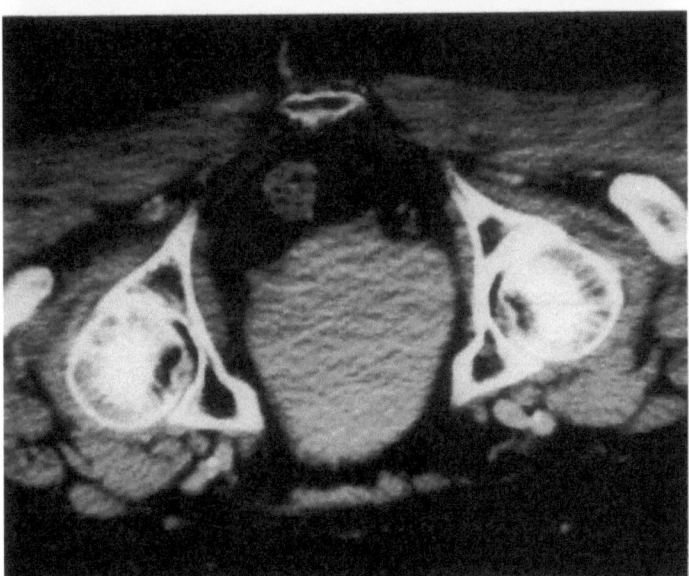

Abb. 5a u. 5b: Linksseitiges Beckenwandrezidiv bei 64jähriger Patientin 19 Monate nach Wertheim-Meigs-Operation wegen Zervixkarzinom im Stadium Ib mit isolierter linksseitiger Lymphknotenmetastase. Nach simultaner Radio-Chemotherapie ist 3 Monate nach Therapieabschluß nur noch ein als Fibrose zu interpretierender Residualbefund erkennbar

Die Chemotherapie beim lokal fortgeschrittenen Zervixkarzinom ist eine zusätzliche, also additive Maßnahme, die die übliche Therapie nicht grundsätzlich verändert.

Eine Radio-Chemotherapie ist von verschiedenen Arbeitsgruppen beim lokal fortgeschrittenen Zervixkarzinom untersucht worden. Ansprechraten von 60% und klinisch komplette Remissionen von 10%wurden berichtet (Tabelle 6). Diese relativ niedrige Rate mag sich dadurch erklären lassen, daß die Chemotherapie in der Regel auf 2-3 Kurse vor oder parallel zur Chemotherapie beschränkt wurde. Nach Abschluß der Gesamttherapie, also nach Abschluß der Radiotherapie, lag die Rate klinisch kompletter Remissionen in der Größenordnung von 75% (Tabelle 6). Damit wurde ein sehr gutes lokales Ergebnis erreicht. Jedoch sind die Daten hinsichtlich des Langzeitüberlebens noch nicht schlüssig. Beim Vergleich zwischen sequentieller und simultaner Radio-Chemotherapie erscheint die simultane Therapieform ebenso erfolgreich wie oder besser als die sequentielle Behandlung bei einer geringeren Therapieintensität und einer kürzeren Therapiedauer.

Das Erlanger Konzept der simultanen Radio-Chemotherapie beim gynäkologischen Karzinom ist folgendes: Eine Herddosis von 50 Gy wird über 5 Wochen bei täglichen Einzelfraktionen von 2 Gy 5-mal wöchentlich gegeben. Hinzu kommt in der 1. und 5. Woche ein Chemotherapiezyklus mit Cisplatin (20-25 mg pro m^2 Körperoberfläche an den Tagen 1-5 und 29-33) und 5-Fluorouracil (600-700 mg pro m^2 Körperoberfläche an den Tagen 1-5 und 29-33). Danach wird entschieden, ob der Patient operiert oder statt dessen lokal zusätzlich mit einer Dosis von 10-15 Gy (evtl. auch interstitiell) kleinvolumig weiterbestrahlt wird. Dieses Vorgehen ist beim Zervix- und Vaginal- bzw. Vulvakarzinom dasselbe. Die Abbildungen 5 und 6 bringen dafür Beispiele. Die Abbildung 5 zeigt den Verlauf eines Spinarezidives nach Wertheimscher Radikaloperation bei einer 64jährigen Patientin. In Abbildung 6 ist der Verlauf einer riesigen Leisten-Lymphknoten-Metastase bei Vulvakarzinom dargestellt.

Simultane Radio-Chemotherapie von Brustwandrezidiven

Beim inflammatorischen Mammakarzinom hat sich die primäre Chemo- und Radiotherapie durchgesetzt. Dieses Konzept ist in den letzten Jahren auch zunehmend für nicht-inflammatorische fortgeschrittene Fälle eingesetzt worden. Denn hier ist ein primär konservatives Vorgehen auch bei technisch operablen Fällen durchaus sinnvoll. Dabei ist die alleinige

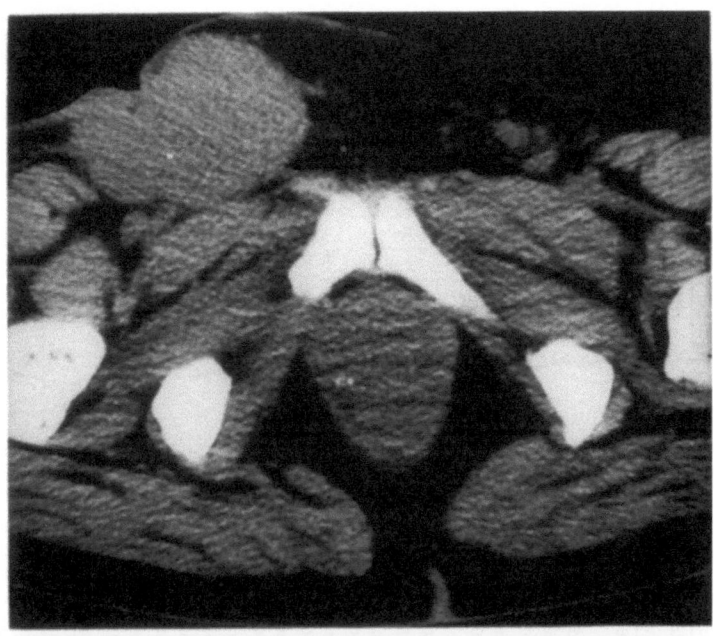
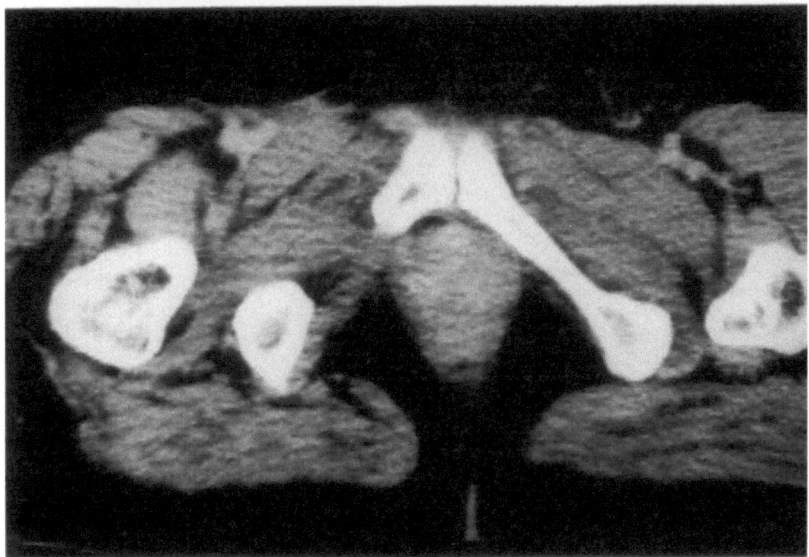

Abb. 6a u. 6b: Massive inguinale Lymphknotenmetastasierung bei 50jähriger Patientin mit fortgeschrittenem Vaginalkarzinom. Nach simultaner Radiochemotherapie zeigt sich 2½ Jahre später eine anhaltende komplette Remission

Tabelle 6: Radio-Chemotherapie beim lokal fortgeschrittenen Zervixkarzinom

Autor	Pat.-Zahl	Stadium	Chemo-therapie	Radio-therapie	Ansprechrate nach neoadj. CT	Komplette Remmisionen nach CT	nach CT+RT
Friedlander et al. (1984)	30	IB-IIIB	3x PVB sequ.	50 Gy	20/30 (67%)	5/30 (17%)	-
Thomas et al. (1984)	27	IB-IVA	Mito C/ 5-FU sim.	45 Gy ± intracav.	-	-	20/27 (74%)
Choo et al. (1986)	20	IIB-IIIB	Cisplatin sim.	40 Gy + intracav.	-	-	11/20 (55%)
Goldhirsch et al. (1986)	16	IIIB	2x PBM sequ.	50-60 Gy	6/16 (38%)	0/16 (0%)	3/16 (19%)
Brenner et al. (1987)	6	IIB-IVA	2x CVB sim.	60 GY oder 45 Gy + intracav.	-	-	6/6 (100%)
John et al. (1987)	10	IIB-IVA	Mito C/5-FU Cisplatin sim.	36-45 GY + intracav.	-	-	10/10 (100%)
Lipsztein et al. (1987)	10	IB-IIIB	2x BOMP/ Cisplatin sim.	40 Gy + Boost + intracav.	10/10 (100%)	4/9 (44%)	9/10 (90%)
Muss et al. (1987)	11	IIIB-IVA	Cisplatin sequ.	50 Gy + intracav.	4/11 (36%)	1/11 (9%)	3/11 (27%)
Kuske et al. (1989)	15	IIB-IVA	3x P/ 5-FU sim.	50 Gy + intracav.	-	-	13/15 (86%)
Malviya et al. (1989)	19	IB-IIIB	Mito C/ Cisplatin sim.	50 Gy + intracav.	-	-	18/19 (95%)
Symonds et al. (1989)	51	III/IVA	2x CVB sequ.	42 Gy + intracav.	27/51 (53%)	0/51 (0%)	39/51 (76%)
Zusammengefaßte Daten					73/124 (59%)	12/123 (10%)	132/185 (71%)
Komplette Remission nach sequentieller Radio-Chemotherapie:							45/78 (58%)
Komplette Remission nach simultaner Radio-Chemotherapie:							87/107 (81%)

CT = Chemotherapie, RT = Radiotherapie, Intracav. = Intracavitäre Radiotherapie
Zytostatikaabkürzungen: P = C = Cisplatin, V = Vinblastine, B = Bleomycin, M = Methotrexat/Mitomycin C,
Sequ. = sequentielle Chemo-Radiotherapie, Sim. = simultane Radio-Chemotherapie

Tabelle 7: Radio-Chemotherapie beim lokal fortgeschrittenen Mammakarzinom

Autor	Stadium	Therapie	Pat.-Zahl	komplette Remission	5-Jahres-Überlebensrate
Sheldon et al. (1987)	III	RT+Chemo	53	72% n. 5 J.	51%
Boyages u. Langlands (1988)	T3-4 N2-3	Chemo± RT-Chemo	35	86%	>50%
Jaquillat et al. (1988)	III	Chemo±Hormon + RT	98	100%	62%
Piccart et al. (1988)	T3b-4 N3	RT+Chemo sim. + OP	59	86%	42%

RT=Radiotherapie Chemo=Chemotherapie sim=simultan OP=modifiziert radikale Mastektomie

Radiotherapie einer kombinierten Radio-Chemotherapie unterlegen: Die zusätzliche Systemtherapie verbessert die lokale und systemische Kontrolle, wenngleich der Effekt auf das Gesamtüberleben nicht eindeutig ist (Tabelle 7). Immerhin lassen sich komplette Remissionen in der Größenordnung von 80% der Fälle erreichen. Für das Stadium III erscheinen 5-Jahres-Überlebensraten von 40% und mehr durchaus realisierbar. Die guten Ergebnisse erfordern jedoch eine intensive multimodale Therapie, wobei die Radiotherapie als lokoregionale Maßnahme obligat ist. Hinsichtlich der Systemtherapie ist die Überlegenheit der alleinigen Chemotherapie gegenüber einer ablativen (Ovarektomie/Radiokastration) oder additiven Hormontherapie (Tamoxifen) nicht erwiesen. Offen ist auch der Wert der anschließenden Mastektomie. Patienten, die auf ein primär konservatives Vorgehen ansprechen, bedürfen nicht grundsätzlich einer zusätzlichen Mastektomie [1].

Auch bei lokoregionären Rezidiven von Mammakarzinomen kann durch eine zusätzliche Chemotherapie die Ansprechrate der Radiotherapie verbessert werden. Im Nürnberger Patientengut [7] wurde mit einer simultanen Radio-Chemotherapie eine komplette Remission bei makroskoschem Tumor bzw. Resttumor (R2) in mehr als 85% der Fälle beobachtet. 65% der Patientinnen blieben auch langfristig im Bestrahlungsvolumen rezidivfrei (n = 61). Bei mikroskopischem Tumorrest (R1) oder nach R0-

Resektion mit hohem Rückfallrisiko (Intervall zwischen Primäroperation und Auftreten des Rezidivs < 5 Jahre) blieben immerhin mehr als 80% der Patientinnen langfristig tumorfrei. Die Therapie bestand aus drei Serien einer simultanen Radio-Chemotherapie von jeweils 14 Tagen Dauer: 16-18 Gy Herddosis an 5 aufeinanderfolgenden Tagen der Woche, zusätzlich 100 mg/Tag Cyclophosphamid täglich p.o., 7,5 mg MTX an den Tagen 1-3 und 8-10 p.o. sowie 750 mg 5-Fluorouracil an den Tagen 1 und 8 i.v.. Nach jeweils 2 Wochen Pause wurde dieser Zyklus noch zweimal wiederholt.

Zusammenfassend kommen für die Radio-Chemotherapie im gynäkologischen Bereich in Frage: Plattenepithel-karzinome der Cervix uteri im Stadium FIGO III/IVa, Zervixkarzinom-Rezidive, inoperable Vaginal- und Vulvakarzinome, fortgeschrittene und inflammatorische Mammakarzinome sowie lokoregionäre Mammakarzinom-Rezidive. Ziel der Chemotherapie ist dabei die Verbesserung der lokalen Tumorkontrolle gegenüber einer alleinigen Radiotherapie. Dazu ist es notwendig, eine effektive Chemotherapie mit einer effektiven Radiotherapie zu kombinieren. Eine Kombination subeffektiver Modalitäten erscheint uns sinnlos.

Zusammenfassung

In der gynäkologischen Onkologie bieten sich zur Durchbrechung der Strahlenresistenz die Brachycurie-Therapie (intrakavitär und interstitiell), die Oberflächen- und Tiefenhyperthermie und die kombinierte Radio-Chemotherapie an. Effektivitätskriterien sind die Rate an kompletten Remissionen und das therapiefreie Intervall.

Mit der interstitiellen Brachycurie-Therapie liegen lediglich im Ausland Erfahrungen an verhältnismäßig kleinen Patientenkollektiven vor. Beim Zervixkarzinom können im FIGO-Stadium IIb in 70-90% und im FIGO-Stadium III in 55-80% komplette anhaltende Remissionen erreicht werden. Die technischen Möglichkeiten werden erläutert.

Im Oberflächenbereich ist die Hyperthermie eingehend untersucht. Im eigenen Patientengut können bei ausgedehnten Brustwandrezidiven vom Mammakarzinomen in 78% Remissionen erreicht werden. Prognostische Kriterien waren das Tumorvolumen, die Bestrahlungsdosis und die Höhe der minimal im Tumor erreichten Temperatur. Von der Maximaltemperatur war die Komplikationsrate abhängig.

Mit der Radio-Chemotherapie scheinen sich neue therapeutische Möglichkeiten bei fortgeschrittenen Plattenepithelkarzinomen der Cervix uteri, bei Rezidiven von Zervixkarzinomen, bei inoperablen Vaginal- und Vulvakarzinomen, bei fortgeschrittenen und inflammatorischen Mammakarzinomen sowie lokoregionären Mammakarzinom-Rezidiven aufzutun. Neben einer Literaturübersicht werden hier auch klinische Beispiele demonstriert.

Literatur

1. Dunst J., Sauer R.: Radio-Chemotherapie bei gynäkologischen Tumoren. Strahlenther.Onkol. 166 (1990).
2. Erickson K.R., Truitt J.S., Bush S.E. et al.: Interstitial implantation of gynecologic malignancies using Syed-Neblett-template: update of results, technique, and complications. Endocuriether.Hypertherm.Oncol. 5 (1989), 99-105.
3. Fietkau R., Sauer R.: Neue radiotherapeutische Aspekte in der Behandlung des Zervixkarzinoms. In: Lang N., Tulusan A.H.(Hrsg.): Neue Aspekte der Behandlung des Zervixkarzinoms. Springer Berlin, Heidelberg, New York, Tokyo (1990).
4. Friedlander M.L., Atkinson K., Coppleson J.V.M. et al.: The integration of chemotherapy into the mangement of locally advanced cervical cancer: A pilot study. Gynecol.Oncol. 19 (1984), 1-7.
5. Grabenbauer G.G., Wolf N., Dunst J., Sauer R.: Analkarzinom: Diagnostik-Therapie-Prognose. Strahlenther.Onkol. 165 (1989), 829-836.
6. Molls M.: Persönliche Mitteilung (1989).
7. Renner H., Lang C., Ziegler K.: Persönliche Mitteilung (1990).
8. Sardi J.E., di Paola G.R., Cachau A. et al.: A possible new trend in the management of the carcinoma of the cervix uteri. Gynecol.Oncol. 25 (1986), 139-149.
9. Sauer R., Dunst J., Schrott K.M.: Radiotherapy plus Cisplatin in the treatment of invasive bladder cancer. Int.J.Radiat.Oncol.Biol.Phys. 17 (Suppl.1) (1989), 123.
10. Seegenschmiedt H.M., Karlsson U.L., Sauer R. et al.: Superficial chest wall recurrences of breast cancer: prognostic treatment factors for combined radiation therapy and hyperthermia. Radiology 173 (1989), 551-558.
11. Tannock I.F.: Combined modality treatment with radiotherapy and chemotherapy. Radiother.Oncol. 16 (1989), 83-101.

Ätiologie, Diagnostik und Therapie des Tumorschmerzes

I. Kiss und St. von Westphalen

Einleitung

Für die Ärzte unserer Väter und Großväter bedeutete Krebstherapie in den meisten Fällen Schmerztherapie. Diese Schmerztherapie bestand in der hochdosierten Gabe von Opiaten.

Dieses Vorgehen hat sich während der letzten 30 Jahre gewaltig geändert. Durch die neu entwickelten Methoden der Früherkennung und die dramatisch verbesserten Behandlungsmöglichkeiten tritt die kausale Krebstherapie in den Vordergrund. Eine zusätzliche neuere Entwicklung konnte in den letzten 10 Jahren beobachtet werden. Durch die Verbesserung der medizinischen Versorgung wurde die Indikation zu palliativen Eingriffen, unabhängig vom Patientenalter und oft auch vom Patientenzustand, großzügig erweitert.

Dabei nimmt der Anteil des onkologischen Patientengutes zu. Patienten erleben durch die palliative Therapie bisher kaum bekannte Spätstadien der Krankheit, oft überleben diese Patienten früher als tödlich geltende Komplikationen (Querschnittslähmung, Infektionen, Lungenversagen).

Im Rausch der kausalen und palliativen Therapiemöglichkeiten ist die Schmerztherapie verdrängt worden. Ein Großteil der Patienten ist z.Z. bezüglich der Schmerztherapie weitgehend unterversorgt. Die Gründe dafür sind vielfältig (Tabelle 1). In der Bundesrepublik Deutschland sind vor allem die Unkenntnis der Therapiemöglichkeiten und die Angst bei Opiatapplikation hervorzuheben.

In den letzten 10–15 Jahren hat die Schmerzforschung, vor allem im angelsächsischen Raum, große Fortschritte gemacht. Die Ergebnisse waren schnell in die Praxis umsetzbar. Besonders auffallend ist die Entwicklung auf dem Gebiet der Karzinomschmerzen. Die Weltgesundheitsorganisation veröffentlichte 1986 eine generelle Empfehlung für die medikamentöse Stufentherapie der Karzinomschmerzen [24].

Tabelle 1: Ursachen der inadäquaten Behandlung von Karzinomschmerzen

- Patient und Arzt kennen die Möglichkeiten der Schmerztherapie nicht
- Patient toleriert die Schmerzen
- Angst vor Sucht
- Unterdosierung der Medikamente
- Schlechte zeitliche Planung der Medikamenteneinnahme
- Fehlende Aus- und Weiterbildung von Ärzten und Schwestern
- Fehlende Mittel
- Medikamente zwar vorhanden aber wegen juristischer Vorschriften problematische Handhabung

Schmerzen sind keine Späterscheinung der Karzinomkrankheit. Bei der Diagnosestellung sind sie, von der Tumorlokalisation abhängig, bereits in 30–50% vorhanden [3]. Für das gynäkologische Patientengut liegt die Häufigkeit der Frühschmerzen zwischen 20–50% (Tabelle 2). Im Spätstadium der Krankheit ist der Schmerz das häufigste Symptom, starker bzw. stärkster Schmerz tritt bei 70–95% der Patienten auf. So ist es auch verständlich, daß in Laienkreisen der Begriff Krebs am ehesten mit Schmerzen assoziiert wird.

Tabelle 2: Häufigkeit von Karzinomschmerzen bei Diagnosestellung (nach [4])

Mamma	39%
Cervix uteri	18%
Corpus uteri	22%
Ovarium	49%

Ätiologie

Karzinomschmerzen sind in den meisten Fällen multikausaler Natur. Die häufigste Ursache ist die tumoröse Knocheninfiltration [3,17] (Tabelle 3). Neben dem Periost werden auch im Knochen und Knochenmark, entlang der Gefäße Nozizeptoren vermutet [8]. Die durch Knochenabbau freigesetzten Prostaglandine führen zur Sensibilisierung der Nervenendigungen, wahrscheinlich liegt hier der Hauptgrund für die Schmerzen [1].

Ebenfalls häufig kommt es zu Schmerzen durch Nervenläsionen. Diese Schmerzen sind vor allem wegen ihrer Therapieresistenz von besonderer

Tabelle 3: Ursachen der Karzinomschmerzen (n = 303) (nach [17])

Knocheninfiltration	19,0%
Nervenläsion	18,5%
Weichteilinfiltration	11,5%
Viszeral	11,0%
Myofasziales Syndrom	8,0%
Muskelverspannung	5,0%
Iatrogen	5,0%

Bedeutung. In der Entstehung spielen mehrere Mechanismen eine Rolle, das klinische Bild kann gemischt sein: Neben Nervenkompressionen treten oft Symptome von Deafferenzierungsschmerz oder sympathischer Reflexdystrophie auf [22].

Viszerale Tumorschmerzen haben viele Ursachen, die Klärung ihrer Ätiologie ist bei der Auswahl differenzierter Therapiemöglichkeiten von Bedeutung. Verschluß von Hohlorganen, Kapseldehnung der tumorös vergrößerten Leber, Traktion der Mesenterien infolge von Verwachsungen oder tiefe diffuse Schmerzen bei Bronchialkarzinom, oft auch miteinander kombiniert, erfordern neben der Schmerztherapie auch die Behandlung der Begleitsymptome, besonders im gastrointestinalen Bereich [18]. Die Tumorinfiltration parenchymatöser Organe verursacht per se in der Regel keine Schmerzen. Lediglich bei Patienten mit einem Pankreaskarzinom führt die Freisetzung von Enzymen und verschiedenen schmerzauslösenden Substanzen zu unerträglichen Schmerzen.

Ein wesentlicher Anteil der Schmerzen bei Karzinompatienten ist nicht durch den Tumor selbst verursacht [6,17]. Das myofasziale Syndrom sowie Muskelverspannungen entstehen durch Immobilisation und schmerzbedingte Schon- und Fehlhaltungen. Die Diagnose dieser Schmerzen ist wegen ihrer guten und einfachen Therapiemöglichkeit von Bedeutung.

Iatrogen hervorgerufene Schmerzen bei Karzinompatienten sind keine Seltenheit. Unwohlsein und Schmerzen nach invasiven diagnostischen und therapeutischen Eingriffen sind zwar vorübergehend, aber quälend, um so mehr da diese Patienten auf akute "Zweitschmerzen" oft überempfindlich reagieren [14]. Viele Patienten sind bereits durch die Lagerung und Umlagerung auf dem Bestrahlungstisch von Schmerzen geplagt.

Postoperative Schmerzen verstärken häufig die bereits bestehenden, chronischen Schmerzen. Operationsbedingt sind auch die Schmerzen nach Mastektomie, besonders bei regionaler Lymphadenektomie. Diese, durch die Verletzung des N. intercostobrachialis hervorgerufenen chronischen Schmerzen sind, wie die Deafferenzierungsschmerzen im allgemeinen, schwer therapierbar [19,23]. Als Spätfolge einer Bestrahlung kommt es gelegentlich auch zu Nervenschmerzen im Plexusbereich. Eine Differenzierung gegenüber einer tumorösen Nerveninfiltration ist oft schwierig.

Auffallend ist die Beobachtung, nach der etwa 20–30% der Patienten mit metastasierendem Tumor keine Schmerzen haben [2,7]. Turnbull [16] fand bei der Untersuchung und Sektion von 100 Patienten mit metastasierendem Bronchialkarzinom keine Antwort auf die Frage warum 30% dieser Patienten keine Schmerzen gehabt hatten. Es müssen noch unbekannte biochemische, hormonelle und elektrophysiologische Zusammenhänge in der Schmerzentstehung bzw. Schmerzfreiheit eine Rolle spielen.

Diagnostik

In der Diagnostik von Karzinomschmerzen ist neben der Anamnese, dem Krankheitsverlauf und den bildgebenden Verfahren die Analyse der Schmerzsymptomatik wichtig. Eine invasive Diagnostik ist nur in Ausnahmefällen indiziert.

Schmerz ist ein subjektives Erlebnis; zu seiner Erfassung führen nur indirekte Wege. Zur Messung der Schmerzintensität ist die nonverbale, sog. visuelle Analogskala am besten geeignet [13]. Die verbale Meßmethoden beruhren auf der Tatsache, daß der Schmerz ein multidimensionales Erlebnis ist; die Intensität ist nur eines der vielen Schmerzcharakteristika.

Unter klinischen Bedingungen hat sich von den vielen Fragebogen der von Melzack [11] entworfene sog. McGill Pain Questionnaire am besten bewährt. Es konnte gezeigt werden, daß auch seine deutsche Übertragung sowohl für die Erfassung der Schmerzsymptomatik als auch für die Quantifizierung von Karzinomschmerzen gut geeignet ist [9]. Auch wenn nicht bei jedem Patienten ein Fragebogen erhoben werden braucht, ist die Kenntnis der Methode zur Erfassung von Schmerzursachen nützlich. Besonders neurogene Schmerzen können nach verbaler Beschreibung mit großer Wahrscheinlichkeit diagnostiziert werden.

Therapie

Die Basis der Behandlung von Karzinomschmerzen liegt in der medikamentösen Therapie. Der von der Weltgesundheitsorganisation empfohlene Stufenplan (1986) sieht die möglichst orale Gabe der folgenden Medikamentengruppen vor:
1. Antipyretische (periphere) Analgetika
2. Schwache morphinartige (zentrale) Analgetika
3. Starke morphinartige (zentrale) Analgetika

Bei Patienten mit leichten bis mittelschweren Schmerzen ist die Azetylsalizylsäure das erste Mittel der Wahl. Besonders günstig wirkt sie auf Schmerzen durch Knochenmetastasen; die Hemmung der Prostaglandinsynthese ist in diesen Fällen eine kausale Schmerztherapie. Wegen der erforderlichen hohen Tagesdosis (2-4 g) kommt es oft zu Magenbeschwerden. Als Alternative kommen Paracetamol und die Nicht-Steroid-Antiphlogistika in Frage. Paracetamol wirkt wie Azetylsalizylsäure analgetisch und antipyretisch, nicht aber antiphlogistisch. Nicht-Steroid-Antiphlogistika wie Diclofenac, Indometacin usw. erweisen sich bei mittelschweren Schmerzen oft über längere Zeit wirksam. Neben metastasenbedingten Knochenschmerzen kommen die antipyretischen Analgetika auch bei mechanischer Distension des Periost, mechanischer Kompression von Muskeln, Bindegewebe, Pleura oder Peritoneum in Frage [24].

Sind die Karzinomschmerzen durch ein antipyretisches Mittel nicht zu beherrschen, sollte auf die Kombination mit einem schwachen morphinartigen Analgetikum übergegangen werden. Aus dieser Medikamentengruppe werden Kodein und Dextropropoxyphen empfohlen. In Kombination mit Azetylsalizylsäure oder Paracetamol entsteht ein starker analgetischer Synergismus. Viele dieser handelsüblichen Kombinationen haben sich in der Praxis bewährt.

Wenn die Schmerzen auf diese Weise nicht mehr therapierbar sind, sollte - unabhängig vom Stadium der Karzinomkrankheit und von gleichzeitigen kausalen Therapiemöglichkeiten - ein starkes morphinartiges Analgetikum eingesetzt werden.

Medikament der ersten Wahl ist Morphin. Starke morphinartige Analgetika verursachen eine physische Abhängigkeit und Toleranz. Diese normalen pharmakologischen Reaktionen beinhalten keineswegs eine Kontraindikation. Eine psychische Abhängigkeit ist bei Karzinompatienten selten und von untergeordneter klinischer Bedeutung.

Orales Morphin ist der Grundstein der Karzinomschmerztherapie. Die Anfangsdosis beträgt 10 mg, oft mehr, gelegentlich sind 5 mg ausreichend. Die Wirkungsdauer beträgt 4 h, bei dem Morphin-Retardpräparat (MST) 8-12 h. Für den Fall einer Morphin-Unverträglichkeit bieten sich zwei Alternativen an. Zum einen Methadon, von der Wirkungsweise und Wirkstärke her ist es mit dem Morphin vergleichbar, der Nachteil liegt in der Kumulationsgefahr. Zum anderen Buprenorphin, das in gleicher Dosierung 20-30-mal stärker ist als Morphin, und als gemischter Agonist-Antagonist wirkt. Als solcher antagonisiert es die analgetische Wirkung von reinen Morphinagonisten; eine gleichzeitige Gabe sollte vermieden werden. Weiterhin besitzt es einen "ceiling-effect": Nach einer bestimmten Dosis kann die Analgesie nicht mehr gesteigert werden. Die typischen Opiatnebenwirkungen, inklusive Obstipation, treten bei chronischer Gabe auf. Günstig ist die lange Wirkungsdauer (6-8 h), es bietet in einer mittleren Dosierung von 1,0-1,5 mg/täglich eine Alternative zum Morphin [26].

Andere Opioide (Tabelle 4) sind zur Therapie von Karzinomschmerzen wegen der kurzen Wirkungsdauer oder der geringen analgetischen Potenz nicht geeignet. Andere starke Opioide (Hydromorphon, Piritramid) sind in enteraler Form in der Bundesrepublik Deutschland nicht erhältlich.

In der oralen Morphintherapie der Karzinomschmerzen sind drei Grundsätze zu erfüllen.

Tabelle 4: Opioide

		Relative analgetische Wirkstärke	Wirkungs- dauer (h)	Oral
Morphin		1	4	+
Morphin Retard	MST	1	8-12	+
Methadon	L-Polamidon	2	4-8	+
Buprenorphin	Temgesic	20	5-8	+
Codein	DHC 60	1/5	8-12	+
Oxycodon	Eukodal	2/3	4	+
Tramadol	Tramal	1/8	1	+
Tilidin-Naloxon	Valoron N	1/8	2	+
Pethidin	Dolantin	1/8	2	+
Pentazocin	Fortral	1/6	2	+
Dextromoramid	Jetrium	2	2	+
Hydromorphon	Dilaudid	6	4	(+)
Piritramid	Dipidolor	3/4	6	−

1. Die Medikamentengabe muß nach einem bestimmten Zeitplan regelmäßig erfolgen (6-, 8- oder 12stündlich) und nicht nach Bedarf. Durch diese "Schmerzprophylaxe" können Schmerzepisoden vermieden werden; nicht nur das körperliche Wohlbefinden, auch das Sicherheitsgefühl und die Nachtruhe der Patienten werden dadurch verbessert.
2. Die Einstellung der Dosierung muß individuell und nicht nach Schema erfolgen; während des Krankheitsverlaufes muß die Dosierung den Bedarfsänderungen neu angepaßt werden. Ein mit der Zeit erhöhter Analgetikabedarf kann Folge der Toleranzentwicklung oder des Tumorwachstums sein. Der Analgetikabedarf einzelner Patienten ist sehr unterschiedlich. In der Dosierung können wir uns nur nach den Angaben der Patienten orientieren. Gelegentlich wird über einen extrem hohen Morphinbedarf (über 1-2 g/täglich) und dessen gute Akzeptanz berichtet. In diesen Fällen sollte jedoch auch an das Bestehen von morphinresistenten Schmerzen gedacht (Nervenläsion) und alternative Therapiemöglichkeiten (s. unten) in Erwägung gezogen werden.
3. Die Nebenwirkungen des Morphins sollten behandelt werden. Vor allem die Obstipation, oft durch die Grunderkrankung und Immobilisation bereits vorhanden, durch die Opiatgabe noch verstärkt, sollte prophylaktisch angegangen werden. Laktulose ist erfahrungsgemäß wirksam.

Metoclopramid oder Haloperidol können als Antiemetika eingesetzt werden. Müdigkeit oder Verwirrtheit nach Morphingabe bilden sich in einigen Tagen spontan oder nach Dosisreduktion zurück.

Bei Patienten mit starkem Brechreiz, oder bei Verlegung des gastrointestinalen Traktes kann Morphin mit vergleichbarer Effektivität auch rektal verabreicht werden.

Opiatinduzierte Atemdepression bei Karzinompatienten ist nicht beschrieben. In der Literatur herrscht Einigkeit, daß diese sonst sehr gefürchtete Nebenwirkung, bei diesen Patienten so gut wie nie auftritt [21].

Wie in der Einleitung bereits angesprochen, sind Patienten mit Karzinomschmerzen in der BRD noch oft aus den genannten Gründen unterversorgt. Diese Tatsache geht auch aus der Tabelle 5 hervor, selbst wenn die Qualität der medizinischen Versorgung nicht an dem quantitativen Opiatverbrauch einer Nation gemessen werden kann.

In der Therapie von Karzinomschmerzen werden häufig adjuvante Medikamente verwendet, um einzelne Schmerztypen zu behandeln. Ihr Einsatz erfolgt am häufigsten bei Nervenschmerzen (Antikonvulsiva, trizyklische

Tabelle 5: Schmerzbehandlung; Morphinverbrauch pro Jahr und Million Einwohner

Bundesrepublik Deutschland	0,77 kg
Österreich	0,66 kg
Schweiz	3,44 kg
Großbritannien	11,42 kg
Dänemark	16,59 kg

Antidepressiva, Kortikosteroide). Gegen ihre routinemäßige Anwendung spricht, daß sie primär nicht für die Schmerztherapie entwickelt worden sind und kontrollierte Studien fehlen, die ihre Wirksamkeit bei Karzinompatienten belegen [24]. Die zur Kontrolle der reaktiven psychischen Symptomatik fast regelmäßig verwendeten Psychopharmaka ersetzen weder Analgetika noch psychische Betreuung. Ihre Anwendung in Einzelfällen ist vorteilhaft, die Medikamentengruppe sollte jedoch fallbezogen ausgewählt werden (Benzodiazepine, trizyklische Antidepressiva, Neuroleptika usw.).

Die oben skizzierte medikamentöse 3-Stufen-Therapie der Karzinomschmerzen führt in 70-80% der Patienten zu einer ausreichenden Schmerzlinderung [15, 20].

Bevor die alternativen Möglichkeiten der Schmerztherapie besprochen werden, sollte auf die Schmerzbestrahlung hingewiesen werden. Diese muß bei Tumorgeschehen immer überlegt werden; da es durch eine Tumorverkleinerung oft zu längeren Schmerzremissionen kommt.

Es gibt immer wieder Patienten, deren Schmerzen auch durch hochdosierte Opiate nicht zu lindern sind oder die sehr unter den Nebenwirkungen der systemischen Opiattherapie leiden. Für sie kommen die folgenden Möglichkeiten in Frage.

Die neurochirurgischen ablativen Eingriffe werden in der Therapie von Karzinomschmerzen kaum mehr angewendet. Die Ursache dafür ist, daß das klassische Konzept, nachdem Schmerzen durch die Stimulation von Nozizeptoren entstehen und dann über spezifische Schmerzbahnen in Schmerzzentren weitergeleitet werden, nicht mehr zu halten ist. Die klinischen und experimentellen Beobachtungen geben auf ein so einfaches Stimulus-Antwort-Verhältnis keinen Hinweis [22]. Klinisch kommt es nach ablativen Eingriffen bald zu einer erneuten Schmerzsymptomatik, die u.U.

quälender ist als die ursprüngliche (Anaesthesia dolorosa). Lediglich die perkutane Thermokoagulation des Tractus spinothalamicus lateralis (Kordotomie) kann bei Karzinompatienten mit unerträglichen halbseitigen Schmerzen der unteren Körperhälfte empfohlen werden. Wegen des guten, aber zeitlich begrenzten Effektes ist dieses, nicht komplikationslose Verfahren, erst im Spätstadium der Karzinomkrankheit indiziert.

Periphere elektrische Reizmethoden sind bei Karzinomschmerzen so gut wie wirkungslos. Tiefe Hirnreizungen durch implantierte Elektroden sollte wegen der fraglichen Ergebnisse und der Patientenbelastung unterlassen werden.

Die Injektion neurolytischer Substanzen (Alkohol, Phenol) führt konzentrationsabhängig zur Destruktion der Nervenfasern. Durch die Zerstörung sensorischer und vegetativer Nerven kann eine Analgesie im Versorgungsgebiet entstehen. Es kommt jedoch zu einer Nervenläsion, die in sich zu erneuten Deafferenzierungsschmerzen führen kann. In der Praxis werden nach vorangegangener diagnostischer Blockade mit Lokalanästhetika, neurolytische Substanzen rückenmarksnah, im Pleurabereich, am Sympatikus oder in Einzelnerven injiziert. Ein dankbares Gebiet dieser Therapie ist die Neurolyse des Ganglion coeliacum bei Patienten mit einem Pankreaskarzinom [10].

Die einfachste Alternative zur oralen oder rektalen Morphingabe ist die rückenmarksnahe Opiat-Applikation; dabei ist der peridurale Weg gegenüber dem intrathekalen zu bevorzugen. Peridural applizierte Opiate wirken direkt auf die im Rückenmark befindlichen Opiatrezeptoren. Es entsteht eine selektive, sog. spinale Analgesie. Der Vorteil der Methode gegenüber der systemischen Opiatgabe besteht in verminderter Dosis bei gleichzeitig verlängerter Wirkungsdauer und geringen Opiatnebenwirkungen. Die verwendete Technik ist eine anästhesiologische Routinemethode im operativen Bereich.

Zahlreiche Untersuchungen dokumentierten in den letzten 10 Jahren die Wirksamkeit dieser Methode bei anders nicht beherrschbaren Karzinomschmerzen [25]. Durch die Kathetertechnik ist die Möglichkeit einer wiederholten oder kontinuierlichen Opiatapplikation gegeben. Die Grundsätze der Therapie entsprechen der der oralen Morphingabe.

Intravenöse oder intramuskuläre Opiatgabe sind zwar effektiv, jedoch aufwendig und benötigen eine ständige medizinische Fachhilfe. Weitere alternative Applikationswege sind die subkutane Morphininfusion [5] und die transdermale Fentanylgabe [12]. Diese Methoden sind sehr einfach, jedoch muß ihre allgemeine Effektivität noch belegt werden.

Weitere in der allgemeinen Schmerztherapie verwendete Techniken (Akupunktur, Hypnose usw.) sind bei Karzinomschmerzen nicht ausreichend effektiv und kommen bestenfalls als adjuvante Therapiemöglichkeiten in Frage.

Zusammenfassend kann gesagt werden, daß die überwiegende Mehrheit der Patienten mit Karzinomschmerzen durch einfache Methoden gut behandelbar ist. Dabei sind das Therapiekonzept und die konsequente Durchführung für den Erfolg entscheidend. Der Grundstein der Therapie ist die orale Morphingabe. Aufwand und Therapiekosten sind gegenüber der kausalen oder palliativen Tumortherapie kaum erwähnenswert. Besonders für die Patienten, bei denen nur eine palliative Therapie in Frage kommt, kann das häufigste und quälendste Symptom, der Schmerz, gelindert werden. Für Patienten, bei denen die orale Opiatgabe unzureichend ist, stehen noch andere Möglichkeiten, vor allem die Bestrahlung und die rückenmarksnahe Opiatapplikation zur Verfügung.

Literatur

1. Baines M., Kirkham SR. (1984) Carcinoma involing bone and soft tissue. In: Wall PD, Melzack R. (eds) Textbook of pain. Churchill Livingstone, Edinburgh, pp 453-459.
2. Bond MR. (1979) Psychologic and emotional aspects of cancer pain. In: Bonica JJ, Ventafridda V (eds) Advances in pain research and therapy, Vol 2. Raven, New York, pp 81-88.
3. Bonica JJ (1984) Management of cancer pain. In: Zimmermann M, Drings P, Wagner J eds) Pain in cancer patient. Springer, Berlin Heidelberg New York Tokyo Vol 89, pp 13-27
4. Daut RL, Cleeland CS (1982) The prevalence and serverity of pain in cancer. Cancer 50: 1913-1918.
5. Drexel H, Dzien A, Spiegel RW et al. (1989) Treatment of severe cancer pain by low-dose continuous subcutaneous morphine. Pain 36: 169-176.
6. Foley MK (1979) Pain syndromes in patients with cancer. In: Bonica JJ, Ventafridda V (eds) Advances in pain research and therapy, Vol 2. Raven, New York, pp 59-75.
7. Front D, Schneck S, Frankel A, Robinson E (1979) Bone metastases and bone pain in breast cancer. Are they closely associated? JAMA 242:1747-1748.
8. Hill K (1984) Pathological anatomy of cancer pain. In: Zimmermann M, Drings P, Wagner J (eds) pain in cancer patient. Springer, Berlin Heidelberg New York Tokyo, Vol 89, pp 33-44
9. Kiss I, Müller H, Abel M (1987) The McGill Pain Questionnaire - German Version. A study on cancer pain. Pain 29: 195-207

10. Lebovits AH, Lefkowitz M (1989) Pain mangement of pancreatic carcinoma: a review. Pain 36: 1-11.
11. Melzack R (1975) The McGill Pain Questionnaire: Major properties and scoring methods. Pain 1: 277-299.
12. Miser AW, Narang PK, Dothage JA, Young RC, Sindelar W, Miser JS: Transdermal fentanyl for pain control in patients with cancer. Pain 37: 15-21.
13. Scott J, Huskisson EC(1976) Graphic representation of pain. Pain 2. 175-184.
14. Sternbach RA (1984) Acute versus chronic pain. In: Wall PD, Melzack R (eds) Textbook of pain. Churchill Livingstone, Edinburgh, pp 173-177.
15. Takeda F (1986) Results of field-tesing in Japan of the WHO draft interim guideline on relief of cancer pain. Pain Clin. 1: 83-89.
16. Turnbull F (1979) The nature of pain that may accompany cancer of the lung. Pain 7: 371-375.
17. Twycross RG, Fairfield S (1982) Pain in the far-advanced cancer. Pain 14: 303-310.
18. Twycross RG, Lack SA (1986) Control of alimentary symptoms in far advanced cancer. Churchill Livingstone, Edinburgh.
19. Vecht CJ, van de Brand HJ, Wajer OJM (1989): Post-axillary dissection pain in breast cancer due to a lesion of the intercostobrachial nerve. Pain 38: 171-176.
20. Ventafridda V, Tamburini M, Caraceni A, De Conno F, Naldi F (1987): A validation study of the WHO method for cancer pain relief. Cancer 59: 850-856.
21. Walsh TD (1984) Opiates and respiratory function in advanced cancer. In: Zimmermann M, Drings P, Wagner J (eds): Pain in cancer patient. Springer, Berlin, Heidelberg, New York, Tokyo, Vol 89, pp 115-117
22. Wall PD (1988) : Neurological mechanisms in cancer pain. Cancer Surv 7: 127-140
23. Watson CPN, Ewans RJ, Watt VR (1989): The post-mastectomy pain syndrome and the effects of topical capsaicin. Pain 38: 177-186.
24. World Health Organization (1986) Cancer pain relief. World Health Organization, Geneva.
25. Zenz M (1984): Epidural opiates for the treatment of cancer pain. In: Zimmermann M, Drings R, Wagner J (eds): Pain in the cancer patient. Springer, Berlin, Heidelberg, New York, Tokyo, Vol 89, pp 107-114
26. Zenz M (1987): Klinische Erfahrungen mit Buprenorphin. Schmerz 1: 48-51

Schmerztherapie bei gynäkologischen Malignomen

H. von Matthiessen, I. Lackinger und D. Mosny

Derzeit versterben in der Bundesrepublik Deutschland jährlich annähernd 25000 Frauen an gynäkologischen Malignomen. Etwa 55% der Todesfälle werden durch Mammakarzinome hervorgerufen, je 20% durch Uterus- bzw. Ovarialkarzinome und weitere 5% durch die übrigen Tumoren des weiblichen Genitale. Im Gesamtspektrum der Neoplasien gehören die gynäkologischen Malignome zu den Tumoren, die im fortgeschrittenen Erkrankungsstadium häufiger als andere starke und stärkste Schmerzen hervorrufen. Daher kommt der Schmerztherapie in der Gynäkologie besondere Bedeutung zu.

Neue Impulse zur Verbesserung der Schmerztherapie bei Tumorpatienten sind in der jüngsten Vergangenheit von einer weitgehenden Vereinheitlichung der medikamentösen Analgesie in einem Stufenplan, der Entwicklung neuer oraler Darreichungsformen von Opiaten mit Langzeitwirkung, aber auch von umfangreichen nationalen und internationalen Aktivitäten zur Weiterbildung der Ärzte ausgegangen.

Schmerzen haben für die Patientinnen sehr konkrete physische, psychische und soziale Folgen: Unbehandelt tragen sie als ein Symptom maligner Erkrankung ursächlich oder verstärkend zu Begleiterscheinungen wie Schlaflosigkeit, Schwäche, Inappetenz, Gewichtsverlust, Übelkeit und Erbrechen bei. Die fehlende Kontrolle über die Dauer und Intensität der Schmerzen führt zu gravierenden psychischen Veränderungen: Hilfs- und Hoffnungslosigkeit schlagen sich bei vielen Patientinnen in einer reaktiven Depression, sinkendem Selbstwertgefühl sowie hypochondrischen Reaktionen nieder. Zusätzlich geraten sie in eine tiefe soziale Isolation, weil die Hilflosigkeit der Freunde und Angehörigen, Schwestern und Ärzte allzuoft deren Abwendung zur Folge hat. Daß diese Hilflosigkeit zumindest gegenüber dem Schmerz nicht berechtigt ist, zeigen die Erfahrungen großer Schmerzzentren, die in Übereinstimmung mit eigenen Resultaten gerade bei tumorbedingten Schmerzen über deutliche Schmerzlinderung in 70–80% berichten. Diese Ergebnisse werden jedoch nur unter Beachtung einiger Grundregeln der Analgesie (Tabelle 1) erzielt, die derzeit noch wenig verbreitet erscheinen. So werden Schmerz-Zentren oder Schmerzambulanzen

Tabelle 1: Prinzipien der Therapie tumorbedingter Schmerzen

1. Sorgfältige Krankheits- und Schmerzanamnese
2. Ausschöpfung onkologischer und radiologischer Behandlungsmöglichkeiten
3. Bei medikamentöser Analgesie
   - hohe Anfangsdosierung der peripheren Analgetika
   - regelmäßige Einnahme (oral), nicht bei "Bedarf"
   - Begleitmedikation (Neuroleptika, Laxanzien)
4. Regelmäßige Überwachung
5. Berücksichtigung anästhesiologischer und neurochirurgischer Behandlungsmöglichkeiten

---

an größeren Kliniken immer wieder von Patienten aufgesucht, die zwar über lange Zeiträume mit Analgetika behandelt worden waren, diese jedoch in unzweckmäßiger Weise oder in wenig wirksamen Kombinationen bzw. Dosierungen eingenommen hatten.

Die Gründe für die vielfach unbefriedigend durchgeführte Schmerztherapie sind in der diesbezüglich in Studium und Klinik vernachlässigten Ausbildung sowie dem zumeist untauglichen Versuch zu sehen, Erfahrungen mit der Therapie akuter Schmerzzustände auf die Behandlung tumorbedingter, also chronischer Schmerzen zu übertragen. Da jedoch grundsätzliche Unterschiede in der Therapie akuter bzw. chronischer Schmerzen bestehen (Tabelle 2), bleiben diese Behandlungsansätze wenig erfolgreich.

Tabelle 2: Unterschiede in der Analgetikatherapie akuter und chronischer Schmerzen (nach [5])

	Schmerzen	
	akut	chronisch
Ziel	Schmerzlinderung	Schmerzverhinderung
rascher Wirkungseintritt	wichtig	selten erforderlich
Applikation	parenteral	oral
Sedierung	häufig erwünscht	überwiegend unerwünscht
Dosis	zumeist Standard	individuell
Gabe	bei Bedarf	nach Zeitplan
Zusatztherapie	selten erforderlich	häufig erforderlich

Zusätzlich wird die effiziente Analgesie durch die im Zusammenhang mit einer Schmerztherapie nicht gerechtfertigte Tabuisierung der zentral wirkenden Analgetika, insbesondere des Morphins, erschwert. Ärzte wie Patienten scheuen den Einsatz wirksamer Opiate aus Furcht vor psychischer oder physischer Abhängigkeit. Daß ein unzureichend analgetisch behandelter Patient in der Rolle eines Bittstellers um suffiziente Maßnahmen zur Schmerzlinderung und so in eine besondere Form der Abhängigkeit gerät, wird dabei gelegentlich übersehen.

Schmerzen werden empfunden, wenn gewebeschädigende Einflüsse die nahezu ubiquitären Nozizeptoren stimulieren. Dies kann durch thermische, mechanische oder chemische Reize geschehen (Übersicht bei [8]). Im Zusammenhang mit malignem Wachstum ist die in der Umgebung von Tumorgewebe ablaufende entzündliche Gewebereaktion mit Senkung des pH-Wertes, des Sauerstoffpartialdruckes und einer Anreicherung metabolischer Substanzen für die Freisetzung von Prostaglandinen verantwortlich, die eine Sensibilisierung der Nozizeptoren gegenüber den schmerzauslösend wirkenden Substanzen Bradykinin, Histamin und 5-Hydroxy-tryptamin herbeiführen. Über afferente A-delta- oder C-Fasern werden die Impulse dem Rückenmark bzw. Hirnstamm zugeleitet und u.a. an thalamische Kerne und das limbische System weitergegeben. Hier liegen die Angriffspunkte der zentral wirkenden Analgetika vom Morphintyp, die durch Besetzung der Opiatrezeptoren die Verabreichung und Weiterleitung nozizeptiver Informationen hemmen.

Das Prinzip der medikamentösen Analgesie beruht auf der Nutzung direkter und indirekter Möglichkeiten, Schmerzempfindung pharmakologisch zu beeinflussen:

1. Blockierung der über Phospholipide und Arachidonsäure ablaufenden Prostaglandinsynthese im peripheren Gewebe. Dies gelingt durch verschiedene Substanzen, die als peripher wirkende Analgetika bezeichnet werden, zeitweise jedoch auch zentrale analgetische Wirkung entfalten. Einige von ihnen wirken zusätzlich antiphlogistisch, antipyretisch bzw. spasmolytisch (Tabelle 3).

2. Blockierung der Schmerzempfindung im ZNS durch Analgetika vom Morphintyp, die ohne eigene intrinsische Aktivität Opiatrezeptoren besetzen.

3. Gabe von Neuroleptika, die über eine Distanzierung der Schmerzempfindung zu einer Anhebung der Schmerzschwelle führen und damit indirekt analgetisch wirken.

Tabelle 3: Wirkungsspektrum der wichtigsten, überwiegend peripher angreifenden Analgetika

	Meta-mizol	Azetylsalizylsäure	Paracetamol	NSAID
analgetisch	+	+	+	+
antiphlogistisch	+	+	-	+
antipyretisch	+	+	+	-
spasmolytisch	+	-	-	-

Für die abgestufte medikamentöse Therapie (Übersichten bei [1,3]) tumorbedingter Schmerzen hat sich in der Schmerzambulanz folgendes Vorgehen bewährt (Abb. 1):

Wir beginnen die Therapie mit einem der peripher wirkenden Analgetika (Tabelle 3) - wegen der geringen Nebenwirkungen mit Paracetamol, nur in Ausnahmefällen mit Azetylsalizylsäure oder Metamizol - in einer Dosierung von 500 mg alle 4-6 h. Dies entspricht einer Tagesdosis von 2000-3000 mg und läßt die Möglichkeit offen, vor dem Einschlafen - unabhängig von der letzten Gabe - zusätzlich 500 mg einzunehmen. Ist die

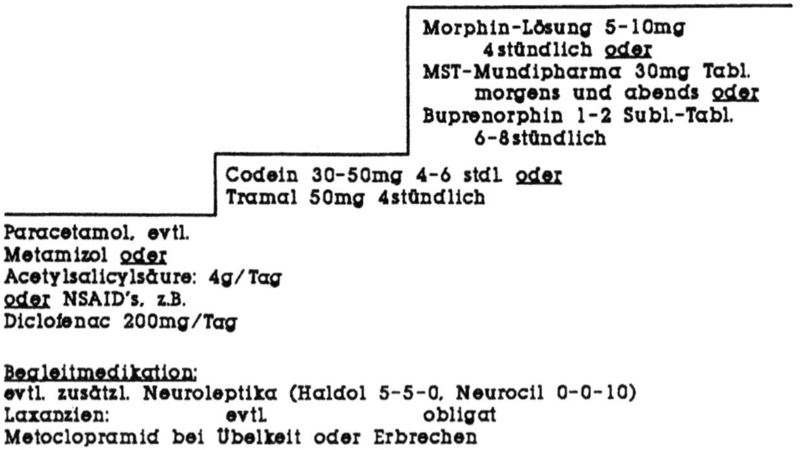

```
                                    ┌─────────────────────────────────────┐
                                    │ Morphin-Lösung 5-10mg               │
                                    │   4stündlich oder                   │
                                    │ MST-Mundipharma 30mg Tabl.          │
                                    │   morgens und abends oder           │
                                    │ Buprenorphin 1-2 Subl.-Tabl.        │
                                    │   6-8stündlich                      │
                    ┌───────────────┴─────────────────────────────────────┤
                    │ Codein 30-50mg 4-6 stdl. oder                       │
                    │ Tramal 50mg 4stündlich                              │
┌───────────────────┴─────────────────────────────────────────────────────┤
│ Paracetamol, evtl.                                                      │
│ Metamizol oder                                                          │
│ Acetylsalicylsäure: 4g/Tag                                              │
│ oder NSAID's, z.B.                                                      │
│ Diclofenac 200mg/Tag                                                    │
└─────────────────────────────────────────────────────────────────────────┘
```

Begleitmedikation:
evtl. zusätzl. Neuroleptika (Haldol 5-5-0, Neurocil 0-0-10)
Laxanzien: evtl.   obligat
Metoclopramid bei Übelkeit oder Erbrechen

Abb. 1: Stufenplan der medikamentösen Analgesie bei tumorbedingten Schmerzen (Onkologische Schmerzambulanz Düsseldorf)

Analgesie unbefriedigend, so hat sich - insbesondere bei ossärer Metastasierung - das Umsetzen auf nichtsteroidale antiinflammatorische Substanzen (z.B. Diclofenac) bewährt. Die Dosierung liegt hier bei 50 mg alle 8-12 h. Diese Substanzen sollen jedoch wegen der nicht unerheblichen Beeinflussung des Knochenmarks nur unter engmaschigen Blutbildkontrollen und Beachtung möglicher gastrointestinaler Nebenwirkungen gegeben werden.

Bei weiterbestehenden Schmerzen ergänzen wir das peripher wirksame Analgetikum durch eine zentral angreifende Substanz, überwiegend zunächst Kodein 30-50 mg alle 4-6 h. Die Schmerzlinderung durch das zusätzlich gegebene Kodein hat sich bei schweren Schmerzzuständen jedoch häufig als nicht ausreichend erwiesen, weswegen wir diese Substanz bei Patienten mit einer langen Schmerzanamnese kaum mehr einsetzen.

Zusätzlich werden spätestens in diesem Stadium -häufig auch schon früher- Neuroleptika gegeben, die durch Anheben der Schmerzschwelle dosisreduzierend wirken. Morgens und mittags empfiehlt sich die Gabe des wenig sedierenden Haldol (5-8 Tropfen), zur Nacht das eher schlafanstoßende Neurocil (10-20 Tropfen).

Ist auch mit dieser Medikation keine befriedigende Analgesie zu erreichen, so sollte bei Patienten mit schlechter Prognose mit dem Einsatz potenter zentral angreifender Analgetika wie Buprenorphin oder Morphin nicht gezögert werden. Buprenorphin wird in einer Anfangsdosis von 1-2 Sublingualtabletten alle 6-8 h gegeben. Morphin geben wir im stationären Bereich bis zur Ermittlung der zur Schmerzfreiheit erforderlichen Dosis als Lösung (1 Tropfen = 1 mg), beginnend mit 5-10 mg alle 4 h. Dann erfolgt die Umstellung auf Morphin-Sulfat-Tabletten (MST-Mundipharma), die aufgrund ihrer besonderen galenischen Zubereitung das Morphin über einen Zeitraum von 12 h kontinuierlich freisetzen. Dies ist für den Patienten weniger belästigend als der bei Einnahme von Morphintropfen notwendige Applikationsrhythmus von 4 h, der zwangsläufig zu einer Unterbrechung der Nachtruhe führt. Ambulanten Patienten geben wir Morphin-Sulfat-Tabletten (MST-Mundipharma) in einer Anfangsdosis von 2 mal 1 Tabl. MST 30. Einige unserer Patienten benötigten über längere Zeiträume Morphindosierungen von mehr als 1500 mg/Tag. Trotz dieser hohen Dosen waren sie in ihrer Kommunikationsfähigkeit unbeeinträchtigt. Die Nebenwirkungen der Opiate sind in Abbildung 2 dargestellt. Sie sind mit Ausnahme der Obstipation flüchtig und werden von den Patientinnen besser toleriert, wenn sie gut darauf vorbereitet sind. Bei starker Übelkeit hat sich eine vorübergehende Dosisreduktion des Opiats bewährt.

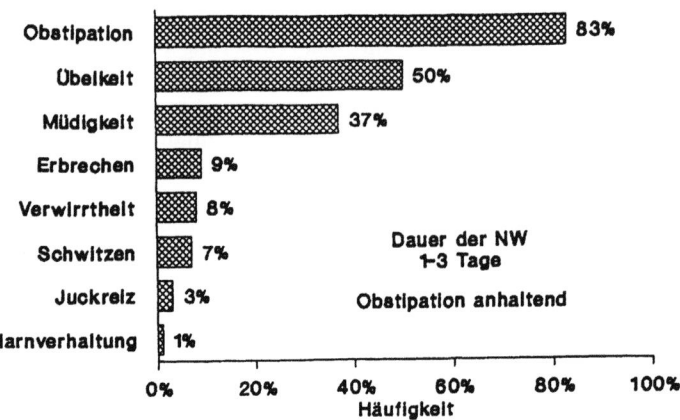

Abb. 2: Nebenwirkungen unter oraler Morphintherapie (n=92)

Läßt sich die Schmerzentstehung im Ausbreitungsgebiet einzelner Nervenplexus, -wurzeln oder peripherer Nerven lokalisieren, so besteht die Möglichkeit der neurochirurgischen oder medikamentösen Nervenblockade. Die Vor- und Nachteile dieser Verfahren in Abwägung gegenüber der medikamentösen Analgesie müssen im Einzelfall sehr sorgfältig abgewogen werden. Sie kommen im Bereich der Therapie tumorbedingter Schmerzen selten in mehr als 10% der Fälle zum Einsatz und werden daher nur tabellarisch aufgeführt (Tabellen 4 und 5).

Die Bedeutung der Akupunktur in der Therapie tumorbedingter Schmerzen ist derzeit, auch wenn sich hoffnungsvolle Ansätze ergeben haben [7], (Übersicht bei [4]), noch nicht definiert.

Die Erfahrungen in der ambulanten Versorgung von Patientinnen mit tumorbedingten Schmerzen haben gezeigt, daß die für den Therapieerfolg wesentlichen Hinweise zur Einnahme der Medikation selten in der ersten Konsultation erfaßt und befolgt werden. Dies führt häufig zu einer ineffektiven Analgesie mit der Folge, daß die Patientin sich aus Enttäuschung über die ausbleibende Schmerzlinderung in der Meinung zurückzieht, ihr könne nicht geholfen werden. Die Ursachen für die begrenzte Aufnahmefähigkeit sind teils in der durch Angst und Befürchtungen geprägten Haltung der Patientin, teils in der Medikation zu suchen, unter der viele Frauen stehen, wenn sie die Schmerzambulanz aufsuchen. Wir ermutigen

Tabelle 4: Neuroablative, neurostimulierende und neuropharmakologische Verfahren zur Ausschaltung tumorbedingter Schmerzen (nach [1])

Lokalisation	Vorgehen		
	neuroablativ	neurostimulierend	pharmakologisch
peripherer Nerv	Durchtrennung	transkutane und perkutane Stimulation	Lokalanästhetikum
Nervenwurzel	Rhizotomie		Lokalanästhetikum
Rückenmark	hohe perkutane oder offene Chordotomie	Hinterstrangstimulation	epidurale bzw. intrathekale Lokalanästhetika bzw. Opiate

Tabelle 5: Anästhesiologische Möglichkeiten der Schmerzausschaltung [1]

Verfahren	Indikation
Nervenblockade	
peripher	umschriebener Schmerz im Bereich eines oder mehrerer Dermatome am am Körperstamm
epidural	unilateraler lumbaler oder sakraler Schmerz, perinealer Schmerz, bilateraler lumbosakraler Schmerz
intrathekal	perinealer Schmerz, bilateraler lumbosakraler Schmerz
Autonomes Nervensystem	
Ganglion-stellatum	Schmerzen im Arm reflektorische sympathische Dystrophie
Plexus coeliacus	viszerale Schmerzen im Mittelbauch

die Patientinnen daher, zur Konsultation ihren Ehemann oder eine Bezugsperson mitzubringen, die ihr auch zuhause beisteht. Zusätzlich geben wir den Patientinnen ein Informationsblatt mit, das in 6 Absätzen die Voraussetzungen für eine befriedigende Analgesie erläutert. Es enthält Hinweise auf die Notwendigkeit der regelmäßigen Einnahme der Medikation nach einem mitgegebenen Zeitplan, auf die Begleitmedikation, sowie die Dokumentation der Medikamenteneinnahme und deren Wirksamkeit. Weiterhin enthält das Informationsblatt die Telefonnummer der Schmerzambulanz, über die tagsüber jederzeit ein Rückruf eines Arztes erbeten werden kann sowie die Bitte, den Behandlungsplan dem Hausarzt vorzulegen.

Hinsichtlich der Stellung der Schmerztherapie im gesamten Behandlungsplan haben wir den Eindruck, daß zahlreiche Frauen in der Erkenntnis ihrer Unheilbarkeit weitergehenden onkologischen Therapieformen zurückhaltender gegenüberstehen, wenn sie eine effiziente Schmerzlinderung erfahren haben. Dadurch kann für viele Patientinnen die Suche nach immer neuen Therapieformen mit zunehmend schlechtem Nutzen / Nebenwirkungs-Verhältnis vermieden werden, deren Motiv häufiger die Hoffnung auf Schmerzfreiheit als das Verlangen nach Lebensverlängerung ist.

Literatur

1. Foley K. (1985): The treatment of cancer pain. N Engl J Med 313: 84-95.
2. Foley K.M. (1979): The management of pain of malignant origin. In: Tyler H.R., Dawson D.M. Current neurology. Boston: Houghton Mifflin Boston, pp 279-302.
3. Levy M.H. (1985): Pain management in advanced cancer. Semin Oncol 12, 394-410.
4. Richardson P.H. (1986): Chronic pain. Pain 24: 15-40.
5. Twycross R.G. (1978): Relief of pain. In: Saunders C.M. (ed): The management of terminal disease. London, p 65.
6. Twycross R.G., Lack S.A. (1983): Symptom control in far advanced cancer pain relief. Pitman, London
7. Wen H.L. (1977): Cancer pain treated with akupuncture and electric stimulation. Mod Med Asia 13: 12-16.
8. Zimmermann M. (1986): Mechanismen der Schmerzentstehung und der Schmerzbehandlung. Internist 27: 405-411

Neue Möglichkeiten der medikamentösen Antiemesistherapie

W. Eiermann, M. Untch und C. Steinborn

Einleitung

Ein zentrales Problem der heutigen Chemotherapie ist das Auftreten von Übelkeit und Erbrechen als Nebenwirkung vieler Zytostatika. Zu den stärksten emetogen wirkenden Chemotherapeutika gehört Cisplatin, wobei bei höheren Dosierungen nahezu alle Patienten erbrechen bzw. unter Übelkeit leiden [2].

Heute wird in den meisten Fällen eine Kombination verschiedener antiemetisch wirksamer Medikamente zur Therapie der zytostatikainduzierten Übelkeit bzw. Emesis eingesetzt. Ein wesentlicher Fortschritt in der Antiemesistherapie konnte durch die Verwendung von hochdosiertem Metoclopramid mit Dosierungen von 10 mg/kg Körpergewicht (nach [1]) erreicht werden. Als eine der Standardtherapien gilt heute die Kombination von hochdosiertem Metoclopramid und Dexamethason. Weitere häufig verwendete Substanzen sind Alizaprid, Chlorpromazin, Sedativa und andere. Ein wesentlicher Nachteil der hochdosierten Metoclopramidtherapie ist das Auftreten von extrapyramidalen Symptomen aufgrund der antidopaminergen Wirkung der Substanz. Die antiemetische Wirkung von hochdosiertem Metoclopramid wird auf die Blockierung von 5-HT$_3$-Rezeptoren zurückgeführt [4]. Aufgrund dieser Befunde wurden in den letzten Jahren selektive an den 5-HT$_3$-Rezeptoren wirksame Antagonisten entwickelt, die im Gegensatz zu Metoclopramid keine antidopaminergen Eigenschaften zeigen und damit frei von extrapyramidalen Symptomen sind.

Granisetron, einer dieser neuen 5-HT-Antagonisten, wird derzeit im Rahmen von internationalen klinischen Prüfungen untersucht. Hier sollen die Ergebnisse der 14 deutschen Zentren dargestellt werden, die an einer Vergleichsstudie von Granisetron versus der Standardtherapie von hochdosiertem Metoclopramid plus Dexamethason teilgenommen haben.

Studiendesign

Die klinische Prüfung wurde als randomisierte Single-blind-Studie mit parallelem Gruppenvergleich durchgeführt.

Die Patienten mit malignen Erkrankungen mußten Cisplatin in einer Dosierung von 50 mg/m² KOF oder mehr an einem Tag erhalten. Begleitende zytostatische Therapie war am Tage der Cisplatin-Gabe (Tag 1) möglich. An den folgenden Tagen (Tag 2-7) durften nur weniger stark emetogen wirkende Zytostatika (z.B. 5-Fluorouracil, Bleomycin) gegeben werden. Alle Patienten erhielten ihren ersten Chemotherapiezyklus.

Die antiemetische Therapie bestand in der Granisetron-Gruppe aus einer einmaligen intravenösen Kurzinfusion dieser Substanz über 5 Minuten. Die Dosierung von 40 µg/kg KG wurde in einem Volumen von 20 ml infundiert. Die Infusion sollte 5 min vor Beginn der Cisplatin-Therapie abgeschlossen sein.

In den ersten 24 h konnten zwei weitere Granisetron-Infusionen nach dem angegebenen Schema bei Auftreten von Übelkeit oder Erbrechen gegeben werden. Eine Gesamtdosis von 120 µg/kg KG durfte nicht überschritten werden.

Die Vergleichsgruppe erhielt zunächst eine einmalige intravenöse Infusion über 30 min von 10 mg Dexamethason 65 min vor Beginn der Cisplatin-Therapie. Anschließend erfolgte eine 30minütige Infusion von Metoclo-

Tabelle 1: Wirksamkeitsbeurteilung*

Complete responder (CR)	Kein Erbrechen und keine oder nur geringe Übelkeit über 24 h
Major responder (MR)	1maliges Erbrechen oder bei nichtvorhandenem Erbrechen mäßige bis schwere Übelkeit über 24 h
Minor responder (mR)	2-4maliges Erbrechen über 24 h unabhängig vom Schweregrad der Übelkeit
Failure (F)	Mehr als 4maliges Erbrechen in 24 h unabhängig vom Schweregrad der Übelkeit

* In Zweifelsfällen wurden Patienten in die schlechtere der beiden möglichen Kategorien eingestuft

pramid in einer Dosierung von 3 mg/kg KG (loading dose). Zum Zeitpunkt der Cisplatin-Gabe erfolgte eine Erhaltungsdosis von 4 mg/kg KG als 8stündige Infusion. An den folgenden 6 Tagen konnten die Patienten eine Antiemesistherapie erhalten.

Die Erfassung der antiemetischen Wirksamkeit der Substanzen erfolgte durch Bewertung der Wirkung seitens des Arztes sowie durch Befragung der Patienten nach Übelkeit und Erbrechen alle 6 h am Tag 1. Die Patienten sollten das Symptom Übelkeit nach einer 4-Punkte-Skala (keine, geringe, mäßige, schwere Übelkeit) einstufen.

Zur Beurteilung der "delayed emesis" an den Tagen 2-7 erhielten die Patienten ein Tagebuch. Die Bewertung erfolgte nach obigem Schema.

Zusätzlich wurden patientenspezifische Daten erfaßt, ebenso das Patienten- und Arzturteil, das Allgemeinbefinden, Labordaten und aufgetretene Nebenwirkungen.

Ergebnisse und Diskussion

54 Patienten wurden randomisiert, davon wurden 43 Patienten ausgewertet. Die anderen 11 Patienten konnten nicht eingeschlossen werden, da Ein- und Ausschlußkriterien nicht eingehalten wurden (z.B. Cisplatin-Dosis < 50 mg/m² KOF) bzw. die Daten nicht auswertbar waren.

Die beiden Behandlungsgruppen waren hinsichtlich der Patienten-Charakteristika vergleichbar (Tabelle 2); dieses trifft insbesondere für die gegebene Cisplatin-Dosis zu.

Die antiemetische Wirksamkeit zeigt Tabelle 3. 87% (20/23 Patienten) der Granisetrongruppe zeigten ein gutes bis sehr gutes Ansprechen auf die antiemetische Therapie. Diese Patienten erbrachen nicht oder höchstens einmal und/oder wiesen geringe bis starke Übelkeit in den ersten 24 h auf. Mit 60% (12/20 Patienten) lag dieser Anteil in der Vergleichsgruppe mit Metoclopramid plus Dexamethason deutlich niedriger ($p < 0{,}05$).

Von besonderer Bedeutung ist die geringe Anzahl an Therapieversagern (1/23) in der Granisetron-Gruppe. Sie ist damit erheblich geringer als in der Vergleichsgruppe (7/20) ($p < 0{,}01$). Dieses ist für die Praxis von großer Wichtigkeit, da Patienten mit starker Übelkeit und Emesis ihre Therapie häufiger vorzeitig abbrechen und ein Erfolg der Chemotherapie nicht mehr

Tabelle 2: Patienten-Charakteristika

	Granisetron n=23	Metoclopramid/ Dexamethason n=20
Alter (median)	58	58
Geschlecht		
Männer	13	9
Frauen	10	11
Tumorlokalität		
Ovar	9	7
HNO	7	6
Blase	4	2
Lunge	2	3
Hoden	0	1
Magen	0	1
Melanom	0	1
Cisplatin-Dosis in mg/m^2 (median)	81	81
begleitende Chemotherapie		
keine	7	4
Cyclophosphamid	7	6
5-Fluorouracil	3	2
Vindesin	0	2
Adriamycin + Vinblastin	1	2
Ifosfamid	1	1
Etoposid	2	1
Adriamycin	0	1
Vinblastin + 4-Epiadriamycin + Metotrexat	2	1

Tabelle 3: Beurteilung der antiemetischen Wirksamkeit

	Granisetron n (%)	Metoclopramid/ Dexamethason n (%)
Complete responder (CR)	17 (74)	11 (55)
Major responder (MR)	3 (13)	1 (5)
Minor responder (mR)	2 (9)	1 (5)
Failure (F)	1 (4)	7 (35)

gewährleistet ist. Ferner bedeutet eine Senkung der Therapieversager-Rate eine Verringerung der Patientenzahl mit antizipatorischer Emesis. Diese Form der Emesis ist im Vergleich zur Therapie nicht vorbelasteter Patienten weitaus schwieriger zu behandeln [3].

Das gute Abschneiden von Granisetron wird durch das Patienten- und Arzturteil (Tabelle 4 und 5) bestätigt.

Tabelle 4: Arzturteil

	Granisetron n=23	Metoclopramid/ Dexamethason n=20
sehr gut	15	7
gut	7	4
durchschnittlich	-	7
schlecht	1	2
sehr schlecht	-	-

Tabelle 5: Patientenurteil

	Granisetron n=23	Metoclopramid/ Dexamethason n=20
sehr gut	10	7
gut	9	4
durchschnittlich	3	5
schlecht	-	4
sehr schlecht	1	-

19/23 Patienten (83%) beurteilen die Therapie mit "gut" bis "sehr gut". In der Vergleichsgruppe kamen nur 11/20 Patienten zu diesem Ergebnis (p < 0,05). Bei der Beurteilung muß zudem berücksichtigt werden, daß alle Patienten ihren ersten Chemotherapiezyklus erhielten und somit keine Vergleichsmöglichkeit der Wirksamkeit einer antiemetischen Therapie hatten. Aus diesem Grunde stufte beispielsweise ein Patient den antiemetischen Erfolg als durchschnittlich ein, obwohl er nicht erbrochen und nur zeitweise geringe Übelkeit hatte.

Das Arzturteil zeigt ebenfalls die Überlegenheit von Granisetron mit einer Einstufung von 22/23 Patienten in der Gruppe guter bis sehr guter Therapieerfolg. In der Vergleichsgruppe wurden hingegen nur 11/20 Patienten in diese Kategorie eingestuft ($p < 0,01$). Allerdings muß dabei berücksichtigt werden, daß es sich um eine Single-blind-Studie handelte.

Die sehr gute Beurteilung von Granisetron spiegelt sich auch darin wider, daß viele Patienten diese Substanz auch in weiteren Chemotherapiezyklen erhalten wollten bzw. ohne Granisetron-Gabe eine weitere Chemotherapie ablehnten. Diese Patienten konnten aufgrund eines dafür angelegten Prüfprotokolls Granisetron für weitere Chemotherapiezyklen erhalten.

Eine zweite Gabe Granisetron erhielten insgesamt 6 Patienten (ein Patient wurde als Therapieversager eingestuft). Eine dritte Gabe von Granisetron bei den anderen 5 Patienten war nicht erforderlich. In der Vergleichsgruppe erhielt ein Patient eine weitere Metoclopramid-Gabe. Dieses zeigt, daß in den meisten Fällen eine einmalige prophylaktische Gabe von Granisetron für 24 h eine gute antiemetische Therapie darstellt.

Die "delayed emesis" konnte durch die eintägige Medikation in beiden Gruppen nicht wesentlich beeinflußt werden. In beiden Gruppen konnten nur ca. 50% als major und complete responder eingestuft werden. Eine Therapie der "delayed emesis" mit einer oralen Formulierung von Granisetron sollte daher nützlich sein. Zur Zeit werden mit der oralen Formulierung klinische Prüfungen durchgeführt.

Hinsichtlich des Auftretens von Nebenwirkungen unterscheiden sich die beiden Therapiegruppen nur wenig. Bei zwei Patienten der Granisetron-Gruppe kam es zu Flatulenz, wobei ein Patient zusätzlich über Kopfschmerz klagte. Hierbei ist von großer Bedeutung, daß unter Granisetron keine extrapyramidalen Symptome beobachtet wurden. Dieses deckt sich mit dem Ergebnis der internationalen Studien [5].

Bei zwei Patienten der Metoclopramid-Gruppe traten insgesamt drei Nebenwirkungen auf. Die Symptome bestanden in Diarrhoe, Dyskinesie und Flush im Zusammenhang mit einer Dyspnoe.

Laborveränderungen waren gering und in beiden Gruppen vergleichbar. Die ausgewiesenen Veränderungen, insbesondere Leukopenien, Thrombozytopenien und der Kreatininwert dürften bei der Chemotherapie vergleichbar sein. Die Transaminasen-Anstiege in beiden Gruppen können substanzbezogen sein.

Zusammenfassend belegen diese Ergebnisse die sehr gute Wirksamkeit des neuen 5-HT-Antagonisten Granisetron in der Behandlung der cisplatininduzierten Emesis und Übelkeit.

Granisetron ist gleichwertig oder möglicherweise überlegen gegenüber der bisherigen Standardtherapie mit hochdosiertem Metoclopramid und Dexamethason. Die geringe Anzahl an Nebenwirkungen und die einfache Gabe von Granisetron sind weitere günstige Eigenschaften der Substanz.

In einer weiteren Studie mit der Vergleichstherapie Chlorpromazin plus Dexamethason konnten die guten Ergebnisse für Granisetron bestätigt werden [5].

Literatur

1. Gralla R.J. et al. (1981): Anti-emetic efficacy of high dose metoclopramide: randomized trials with placebo and prochlorperazine in patients with chemotherapy-induced nausea and vomiting. N Engl J Med, 305: 905-909
2. Hoff von D.D. et al. (1979): Toxic effects of cis-dichlorodiammineplatinum (II) in man. Cancer Treat. Rep 63: 1527-1531.
3. Jacobsen P.B., Redd W.H. (1988): The development and management of chemotherapy-related anticipatory nausea and vomiting. Cancer Invest. 6 (3): 329-336.
4. Miner W.D., Sanger G.J. (1986): Inhibition of cisplatin-induced vomiting by selective 5-hydroxytryptamine M-receptor antagonism. Br J Pharmacol 88: 497-499
5. The treatment of cytostatic drug-induced emesis (1989): Abstract book, Beecham satellite symposium as part od ECCOS, London

Diagnostik und Therapie maligner Pleuraergüsse

H. Matthys

Einleitung

Rund 50% der heute beobachteten Pleuraergüsse sind maligner Natur. Beim Pleuramesotheliom gehen rezidivierende Pleuraergüsse "unbekannter Ätiologie" dem klinisch diagnostizierbaren nichtmetastasierenden Tumor oft voraus. Pleuraergüsse können insbesondere dann, wenn sie beidseitig oder einseitig mit Mediastinalverdrängung einhergehen, einen akuten respiratorischen Notfall darstellen. In diesen Fällen muß durch Entlastungspunktion dem Patienten die Dyspnoe genommen werden. Die Entlastungspunktion geschieht am besten durch Legen eines kleinlumigen Pleuradrains (Pleura-Can nach Matthys) mit Einwegrückschlagventil um das Auftreten von Pneumothoraces und die Verletzung der Lunge durch rezidivierende Nadelpunktionen zu verhindern. Auf einmal sollte man nicht mehr als 1 Liter Pleuraflüssigkeit ablassen. Die Pleuraflüssigkeit sollte auch spontan auslaufen und nicht forciert abgesaugt werden, um das Auftreten von Lungenödemen und homöostatisch bedingten Kreislaufsymptomen zu verhindern.

Pleuraergußdiagnostik

Wir unterscheiden makroskopisch seröse, sero-sanginöse, hämorrhagische und selten purulente oder sogar chylöse maligne Ergüsse.

Seröse Ergüsse (Transsudate) zeichnen sich durch einen Eiweißgehalt von weniger als 3 g pro 100 ml aus und einem Erguß-Serum-Protein-Quotienten von unter 0,5. Die anderen oben erwähnten Ergüsse (Exsudate) zeigen darüberliegende Werte. Das gleiche gilt für den Laktatdehydrogenasegehalt, der für Transsudate unter 200 IE, für Exsudate darüber liegt.

Die Unterscheidung zwischen Transsudat und Exsudat ist aber für die Diagnose maligner oder benigner Pleuraergüsse nicht besonders ergiebig. Schon eher sind hämorrhagische Ergüsse heute vorwiegend maligner Natur, während purulente i. allg. für eine bakterielle Infektion sprechen; chylöse können durch Verletzung des Ductus thoracicus aber durch Tumorinvasion bedingt sein.

Pleurabiopsie

Jeder diagnostisch nicht geklärte Pleuraerguß muß nicht nur punktiert und analysiert werden, sondern gleichzeitig muß auch die Pleura parietalis mit der Cope- oder Abrams-Nadel biopsiert werden. Das Biopsat wird histologisch und der zugehörige Erguß zytologisch aufgearbeitet, bei V. a. Tb auch bakteriologisch. Nur 2% der Tb-Ergüsse sind mikroskopisch und kulturell positiv, hingegen ist die Pleurablindbiopsie in bis zu 70% positiv. Bei den malignen Pleuraergüssen bekommen wir mit der Pleurablindbiopsie ca. 50% richtig positive Befunde, diese Ausbeute kann durch gezielte Gewebsentnahme durch das Thorakoskop wesentlich erhöht werden.

Pleurazytologie

Eine Verbesserung der zytologischen Ergußdiagnostik hat sich in den letzten Jahren durch die Einführung der Immunzytologie unter Verwendung von tumorassoziierten Antikörpern ergeben. Beschränkte Rückschlüsse auf die Histologie und Primärlokalisation des Malignoms können aus der Markerkonstellation gezogen werden.

Durch die Antikörper (CEA) ist eine Unterscheidung zwischen Mesotheliom und Adenokarzinombefall der Pleura möglich. Histologisch sind diese Tumoren nicht immer eindeutig zu differenzieren. Hier hilft aber auch oft die Klinik weiter, da Mesotheliome im Gegensatz zu Adenokarzinomen nicht metastasieren.

Neoplastische Zellen lassen sich durch positive Reaktionen mit tumorassoziierten Antikörpern oder negativen Reaktionen mit Markern wie dem HLE-1, HLA und Beta-2 gut identifizieren und gegenüber benignen Ergußzellen wie Lymphozyten, Makrophagen und Mesothelzellen abgrenzen. Die Erhöhung der Hyaluronsäure über einen Wert von 0,8 mg/ml findet sich vorwiegend bei Mesotheliomen. Leider gehen aber über die Hälfte der malignen Mesotheliome ohne Hyaluronsäure-Erhöhung einher. Ähnliches gilt für die Messung des CEA, das bei Mesotheliomen selten erhöht gefunden wird. Diese Diagnostik kann durch Verwendung monoklonaler Antikörper erheblich verbessert werden, sie sind bei Adenokarzinomen vorwiegend positiv und bei Mesotheliomen praktisch stets negativ.

Die Immunzytologie mit der Peroxidase, Antiperoxidase-Objektträgermethode erlaubt die Lymphozytensubpopulationen näher zu charakterisieren. Maligne Ergüsse zeigen meist niedrige Lymphozytenwerte mit einem eher erhöhten CD4-, CD8-Quotienten. Die Ergüsse als Bestrahlungsfolge imponieren eher durch sehr hohe B- und niedrige T-Lymphozytenanteile mit einen erniedrigten CD4-, CD8-Quotienten.

Pleuraergußentstehung

Maligne Pleuraergüsse haben eine nicht einheitliche Ätiologie. Ob vorwiegend der Abfluß oder die Zufuhr von Pleuraflüssigkeit gestört ist, läßt sich meist ebensowenig klären, wie die Lokalisation (Abflußstörung am Hilus, in der Lunge bzw. in der Pleura visceralis). Erhöhte Gefäßpermeabilität, Obstruktion, Obliteration von Blut- und Lymphgefäßen durch Tumorzellen sind Möglichkeiten, welche in praxi selten geprüft werden.

Pleuraergußtherapie

1. Legen eines feinlumigen Pleurakatheters mit Einwegrückschlagventil zur Verhinderung von Sero-Pneumothoraces und aufsteigenden Infektionen. An das Rückschlagventil wird ein Beutel bei Sero-Pneumotharaces mit Öffnung nach außen angeschlossen, zur Ergußsammlung und Analyse. In unkomplizierten Fällen genügt dies um die Pleurahöhle vollkommen zu drainieren und durch den Drain eine lokale Entzündung mit partiellen Verwachsungen der Pleurablätter zu erreichen. Die meisten malignen Pleuraergüsse rezidivieren, so daß trotz der gegebenen Mobilität mit dem Pleuradrain eine zusätzliche Instillation verschiedener Substanzen angezeigt sein kann.

Als 2. Stufe verwenden wir Tetrazyklin- und Supramycin-Instillationen nach vorheriger Gabe von 1 Ampulle Temgesic i.m. (ca 30 min vor Instillation). 10 min vor der Instillation geben wir 2 Ampullen Scandicain über den 3-Weg-Hahn des Pleuradrains in die Pleura, um auch eine lokale Schmerzstillung zu erreichen. Anschließend geben wir 1 Ampulle Supramycin oder Vibramycin in 50 ml Aqua dest. über den 3-Weg-Hahn in die Pleura. Der Patient wird dann aufgefordert durch entsprechende Umlagerung eine möglichst homogene Verteilung der instillierten Flüssigkeit zu erreichen. Dadurch entsteht eine Entzündung, die nicht nur auf den pH-Wert zurückzuführen, sondern sicher auch medikamentenspezifisch ist. Salzsäure, Talkum und andere Substanzen (Quinacrin) sind ebenfalls durch Katheter in den Pleuraraum gegeben worden. Diese Substanzen sind i. allg. auf medizinischen Allgemeinstationen nicht verfügbar. Aufgrund der Angaben in der Literatur haben sie keine wesentlichen Vorteile gegenüber der einfachen Tetrazyklininstillation. Gleiches gilt von der Instillation radioaktiver Substanzen, welche eine anschließende Isolation des Patienten bedingt und daher sicher komplizierter zu handhaben ist bei nicht bewiesenem besseren therapeutischen Erfolg. Fibrinkleberinstillationen sind ein neuer Weg, allerdings auch aufwendiger in der Handhabung.

3. Sind diese Anwendungen nicht von Erfolg gekrönt, dann geben wir ein Zytostatikum, je nachdem ob wir gleichzeitig eine systemische Wirkung haben wollen, ein resorbierbares und wenn wir dies nicht wollen, ein nichtresorbierbares Zytostatikum. Hier erfreuen sich N-Lost (10–40 mg), 5-Fluorouracil (2–3 g), Thiotepa (30–45 mg), Epirubicin, Doxorubicin (30–40 mg), Mitoxantron (30–650 mg), Methotrexat und Bleomycin (15–240 mg) wechselnder Beliebtheit. Diese Substanzen sollten nur gegeben werden, wenn eine systemische Chemotherapie, deren Effektivität am Marker Pleuraergußmengenmessungen objektiviert werden kann, nicht oder nicht mehr in Frage kommt.

Zusammenfassung

Im Vordergrund der Diagnostik bei Pleuraergüssen steht die Erfassung primärer (Mesotheliom) und sekundärer Tumoren (Malignommetastasen). Zahlenmäßig stehen die Absiedlungen des Mamma- und Bronchialkarzinoms neben den Ovarialtumoren und dem Mesotheliom im Vordergrund. Demgegenüber tritt der Pleurabefall durch maligne Lymphome und andere extrathorakale Tumoren (Pankreas, Kolon, Nieren etc.) in den Hintergrund. Durch das Einhalten einer 2-Stufendiagnostik mittels laborchemischer und zytologischer bzw. immunzytologischer Punktataufarbeitung inklusive Pleurabiopsie ohne und mit Thorakoskopie lassen sich ca. 90% aller Pleuraergüsse klären und einer gezielten Therapie zuführen. Die 1. Stufe beinhaltet die vollständige Drainage mittels eines feinen Pleuradrains (Pleura-Can nach Matthys). Die 2. Stufe besteht aus der Instillation verschiedener unspezifisch obliterierender Substanzen (Supramycin, Tetrazyklin, Fibrinkleber etc.). Die 3. Stufe besteht aus der lokalen

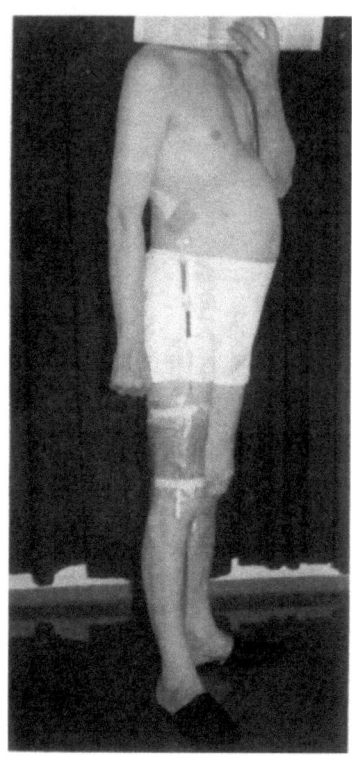

Abb. 1: Pleuracan nach Matthys mit Einwegrückschlagventil (Fa. Braun, Melsungen) und Ergußauffangbeutel am Oberschenkel fixiert um größtmögliche Mobilität des Patienten zu gerantieren (Heimbehandlung)

Anwendung teurerer Zytostatika, und die 4. Stufe beinhaltet die chirurgische Pleurektomie, welche bei metastatischem Pleurabefall allerdings selten zum Zuge kommt.

Literatur

1. Antosi V.B.: Pleurodesis, testing the waters. AM. Rev. Resp. Dis. 135 (1987), 775-776.
2. Chrétien I., Bignon I., Hirsch A.: The pleura in health and disease. Dekker, Basel (1986).
3. Gust R., Kleine P., Fabel H.: Fibrinkleber und Tetracyclinpleurodese bei rezidivierenden malignen Pleuraergüssen. Eine randomisierte Vergleichsuntersuchung. Med. Klin. 85 (1989), 18-23.

4. Hossfeld DK, Gotzenmeier U.: Maligne Ergüsse. Beiträge zur Onkologie, Karger, Basel (1988)
5. Matthys H.: Pneumologie, 2. Auflage, Springer, Berlin, Heidelberg, New York, Tokyo (1988), 449-470.
6. Musch E., Paar W.D., Hoffmann B. et al..: Intrapleurale Instillation von Mitoxantron zur Palliativ-Therapie maligner Pleuraergüsse. Tumor Diagn. Ther. 10 (1989).
7. Ostrowski M.I.: An assessment of the long term results controlling the reacummulation of malignant effusions using intracavity bleomycin, Cancer 57 (1986), 721-727.

Der maligne Aszites: Erfahrungen mit verschiedenen intraperitonealen medikamentösen Therapieformen

M. Kaufmann, H. Schmid, E.M. Grischke und G. Bastert

Einleitung

Der maligne Aszites stellt Patient und Therapeut vor große physische und psychische Probleme. Täglich notwendige Punktionen bis über mehrere Liter sind vor allem beim Ovarialkarzinom keine Seltenheit. Ein maligner Aszites findet sich im Vergleich zum Ovarialkarzinom weitaus weniger häufig bei Korpus-, Tuben- und Mammakarzinomen; am seltensten bei Plattenepithelkarzinomen, wie dem Zervixkarzinom. Die anatomisch bedingten Flüssigkeitsströme im Abdomen in Richtung Zwerchfell zeigt Abbildung 1. Im folgenden sollen, da bisher die meiste Erfahrung durch das gehäufte Auftreten von malignen Aszites beim Ovarialkarzinom existiert, unsere Ergebnisse bei diesem Malignom mit der direkt applizierten lokalen intraperitonealen Therapie berichtet werden.

Die Forderungen, welche an eine intraperitoneale medikamentöse Therapie zu stellen sind, zeigt Tabelle 1. Aufgrund einer langsamen peritonealen Clearance bei gleichzeitiger schneller systemischer Clearance sind eine hohe

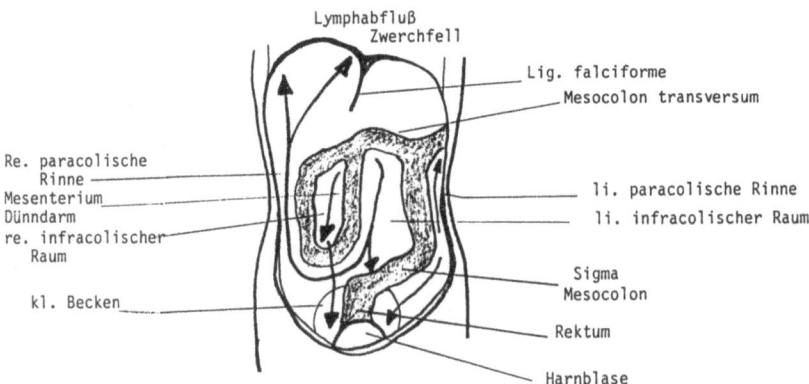

Abb. 1: Zirkulation der Peritonealflüssigkeit ("normale" anatomische Situation) [1]

Tabelle 1: Intraperitoneale Chemotherapie-Forderungen:

- langsame peritoneale Clearance
- schnelle systemische Clearance
- geringe lokale Toxizität
- große peritoneale und Gewebeeindringtiefe
- Dosis-Wirkungs-Beziehung

lokale Effektivität und gleichzeitig eine geringe systemische Toxizität zu erwarten [2,3,7,9]. Eine lokale intraperitoneale Therapie ist beim Ovarialkarzinom grundsätzlich günstig, da sich in der Peritonealhöhle zunächst die primäre Ausbreitung abspielt.

Tabelle 2 zeigt eine Aufstellung lokal applizierter Substanzen, aufgeschlüsselt nach Zytostatika und immunmodulatorischen Substanzen. Eine solche intraperitoneale medikamentöse Therapie muß neben einer lokalen Wirkung mit Reduktion von Eiweiß-Elektrolyt-Verlusten gleichzeitig zu einer Verringerung der Schmerzsymptomatik und damit auch zu einer Verringerung der psychisch insgesamt sehr belasteten Situation einer Patientin mit rezidivierender Aszitesbildung führen.

Tabelle 2: Mögliche Substanzen für lokoregionale Aszitestherapie

Zytostatika	Immuntherapie
Cisplatin/ Carboplatin	Corynebact. parv.
Doxo/ Epirubicin	Interferon
Mitomycin C	Interleukin-2
Mitoxantron	Tumornekrosefaktor
Methotrexat	Monoklonale AK
5-Fluorouracil	
Cyt-Arabin	
Mafosfamid	
Etoposid	

Zur Erfolgsbeurteilung einer intraperitonealen Chemotherapie sind allgemein als verwertbare Daten wichtig:

Rückgang des Aszites, kein Nachlaufen des Aszites, die Zeit bis zur erneuten Aszitesproduktion und schließlich die Beurteilung der Gesamtüberlebenszeit. Daneben spielen zur Beurteilung der Effektivität einer intraperitonealen Therapie folgende Faktoren eine zusätzliche Rolle:

Lokale und systemische Toxizität, Einfluß der Therapie auf den Elektrolyt-Eiweißverlust, Verringerung der Schmerzsymptomatik und Verbesserung der psychischen Gesamtsituation durch Therapieerfolg bezüglich der Aszitesbildung. An der Univ.-Frauenklinik Heidelberg wurden in Phase-I- und -II-Studien die intraperitoneale Applikation von Zytostatika (Mitoxantron) oder "biological response modifiern" (Tumornekrosefaktor) bei insgesamt 46 Patientinnen mit fortgeschrittenen und mehrfach vorbehandelten Ovarialkarzinomen mit rezidivierender Aszitesbildung behandelt.

Das methodische Vorgehen einer intraperitonealen medikamentösen Applikation bei rezidivierender Aszitesbildung mit entsprechenden NaCl-Spülungen ist in früheren Arbeiten ausführlich dargestellt [5].

Palliative intraperitoneale Chemotherapie mit Mitoxantron bei rezidivierender Aszitesbildung:

Für die intraperitoneale Therapie mit Mitoxantron sprechen verschiedene pharmakokinetische Daten [2], da eine große lokale Wirkung bei gleichzeitig

Tabelle 3: Palliative i.p. Mitoxantron-Chemotherapie bei rezidivierender Aszitesbildung

Dosiseskalation von Mitoxantron			
Pat. (n)	Applikation (mg)		
	1. Gabe	2. Gabe	3. Gabe
2	10	10	-
2	10	10	30
2	20	-	-
2	20	20	-
4	20	20	30
4	30	30	-
4	30	30	30
2	40	40	-
2	40	40	40
1	50	-	-
Gesamt			
25	25	22	12

geringer systemischer Toxizität zu erwarten ist. Bei insgesamt 25 Frauen führten wir eine Dosiseskalation zwischen 10 und 50 mg Mitoxantron Gesamtdosis durch (Tabelle 3).

Die damit erzielten Ergebnisse zeigt Tabelle 4. Hier ist eine Beurteilung vor und nach der 1.-3. Gabe Mitoxantron hinsichtlich der Dauer der Aszitesbildung, der durchschnittlichen Punktionen sowie der jeweiligen abpunktierten Aszitesmenge zusammen mit dem Gesamtüberleben dieser 25 Patientinnen ab Beginn dieser Therapie aufgelistet. Im Laufe der intraperitonealen Mitoxantron-Gabe verlängerte sich einerseits die Zeit bis zur nächsten erforderlichen Punktion, und andererseits verringerte sich die Anzahl der Punktionen und Aszitesmenge unter der Therapie deutlich. Die mediane Gesamtüberlebensdauer dieser Patientinnen betrug 16 Wochen (4-32). Beobachtete Nebenwirkungen bei insgesamt 59 Einzelapplikationen zeigt die Tabelle 5.

Tabelle 4: Palliative i.p. Mitoxantron-Chemotherapie (CHT) bei rezidivierender Aszitesbildung

	vor i.p.Gabe	nach Gabe 1.	2.	3.
Dauer (Wochen) Aszitesbildung bis Punktion	0,5-6	1-16	2-8	0-20
durchschnittlich	2	3	3,5	16
Anzahl der Punktionen	2-8	1-2	1-2	1-2
durchschnittlich	4	1,5	1,5	1,5
Aszitesmenge (Liter) pro Punktion	1,5-6	0,5-4	0,5-4	0,5-2,5
durchschnittlich	3,5	2,5	2	1,5

Gesamtüberleben (Wochen) nach 1. i.p. CHT median: 16 (4-32)

Man erkennt, daß diesbezüglich für die Substanz die limitierende Gesamt-Einzeldosis zwischen 20 und 40 mg liegt. Eine Chemoperitonitis trat bei allen 26 Applikationen mit einer 30-mg-Einzeldosis auf. Die Nebenwirkungen traten zwischen 48 h bei bis 20 mg Gesamtdosis und bis 120 h anhaltend bei bis 50 mg applizierter Einzeldosis auf. Übelkeit und

Tabelle 5: Nebenwirkungen unter der palliativen i.p. Mitoxantron-Chemotherapie (CHT) bei rezidivierender Aszitesbildung (Dosiseskalation von Mitoxantron)

Einzeldosis (mg)	10	20	30	40	50
n Applikationen*	8	14	26	10	1
Bakt. Peritonitis	-	-	-	-	-
Chemo-Peritonitis	1	10	26	10	1
Ileus/Subileus	0	0	2	2	0
Übelkeit/Erbrechen	1	3	16	12	2
Diarrhoe	0	1	6	4	1
Dauer der Nebenwirkungen	<48	<48	<96	<96	<120

* 1 Pat.: transkutane Fistel

Erbrechen waren weitaus weniger häufig zu beobachten im Vergleich zur systemischen Mitoxantron-Therapie. In einem Fall wurde eine transkutane Fistel beobachtet.

Zusammenfassend läßt sich feststellen, daß eine intraperitoneale Therapie mit Mitoxantron beim Ovarialkarzinom mit rezidivierender maligner Aszitesbildung mit einer Einzeldosis von 20-25 mg/m² KOF eine wirksame und gleichzeitig auch tolerable Dosis darstellt.

Palliative intraperitoneale Therapie mit Tumornekrosefaktor bei rezidivierender Aszitesbildung

Die Applikation von menschlichem rekombinierten Tumornekrosefaktor (rHuTNF) [4,8] zur Aszitesbehandlung maligner Tumoren stellt eine neue Applikationsmöglichkeit dar [6]. Diese Substanz kann seit 1984 gentechnisch hergestellt werden und besteht aus 157 Aminosäuren [4].

Tumornekrosefaktor wird von aktivierten Makrophagen/Monozyten nach Stimulation durch Lipopolysaccharide (=Endotoxin) gebildet, hat die Funktion als zytotoxisches Effektormolekül und dient damit als Immunregulator.

In einer Phase-I-Studie bei insgesamt 12 Patientinnen mit austherapiertem Ovarialkarzinom und rezidivierender Aszitesbildung sollten die maximal tolerable Dosis bei mehrfacher intraperitonealer Applikation mit Beurteilung der Nebenwirkungen, mögliche organspezifische Toxizitäten sowie das Timing der Applikationen untersucht werden. In einer Phase-II-Studie wurde bei 9 weiteren Patientinnen die Wirksamkeit von TNF untersucht. In der Phase-I-Studie wurden 27 Applikationen in einem Dosisbereich von 0,02-0,25 mg/m² TNF i.p. untersucht. In der Phase-II-Studie erfolgten 25 Applikationen in einem Dosisbereich von 0,08-0,14 mg/m² TNF i.p. (Tabelle 6).

Tabelle 6: rHuTNF i.p. Therapie bei 21 Patientinnen mit Ovarialkarzinom

Phase-I-Studie (n = 12 Pat.):						
mg/m² i.p.	0,02	0,04	0,08	0,14	0,20	0,25
Anzahl der Applikationen (27):	4	8	9	4	1	1
Phase-II-Studie (n = 9 Pat.):						
mg/m² i.p.	0,08	0,08	0,08	0,14	0,14	-
Anzahl der Applikationen (25):	9	8	4	2	2	-

Eine maximal tolerable Dosis (MTD) konnte in der Phase-I-Studie nicht bestimmt werden, da bereits nach maximal 3 Applikationen von TNF kein Aszites mehr nachweisbar war. Aus diesem Grund können Therapieergebnisse der Phase-I- und -II-Studie zusammengefaßt werden (Tabelle 7). Von den insgesamt 21 Patientinnen - medianes Alter 52 (27-86) - handelte es sich 19-mal um ein seröses und 2-mal um ein muzinöses Ovarialkarzinom. Insgesamt bei 17 Frauen wurde eine Cisplatin-haltige Polychemotherapie und bei 8 Frauen bereits eine intraperitoneale Chemotherapie vor Einsatz von Tumornekrosefaktor i.p. durchgeführt.

Die durchschnittliche Aszitesmenge pro Punktion betrug vor der intraperitonealen TNF-Gabe 4 l. Bei 18 Frauen konnte nach ein bis maximal drei TNF-Applikationen ein vollständiges und anhaltendes Verschwinden des Aszites beobachtet werden. Bei zwei der drei Patientinnen, welche als The-

Tabelle 7: Punktionshäufigkeit und gemessene Aszitesmenge vor und nach wiederholter intraperitonealer rHuTNF-Applikation (n= 21 Patientinnen)

	vor i.p.Gabe	nach Gabe 1.	2.	3.
Dauer der Aszitesbildung bis Punktion (Wochen) durchschnittlich	0,5-4 1,5	lt. Protokoll wöchentliche Gabe (s. Tabelle 6)		
Anzahl der Punktionen durchschnittlich	1-10 3			
Aszitesmenge pro Punktion (Liter) durchschnittlich	1,5-6 4,0	0-5 2,5	0-4 1,5	0-4* 1,0*

* Nach 3. Gabe rHuTNF: 3/21 Pat. Therapieversagen
Gesamtüberleben (Wochen) nach 1. i.p. TNF median 18+ (6-62)

rapieversager auffielen, handelte es sich um muzinöse Ovarialkarzinome. Das mediane Gesamtüberleben ab der TNF-Therapie betrug 18+ Wochen.

Die nach 2 bzw. 24 h beobachteten Nebenwirkungen von TNF sind in Tabelle 8 aufgelistet. Ein allgemeines Krankheitsgefühl sowie Müdigkeit unter der TNF-Applikation waren die am häufigsten registrierten und bis zu 24 h anhaltenden Nebenwirkungen. Übelkeit und Erbrechen sowie Fieber trat meist nur kurzfristig auf. Eine Chemoperitonitis wurde 7-mal nach 24 h beobachtet.

Durch prophylaktische Maßnahmen (Paracetamol, Indometacin) ließen sich Nebenwirkungen wie Schüttelfrost und Fieber deutlich reduzieren bzw. verhindern.

Zusammenfassend läßt sich für eine intraperitoneale Applikation von rHuTNF beim fortgeschrittenen Ovarialkarzinom mit rezidivierender Aszitesbildung feststellen:

1. Die maximal tolerable Dosis (MTD) für eine i.p. TNF-Applikation ist nicht bekannt

2. Eine i.p. TNF-Applikation konnte bei 18 von 21 Patientinnen nach maximal 3 Applikationen anhaltend eine erneute Aszitesbildung verhindern

Tabelle 8: Nebenwirkungen der rHuTNF - i.p. Therapie in der Phase I + II-Studien bei Ovarialkarzinomen (App. = Applikation)

	Std. nach rHuTNF-Verabreichung			
	2 Std. Grad	App.	24 Std. Grad	App.
Allg.Krankheitsgefühl	1	32	1	28
	2	10	-	3
Müdigkeit	1	26	1	35
	2	16	2	3
Übelkeit/Erbrechen	1	25	1	9
Schüttelfrost	1	7	-	-
	2	37	-	-
Fieber < 38 °C	-	18	-	-
> 38 °C	-	28	-	-
Entzündung der Bauchdecke	-	-	2	6
Chemoperitonitis	-	-	1	7

n = 52 Applikationen
Grad   0 = keine   1 = wenig
       2 = mäßig   3 = stark
       4 = lebensbedrohlich

3. 0,08-0,14 mg/m^2 TNF i.p. ist eine effektive und zu empfehlende Dosis

4. Die beobachteten Nebenwirkungen waren nicht dosisabhängig und mit supportiver Therapie gut beherrschbar

5. Da TNF i.p. bisher ohne Wirkung auf das Wachstum solider Tumoren war, wird z.Zt. in einer Pilotstudie die Kombination von TNF und Gamma-Interferon untersucht.

Die dargestellten intraperitonealen medikamentösen Therapien von maligner Aszitesbildung bei progredienten Ovarialkarzinomen stellen gute therapeutische Möglichkeiten bei dieser Form der Erkrankung dar. Allerdings lies sich mit Hilfe von TNF im Vergleich zu Zytostatika eine rasche und länger anhaltende Ascitesrückbildung erzielen. Langzeittherapie-Ergebnisse müssen allerdings noch abgewartet werden.

Desweiteren sind Vergleiche zwischen beispielsweise intraperitonealer Therapie und systemischer bzw. kombiniert intraperitonealer und systemischer Therapie erforderlich.

Insbesondere in Phase-III-Studien muß hier der Stellenwert von intraperitonealen Therapiemöglichkeiten noch geklärt werden.

Literatur

1. Averette H.E., Lovecchio J.L., Townsend P.A. et al.: Retroperitoneal lymphatic involvement by ovarial carinoma. In: Grundmann E., (ed). Cancer campaign Vol. 7: Carcinoma of the ovary. Fischer Stuttgart (1983), 101-106.
2. Ehninger G., Jaschonek K.: Pharmakokinetische Aspekte bei der Therapie maligner Ergüsse. Beitr.Onkol. 33 (1988), 26-30.
3. Howell S.B., Pfeifle C.E., Wung W.E. et al.: Intraperitoneal cisplatin with systemic thiosulfate protection. Ann.Int.Med. 97 (1982), 845-851.
4. Jones E.Y., Stuart D.J., Walker N.P.: Structure of tumor necrosis factor. Nature 338 (1989), 225-228.
5. Kaufmann M., Schmid H., Kubli F.: Intraperitoneale Mitoxantron-Applikation bei progredienten Ovarialkarzinom mit Aszitesbildung. In: Seeber S., Aigner K.R., Enghofer E. (Hrsg.). Die lokale Tumortherapie. De Gruyter, Berlin (1988), 61-70.
6. Kaufmann M., Schmid H., Raeth U., Kempini J., Schlick E., Bastert G.: Application of recombinant tumor necrosis factor (rHuTNF) as an effective intraperitoneal (i.p.) treatment of malignant ascites of ovarian cancer. Abstract. 2nd Meeting Int.Gynecol.Cancer Soc. Toronto (09.10.-13.10.1989)
7. Markman M.: Intraperitoneal antineoplastic agents for tumors principally confined to the peritoneal cavity. Cancer Treatm.Rev. 13 (1986), 219-242.
8. Männel D.N.: Tumor-Nekrose-Faktor: Geschichte, Struktur und Funktion. In: Kaufmann M., Jarasch E.D., Bastert G. (Hrsg.): Aktuelle Onkologie bd. 50. Zuckschwerdt S. (1988), 207-209.
9. Ozols R.: Intraperitoneal chemotherapy in mangement of ovarian cancer. Semin,Oncol. 12 (Suppl. 4) (1985), 75-80.

Die Bedeutung von Heparin für Lymphozelen und Lymphödem: Kausale und therapeutische Aspekte

A. E. Schindler

Einleitung

Heparin und neuerdings niedermolekulares Heparin werden in der gynäkoligischen Onkologie vielfach eingesetzt. Eine Auflistung der Indikationsbereiche ist in Tabelle 1 zusammengestellt.

Tabelle 1: Indikationsbereiche für die Heparinanwendung in der gynäkologischen Onkologie

- Prophylaxe
- Thrombose/Thrombophlebitis
- Embolie
- Postphlebitisches Syndrom
- Akutes Auftreten oder rasche Verschlechterung eines Lymphödems

Schwellungszustände im Bereich der oberen und unteren Extremitäten können durch venöse Ödeme, Lymphödeme oder an den unteren Extremitäten auch durch Lipödeme bedingt sein. Eine Unterscheidung ist durch differentialdiagnostische Abgrenzungen möglich [16].

Venöse Ödeme

Varikosis, Thrombose bzw. Thrombophlebitis vorhanden, teigige Konsistenz, Hautatrophie, Pigmentation. Rasches Verschwinden bei guten Kompressionsverband. Merklicher Unterschied bei stehendem und liegendem Patienten.

Lymphödeme

Keine Varikosis, derbere Schwellung bis zu sklerotischen Veränderungen, dicke Haut mit prominenten Haarfollikeln, geringere Ansprechbarkeit auf guten Kompressionsverband, kein merklicher Unterschied bei liegendem oder stehendem Patienten. Schwellung bei Lymphödem ist meist bedeutend stärker als bei venösen Ödemen mit kontinuierlicher Zunahme; es bestehen keine venösen Zirkulationsstörungen, Phlebographie zeigt normale tiefe Venen.

Lipödem

Keine eindrückbaren Dellen. Vermehrung des subkutanen Fettgewebes, vor allem an den Unterschenkeln. Meistens keine Varizen, keine Pigmentation, keine Verdickung der Füße, immer beidseitig, Umfangmaße an beiden Beinen gleich, auf Druck stark schmerzhaft, ausschließlich bei Frauen.

In den Tabellen 2 und 3 sind die organisch bedingten Schwellungen (Ödem/Lymphödem) der unteren und oberen Extremitäten aufgeführt. Nachfolgend sollen nun die möglichen Beziehungen zwischen Heparin und der Entstehung bzw. Therapie von Lymphozelen und Lymphödem besprochen werden.

Zur Lymphozelenbildung kann es in der gynäkologischen Onkologie nach Operationen in drei Bereichen kommen:
1. axillär,

Tabelle 2: Organisch bedingte Schwellungen (Ödem/Lymphödem) der unteren Extremitäten

---

A Beckenvenenthrombose bzw. Thrombose/Thrombophlebitis im Venenabflußbereich der Beine
B Störungen des Lymphabflusses oder Verschluß der Lymphbahnen:
   1. Große, gutartige Tumoren
   2. Bösartige Tumoren
   3. Metastasen, Rezidive
   4. Operationsfolge (z.B. Wertheim-Meigs, Vulvaradikaloperation)
   5. Bestrahlungsfolge
   6. Kombination

Tabelle 3: Organisch bedingte Schwellungen (Ödem/Lymphödem) der oberen Extremitäten

A Thrombose/Thrombophlebitis im Venenabflußsystem
B Störungen des Lymphabflusses oder Verschluß der Lymphbahnen:
  1. Operation (Mammakarzinom)
  2. Bestrahlung
  3. Metastasen, Rezidive
  4. Kombination

2. pelvin/paraaortal,
3. inguinal.

Dies ist klinisch schon lange bekannt [3,5]. In neuerer Zeit ist dabei auch auf die Bedeutung der prophylaktischen Antikoagulation bei der Lymphzystenentstehung hingewiesen worden [14]. Von urologischer Seite sind ähnliche Beobachtungen gemacht worden [9].

Die Lymphozelenbildung kann grundsätzlich als Folge einer Flüssigkeitimbalance gesehen werden. Der Zufluß der Lymphe muß größer als der Abfluß (Drainage und Resorption) sein. So treten Lymphozelen nach Lymphonodektomien in einer größeren Häufigkeit auf, wenn keine Wunddrainage gelegt worden ist [13]. Von zusätzlicher Bedeutung ist der Umstand, daß eine erhöhte Inzidenz von Lymphozelen bei Lymphknoten ohne Tumorbefall vorkommt. Dies läßt die Annahme zu, daß sich bei tumorbefallenen Lymphknoten schon vor der Operation Kollateralen zur Aufrechterhaltung des Lymphflusses gebildet haben.

Operativ unterbrochene Lymphbahnen haben eine von der Größe abhängige Fähigkeit zur Regeneration [2,15]. Kleinere Gefäße regenerieren in etwa 4 Tagen, größere benötigen hierfür 2-3 Wochen. Bei der Resektion lymphatischer Sammelgefäße dauert die Regeneration 5-7 Wochen. Hier ist die Integrität des Lymphabflusses von der Möglichkeit der Kollateralenbildung abhängig.

Zu beachten gilt es, daß im Gegensatz zu den Blutgefäßen die Lymphgefäße nach Verletzung keinen Spasmus aufweisen und bis zu 48 h offen bleiben [12]

Letztendlich wird der Lymphabfluß im Operationsgebiet durch die Gerinnungsfähigkeit der Lymphe und die Fähigkeiten in kleinen Lymphgefäßen Gerinnsel zu bilden beeinflußt. Letzteres ist morphologisch

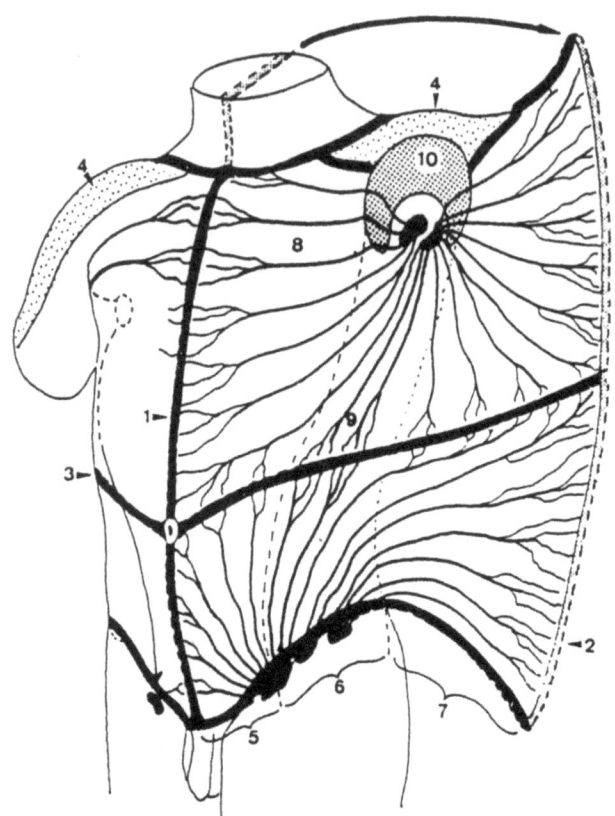

Abb. 1: Subkutane Lymphabflußbereiche (nach [11])

nachgewiesen worden [4]. Obwohl diese Gerinnungsvorgänge weitgehend unklar sind, wird eine Analogie zur Blutgerinnung angenommen [8]. Von klinischer Bedeutung ist der Umstand, daß für den subkutanen Abfluß eine anatomische Trennungslinie für die oberen gegenüber den unteren Körperpartien in Höhe des Nabels vorliegt [11]. Der klinische Nachweis für eine solche subkutane Lymphdrainagetrennung wurde durch prospektive, vergleichende Studien erbracht [8,10].

Bei ilioinguinaler und pelviner Lymphonodektomie war die Heparinkonzentration in der drainierten Lymphe hoch, wenn eine subkutane Anwendung des Heparins im Oberschenkel erfolgte. Dies war mit einem hohen

Lymphflüssigkeitsverlust verbunden. Erfolgte die subkutane Anwendung des Heparins im Oberarm, konnte kein Heparin in der Lymphe gefunden werden, und der Lymphflüssigkeitsverlust war wesentlich geringer.

Intravenöse Heparinbehandlung bis 20000 IE pro Tag ergab keine meßbare Heparinkonzentration in der Lymphflüssigkeit [8,10]. Daraus ist die Schlußfolgerung zu ziehen, daß bei allen Operationen mit Lymphonodektomie im Bereich der unteren Körperpartien (inguinal, pelvin und paraaortal) die subkutane Heparingabe im Oberarm erfolgen muß. Bei Operationen mit Lymphonodektomie im Bereich der oberen Körperpartien (z.b. Mastektomie mit axillärer Lymphonodektomie) hat die subkutane Heparingabe unterhalb des Nabels zu erfolgen.

Es gibt nur wenige Hinweise über den klinischen Einsatz von Heparin bei sekundärem Lymphödem [1,6,17]. Es steht jedoch außer Zweifel, daß bei akutem Auftreten oder rascher Verschlechterung eines Lymphödems mit venöser Abflußbehinderung bzw. Thrombophlebitis der unteren und oberen Extremitäten die intravenöse, kontinuierliche und hochdosierte Heparinbehandlung zur Anwendung kommen sollte (eigene unveröffentlichte Ergebnisse). Bei Kollumkarzinompatientinnen ist darüber schon vor längerer Zeit berichtet worden [7]. In diesen Situationen ist zu empfehlen, eine intravenöse Heparindauer-therapie mit 30000 bis 40000 IE pro Tag über 10-15 Tage durchzuführen und nachfolgend auf die subkutane Anwendung oder Umstellung auf Cumarine überzugehen.

Zusammenfassung

Lymphozelen bzw. Lymphfisteln sind bei axillärer, inguinaler, pelviner und paraaortaler Lymphonodektomie möglich. Sekundäre Lymphödeme der oberen und unteren Extremitäten können im direkten oder indirekten Zusammenhang mit Karzinomen stehen. Dies ist entweder Operationsfolge oder Bestrahlungsfolge. Besonders aber kann dies bei der Kombination beider Verfahren auftreten. Weiterhin können Tumormetastasen oder Tumorrezidive dazu führen.

Aufgrund anatomischer Studien ist bezüglich des subkutanen Lymphabflusses eine Trennungslinie etwa in Höhe des Nabels festzustellen. Damit ist bei Eingriffen im Thorax-/Armbereich (z.B. Mammakarzinom) die Thromboseprophylaxe mit Heparin subkutan, unterhalb des Nabels durchzuführen. Bei inguinaler, pelviner und paraaortaler Lymphonodektomie, ist die subkutane Anwendung aber oberhalb des Nabels, z.B. am

Oberarm, vorzunehmen. Die Beachtung dieser Grundsätze führt zu einer Reduzierung des Risikos einer Lymphozelen- oder Lymphfistelbildung und vermindert den postoperativen Lymphfluß.

Bei sekundären Lymphödemen der oberen und unteren Extremitäten im Zusammenhang mit einer venösen Abflußbehinderung bzw. Thrombophlebitis ist die Therapie der Wahl neben den sonstigen Maßnahmen eine kontinuierliche, hochdosierte Heparinbehandlung (intravenös 30000 bis 40000 IE Heparin/24 h). Die dazu vorliegenden Behandlungsergebnisse beschränken sich auf Einzelfälle bzw. kleinere Fallzahlen.

Literatur

1. Accarpio G., Campisi C., Arcuri V., Scordamaglia R., Accarpio V., Dardani G.: Il trattamento farmacologico associato alla pressoterapia intensiva nella terapia dei linfedemi degli arti. Clin.Ter. 105 (1983), 29-34.
2. Danese C., Howard J.M., Bower R.: Regeneration of lymphatic vessels: A radiographic study. Ann Surg. 156(1962), 61-67.
3. Dodd G.D.F., Rutledge, Wallace S.: Postoperative pelvic lymphocysts. Am.J.Radiol. 108 (1970),312-323.
4. Fader R., Ewert A., Folse D.: Thrombus formation in lymphatic vessel sassociated with brugia malayi. Lymphology 17 (1984), 3-9.
5. Ferguson J.H., Maclure J.G.: Lymphocele following lymphadenectomy. Am.J.Obstet.Gynecol. 82 (1961), 783-792.
6. Földi M., Földi E.: Das Lymphödem. G. Fischer, Stuttgart (1987).
7. Kidess E., Pfleiderer A., Steichele D., Herschlein H.-J., Kunz S.: Lymphödem und Thrombose im Bein als Folge der Behandlung des Kollumkarzinoms. Therapie und Prognose. Med.Welt 23 (1972), 1936-1938.
8. Krause R.R.G.: Heparinapplikation und vermehrter Lymphfluß nach urologischen Lymphonodektomien. Dissertation Essen (1989).
9. Kröpfl D., Hirche H., Hartung R.: Der Einfluß der niedrigdosierten Heparinisierung auf die Inzidenz der postoperativen Komplikationen nach retroperitonealer Lymphadenektomie. Aktuel Urol. 18 (1987), 263-269.
10. Kröpfl D., Krause R., Hartung R., Pfeiffer R., Behrendt H.: Subcutaneous heparin injection in the upper arm as a method of avoiding lymphoceles after lymphadenectomies in the lower part of the body. Urol.Int. 42 (1987), 416-423.
11. Kubik S.: Drainagemöglichkeiten der Lymphterritorien nach Verletzung peripherer Kollektoren und nach Lymphadenektomie. Folia Angiol. 28 (1980), 228-237.
12. McMaster P.D., Hudack S.S.: The participation of skin lymphatics in repair of the lesions due to incisions and burns. J.Exp.Med. 60 (1934), 479-501.

13. Ojeda L., Sharifi R., Lee M., Mouli K., Guinan P.: Lymphocele formation after extraperitoneal pelvic lymphadectomy: Possible predisposing factors. J.Urol. 136 (1986), 616-618.
14. Piver M.S., Malfetano J.H., Lele S.B., Moore R.H.: Prophylactic anticoagulation as a possible cause of inguinal lymphocysts after radical vulvectomy and inguinal lymphadenectomy. Obstet.Gynecol. 62 (1983), 17-21.
15. Reichert F.L.: The regeneration of the lymphatics. Arch.Surg 13 (1926), 871-881.
16. Schindler A.E.: Ödeme in der Frauenheilkunde. Therapiewoche 29 (1979), 8863-8865.
17. Schirger A.: Lymphedema. Cardiovasc.Clin. 13 (1982), 293-305.

Zur Problematik des Lymphödems des Armes beim Mammakarzinom

K. Engel

Eine der häufigsten und für die Patientin potentiell schwerwiegendsten Komplikationen nach der Primärtherapie eines Mammakarzinoms ist das sekundäre Lymphödem des Armes. Nach aktuellen Untersuchungen [23] kommt es in etwa 30% aller Fälle nach einer Dissektion der Axilla zu einem Lymphödem des Armes. Dabei bestehen, wie die tägliche Praxis der Nachsorge zeigt, erhebliche Unterschiede in der Einschätzung der Lymphödemproblematik aus der Sicht des Arztes und der Patientin.

Axilläre Lymphonodektomie

Der axilläre Lymphknotenstatus ist nach wie vor der wichtigste Marker für die Prognose des Mammakarzinoms. Bei nodalpositiven Patientinnen liegt die 10-Jahres-Überlebensrate unter 30% gegenüber 75% bei nodalnegativen Patientinnen [39]. Von zusätzlicher prognostischer Bedeutung ist die Anzahl der befallenen Lymphknoten, da sich eine positive Korrelation zu den Therapieversagern bzw. zur Mortalität der Erkrankung findet [14]. Der pathologisch-anatomische Befund im Bereich der Axilla ist die Grundlage einer stadiengerechten adjuvanten Therapie. Die Möglichkeit der Diagnostik des axillären Lymphknotenbefalls hängt nicht nur von der absoluten Zahl der chirurgisch entfernten Lymphknoten sondern auch von der Intensität der pathologisch-anatomischen Aufarbeitung ab [33].

Die retrospektive Untersuchung von 526 Patientinnen der Universitäts-Frauenklinik Heidelberg mit einem Mammakarzinom (Stadium T1-T3/N0) ergab einen direkten Zusammenhang zwischen der Anzahl der entfernten Lymphknoten und rezidivfreiem Überleben auch für das Kollektiv der nodalnegativen Patientinnen. Bei einer durchschnittlichen Anzahl von 18,3 LK/Pat. fand sich für die Untergruppe von 1-10 LK/Pat. eine schlechtere Überlebensrate im Vergleich zu Patientinnen mit 21-30 LK/Pat. (p≤0,05) (Abb. 1). Im Gegensatz zu der von Haagensen [21] geforderten sorg-fältigen und kompletten axillären Dissektion ist nach Fisher et al. [16] die Untersuchung von 5-10 Lymphknoten zur Sicherung einer axillären

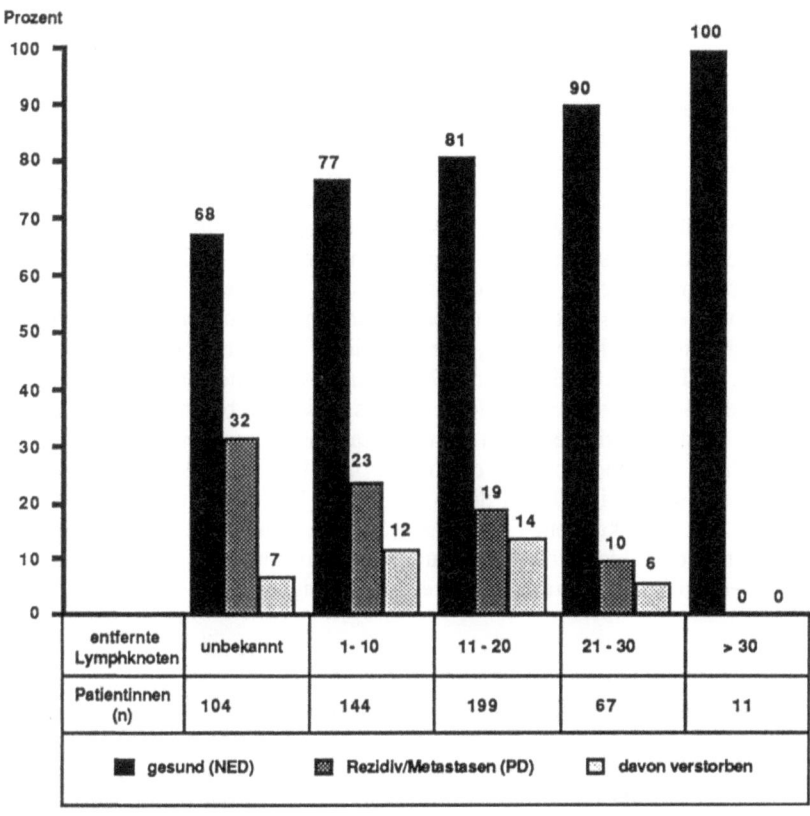

Abb. 1: Patientinnen mit nodalnegativem Mammakarzinom (n=526). Verteilung der Gesunden (NED), Kranken (PD) und der verstorbenen Patientinnen in Relation zur Anzahl der entfernten Lymphknoten (mittlere Beobachtungsdauer 7,8 Jahre) p=0,05 (1-10 LK/21-30 LK)

Metastasierung ausreichend. Nach den Ergebnissen verschiedener NSABP-Protokolle hatte die axilläre Lymphonodektomie keinen kurativen Effekt [15], und auch in verschiedenen Untergruppen waren die Überlebensraten unabhängig von der Anzahl der entfernten Lymphknoten.

Pathophysiologie

Durch die im Rahmen der Primärbehandlung des Mammakarzinoms standardmäßig durchgeführte axilläre Lymphonodektomie kommt es zu einer Unterbrechung von tiefen Lymphbahnen des Armes. Wie lymphographische und lymphszintigraphische Untersuchungen [18] gezeigt haben, besteht in bis zu 90% aller Fälle ein axillärer Block mit einer individuell unterschiedlichen Ausbildung von Kollateralkreisläufen, die für die Kompensation des gestörten Lymphtransportes wesentlich sind. Neben lympho-lymphatischen Anastomosen [9, 20, 34] sowie lympho-venösen Anastomosen [31] spielt für den kompensierten Zustand die Makrophagenaktivität eine wichtige Rolle, die zu einer Clearance der extrazellulär gelagerten Plasmaproteine führt [17]. Kommt es zu einer Störung dieses sehr sensiblen, kompensierten Gleichgewichtes zwischen behindertem Lymphabfluß und funktionierenden Kompensationsmechanismen, entsteht ein sekundäres Lymphödem. Aus der primär latenten Phase der kompensierten Lymphostase entwickelt sich durch sekundäre Veränderungen der Lymphgefäße mit konsekutivem Funktionsverlust ein manifestes Lymphödem [7]. Dabei tritt eine ödematöse Schwellung von Haut und Subkutis aufgrund der extrazellulären Einlagerung eiweißreicher Flüssigkeit auf.

Definition und Diagnostik des Lymphödems

Die Definition des Lymphödems des Armes wird leider uneinheitlich gehandhabt. Dadurch ist etwa ein direkter Vergleich der Lymphödemraten bei verschiedenen Behandlungsstrategien des Mammakarzinoms bzw. verschiedenen Untersuchern erschwert. Bei den allgemein im Rahmen der Nachsorge gebräuchlichen Messungen der Armumfänge werden Grenzwerte von Umfangsdifferenzen zur Definition eines Lymphödems willkürlich festgesetzt.

So ergibt sich bei einem Grenzwert von 2,5 cm [32] naturgemäß eine höhere Lymphödemrate als bei einem höheren "Cut-off"-Wert (3-5 cm). Die Festlegung eines rein numerischen Grenzwertes ignoriert vollkommen die Tatsache, daß auch schon bei geringeren bzw. nicht meßbaren Umfangsdifferenzen durchaus eine Lymphödemproblematik bestehen kann, wie etwa am primär muskelschwächeren, nichtdominanten Arm. Angaben über Lymphödemraten in der Literatur liegen zwangsläufig zu niedrig, wenn sie auf willkürlich festgelegte Maße (≥ 2,5 cm) bezogen werden. Auch die Bewertung eines Lymphödems nach der Klassifizierung "leicht, mittel, schwer" geschieht hierbei lediglich aus der Sicht des Untersuchers. Durch die

Tabelle 1: Lymphödemscore: Der Score errechnet sich aus der Summe der nach dem Schweregrad abgestuften einzelnen Kriterien:

- max. Umfangsdifferenz (cm) - Oberarm, Unterarm, Handgelenk
- individuelle Beschwerden/Behinderung
- Notwendigkeit einer physikalischen Therapie (bes. Lymphdrainagen)

	max. Umfangsdifferenz (cm)	Beschwerden Behinderung	Physikalische Therapie
1.	bis 1,5	keine	keine ggf. früher
2.	-	gering, keine Behinderung	-
3.	2 - 2,5	leicht, gelegentl. Behinderung	gelegentlich
4.	-	deutlich, mit Behinderung	-
5.	≥ 3	schwer, starke Behinderung	regelmäßig
	+	+	= Score

Einführung eines Lymphödem-Scores [12] wird neben der abgestuften Berücksichtigung von meßbaren Umfangsdifferenzen zusätzlich die individuelle Problematik der Patientin und die Notwendigkeit einer physikalischen Therapie mitbewertet (Tabelle 1).

Ursachen des Lymphödems

Ob es nach der Primärtherapie des Mammakarzinoms zur Ausbildung eines Lymphödems des Armes kommt, ist im Einzelfall nicht vorauszusagen. Es gibt verschiedene therapiebedingte sowie individuelle Faktoren seitens der Patientin, die besonders bei kombiniertem Vorliegen zu einem sekundären Lymphödem führen können.

Allgemein gesehen kommt es mit Zunahme der operativen Radikalität auch zu einer erhöhten Lymphödemrate. So konnte bei einem eingeschränkt radikalen operativen Eingriff (radikale Mastektomie gegenüber Ablatio simplex) auch die Lymphödemrate von 30,9% auf 9,1% [36] bzw. von 14-22% auf ca. 6% bei der modifiziert radikalen Mastektomie gesenkt werden [3,13]. Nach einer brusterhaltenden Therapie des Mammakarzinoms (n = 203, Segmentresektion, postoperative Radiatio, sequentielle adjuvante Chemotherapie bei nodalpositiven Patientinnen) hatten insgesamt 23,1% aller Patientinnen nach einer mittleren Beobachtungsdauer von 28,9 Monaten eine Lymphödemproblematik [11]. In insgesamt 6,4% der Fälle bestanden Umfangsdifferenzen von ≥3 cm.Die Angaben über die Häufigkeit von Lymphödemen nach einer brusterhaltenden Therapie schwanken zwischen 3,1% [40] bis 20% [10]. Auch hier ist ein direkter Vergleich der Lymphödemraten aufgrund der unterschiedlichen Definitionen absolut unmöglich.

Häufigkeit und Schweregrad eines Lymphödems korrelieren eng mit der Radikalität der axillären Lymphonodektomie [25]. Sapala et al. [35] konnten einen Zusammenhang zwischen der Lymphödemproblematik und der Anzahl der entfernten Lymphknoten feststellen. In Fällen eines schwereren Lymphödems lag die Zahl der entfernten Lymphknoten doppelt so hoch als bei asymptomatischen Patientinnen mit weniger als 10 LK/Pat. Nach seinen Untersuchungen entwickelten Patientinnen nach einem axillären Sampling (≤ 9 LK/Pat.) kein Lymphödem. Nach den eigenen Untersuchungen [11] war die durchschnittliche Zahl der entfernten Lymphknoten bei Patientinnen ohne Lymphödem bzw. mit Lymphödem praktisch gleich (18,4 LK/19,2 LK). Bei ≥25 (30) LK/Pat. ergab sich eine höhere Lymphödemrate (Abb. 2). Patientinnen mit einer axillären Lymphonodektomie im Bereich von Level I/II bzw. Level I - III entwickelten gleich häufig ein sekundäres Lymphödem (24% / 26%).

Abgesehen von der absoluten Häufigkeit zeigte sich bei der Beurteilung des Schweregrades des Lymphödems eine positive Korrelation zwischen der Anzahl der entfernten Lymphknoten und den meßbaren Umfangsdifferenzen. In der Gruppe der schweren Lymphödeme (≥ 3 cm) waren in keinem Fall < 15 LK/Pat. entfernt worden. Umgekehrt lag in der Gruppe der leichteren bzw. mittelschweren Lymphödeme (bis 2,5 cm) die Anzahl der exstirpierten Lymphknoten nie über 30 LK/Pat. (Abb. 3).

Daraus ergibt sich, daß bei einer routinemäßigen Lymphonodektomie mit einer Entfernung von 10-25 LK/Pat. weitere therapiebedingte und individuelle Faktoren entscheidend dafür sind, ob es zum Auftreten eines Lymphödems kommt.

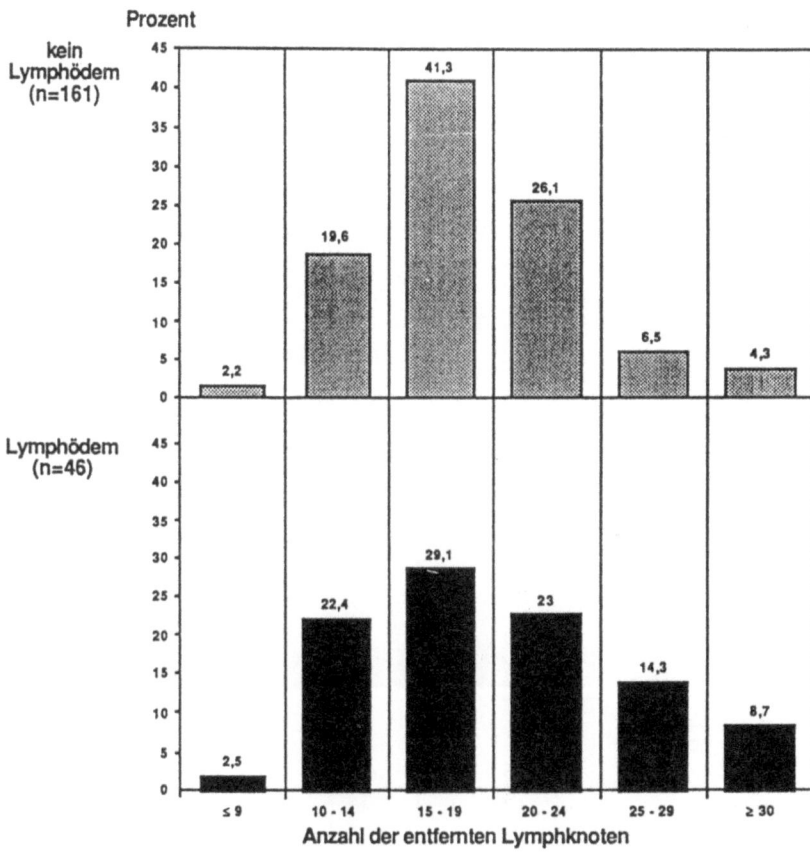

Abb. 2: Prozentuale Verteilung der Zahl der entfernten Lymphknoten bei der brusterhaltenden Therapie des Mammakarzinoms für Patientinnen mit (n=46) und ohne Lymphödem (n=161)

Pezner et al. [32] fanden bei älteren Patientinnen eine Erhöhung der Lymphödemrate um den Faktor 5, wenn bei der axillären Lymphonodektomie der m. pectoralis minor von seinem Ansatz abgesetzt wurde. Nach unseren eigenen Erfahrungen wird der Zugang zu den Lymphknoten-Gruppen II und III durch die Elevation und Adduktion des intraoperativ mobil gelagerten Armes sowie Anzügeln und Lateralisieren des m. pectoralis minor erleichtert, ohne den Muskel routinemäßig absetzen zu müssen.

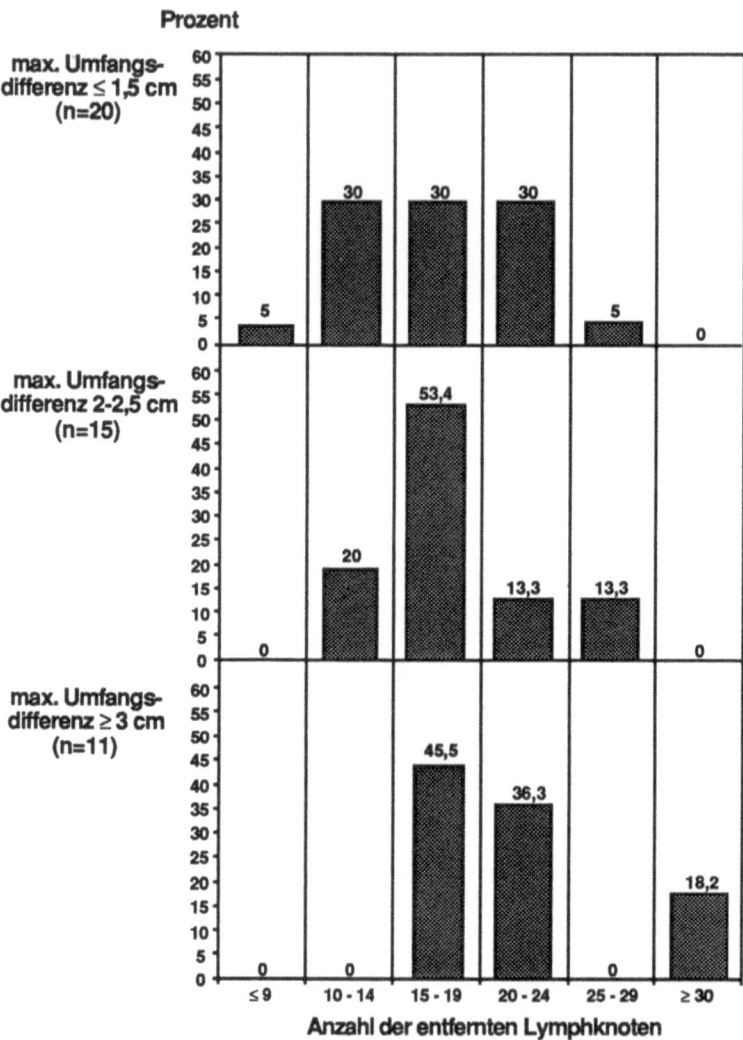

Abb. 3: Korrelation von Zahl der entfernten Lymphknoten/Patientin und Schweregrad des Lymphödems (max. Umfangsdifferenz) bei Patientinnen (n=46) nach brusterhaltender Therapie der Mammakarzinoms

Nach Untersuchungen von Larson et al. [29] fand sich nach radikaler axillärer Lymphonodektomie mit "Stripping" der v. axillaris eine um das fünffache erhöhte Lymphödemrate.

Nach primärer Radiatio der Axilla ist das Risiko eines Armlymphödems nur minimal [5,29]. In der Kombination mit einer postoperativen Bestrahlung der Axilla kommt es jedoch zu einer signifikanten Häufung von sekundären Lymphödemen des Armes [8,25,30,37]. Als weiterer therapiebedingter Faktor, der insbesondere in Kombination mit einer postoperativen Radiatio der Brust die Lymphödemrate signifikant erhöht, muß die adjuvante Chemotherapie angesehen werden [1,11,32].

Neben diesen therapiebedingten Faktoren wird die Entstehung eines sekundären Lymphödems des Armes nach Primärtherapie des Mammakarzinoms aber auch durch individuelle Faktoren seitens der Patientin begünstigt. Postoperative Wundheilungsstörungen im Bereich der Axilla (Infektionen, Hautnekrosen, Serombildung) prädisponieren zur Lymphödembildung [4,22,24,36]. Mit zunehmendem Lebensalter besteht nach Untersuchungen von Threefoot u. Kossover [38] eine erhöhte Gefährdung hinsichtlich der Entstehung eines Lymphödems, da es kontinuierlich zu einem progressiven Verlust von lympho-venösen Anastomosen kommt. Auch bei adipösen Patientinnen wurde eine erhöhte Lymphödemrate beschrieben [32,36]. Außerdem spielen präventive Maßnahmen, insbesondere die Aufklärung der Patientinnen über Verhaltensregeln, eine wesentliche Rolle.

Die Lymphödemrate korreliert zudem eng mit der Intensität der Nachsorge. Niedrige Lymphödemraten ergeben sich vor allem, wenn im Rahmen der Nachuntersuchungen keine Messung der Umfangsdifferenzen der Arme erfolgen [32]. Die insbesondere für wissenschaftliche Fragestellungen gebräuchlichen volumetrischen Messungen durch die Wasserplethysmographie [25,27,37] oder optoelektronische Verfahren [18] sind für die Praxis der Nachsorge und die individuelle Erfassung des Lymphödems zu aufwendig und wenig praktikabel. Die Durchführung differenzierter Untersuchungen wie tonometrische Messungen [6], lymphographischer, szintigraphischer oder computertomographischer Methoden [19] bleibt speziellen Fragestellungen vorbehalten.

Schlußfolgerung

Insgesamt wird auch nach unseren Erfahrungen die Problematik des Lymphödems des Armes beim Mammakarzinom unterschätzt. In Übereinstimmung mit aktuellen Angaben aus der Literatur muß in bis zu 25% aller Fälle (und mehr) mit dem Auftreten eines Lymphödems gerechnet werden. Bei realistischer Einschätzung sind bei etwa 5% aller Patientinnen schwere Lymphödeme (Umfangsdifferenzen ≥ 3 cm) zu erwarten.

In diesem Zusammenhang sollte die Praxis der präoperativen Aufklärung der Patientin überdacht werden. Pauschale Formulierungen in gebräuchlichen standardisierten Aufklärungsformularen (z.B. PeriMed Straube), wonach Lymphödeme des Armes nur in seltenen Fällen zu erwarten sind, entsprechen nicht der Realität. Hier sind exaktere Angaben schon aus forensischen Gründen geboten. Auch beim Konzept der brusterhaltenden Therapie des Mammakarzinoms mit allen kosmetischen und psychologischen Vorteilen muß bedacht werden, daß die Lebensqualität der Patientinnen durch das Auftreten von therapiebedingten Beschwerden signifikant negativ beeinflußt wird [12] (Abb. 4). - Eng damit im Zusammenhang stehen Fragen der Rehabilitation und beruflichen Reintegration, gerade auch bei nodalnegativen Patientinnen mit einem Lymphödem.

Aktuell stehen zur Diskussion alternative Therapiekonzepte bei der Behandlung des Mammakarzinoms, die zum Ziel haben, Prognosefaktoren als Grundlage adjuvanter Behandlungsstrategien aus dem Primärtumor zu bestimmen. In diesem Fall wäre aus prognostischen Erwägungen die axilläre Dissektion überflüssig, deren therapeutische Bedeutung ja in der Minimierung locoregionärer Rezidive liegt. Eine ausreichende

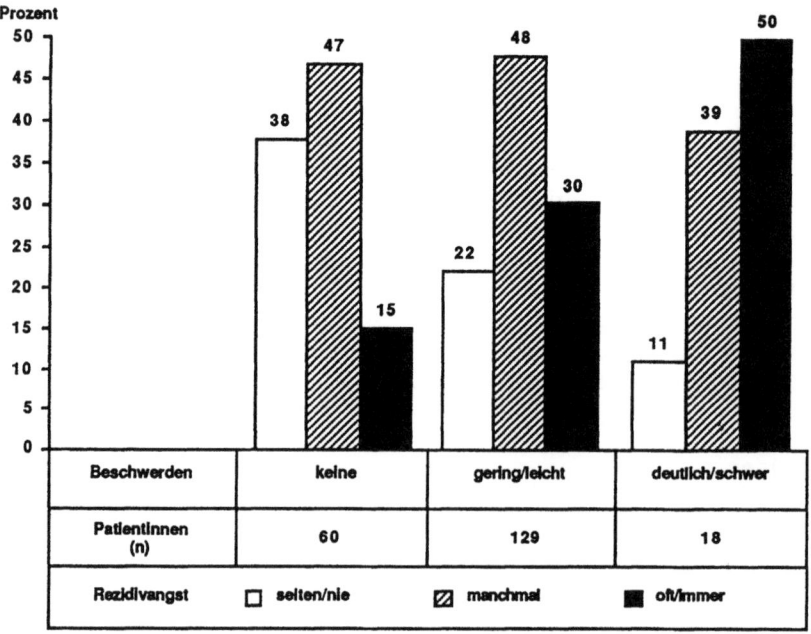

Abb. 4: Korrelation von Beschwerden und Rezidivangst bei Patientinnen nach brusterhaltender Therapie des Mammakarzinoms (n=207)

Tumorkontrolle, auch bei nodalpositiven Patientinnen, könnte alternativ durch eine Bestrahlungstherapie erzielt werden, nach der das Risiko eines sekundären Lymphödems nur minimal ist [5,29].

Literatur

1. Beadle G.E., Come S., Henderson J.C., Silver B., Hellmann S., Harris J.R.: The effect of adjuvant chemotherapy on the cosmetic results after primary radiation treatment for early stage breast cancer. Int. J. Radiat. Oncol. Biol. Phys. 10 (1984), 2131.
2. Bell H.G.: Cancer of the breast. Ann. Surg 130 (1949), 310.
3. Brismar B., Ljundgdahl J.: Postoperative lymphedema after treatment of breast cancer. Acta Chir. Scand. 129 (1983), 687.
4. Britton R.C., Nelson P.A.: Causes and treatment of postmastectomy lymphedema of the arm. JAMA 180 (1962), 218.
5. Calitchi E., Chaula J.M., Otmezguine Y., Roucayrol A.M., Mazeron J.J., Le Bourgeois J.P., Pierquin B.: Analyse retrospective a 10 ans des sequelles du traitment locoregional des cancers du seins. (10-years retrospective analysis of the sequelae of locoregional treatment of breast cancer) Bull Cancer (Paris) 71 (2) (1984), 100.
6. Clodius L., Deak L., Piller N.B.: A new instrument for evulation of tissue tonicity in lymphedema, Lymphology 9 (1976),1.
7. Clodius L., Piller N.B., Casley-Smith J.R.: The problems of lymphatic microsurgery for lymphedema. Lymphology 14 (1981),69.
8. Daland E.M.: The incidence of swollen arms after radical mastectomy and suggestions for prevention. N. Engl. J. Med. 242 (1950), 497.
9. Danese C., Papaioannou A.N., Morales L.E., Mitsuda S.: Surgical approaches to lymphatic blocks. Surgery 64 (1968),821.
10. DeMoss E.V., Lichter A.S., Lippmann M.E., Gerber L.G., Reichert C.M., Edwards B.K., Schain W.S., Gorrel C.R., d.Angelo T.M., Rosenberg S.A.: Complete axillary lymph node dissection before radiotherapy for primary breast cancer. In: Conservative Management of Breast Cancer: New Surgical and Radiotherapeutic Techniques, Harris J.R., Hellmann S., Silen W. (Eds.), J.B. Lippincott Co, London (1983), 163-182.
11. Engel K., Müller A., Anton W., Kaufmann M., v.Fournier D., Schmidt W.: Nebenwirkungen und Komplikationen bei der brusterhaltenden Therapie des Mammakarzinoms. Geburtsh. u. Frauenheilk. 29 (1989), 367-374.
12. Engel K., Müller A., Kaufmann M., v.Fournier D., Schmidt W.: Zur Frage der Lebensqualität nach brusterhaltender Therapie des Mammakarzinoms. Der Frauenarzt, 6 (1988), 697-703.

13. Feigenberg Z., Zer M., Dintsman M.: Comparison of postoperative complications following radical and modified radical mastectomy. World J. Surg. 1 (1977), 207.
14. Fisher B., Slack N.H., Katrych D.: Ten-years followup results of patients with carcinoma of the breast in a cooperative clinical trail evaluating surgical adjuvant chemotherapy. Surg. Gynecol. Obstet 140 (1975), 528-534.
15. Fisher B., Redmond C., Fischer E.R.: The contribution of recent NSABP-clinical trials of primary breast cancer therapy to an understanding of tumor biology - an overview of findings. Cancer 46 (1980), 1009-1025.
16. Fisher B.,Wolmark N., Bauer M., Redmond C., Gebhardt M.: The accuracy of clinical nodal staging and of limited axillary dissection as a determinant of histologic nodal status in carcinomia of the breast. Surg. Gynecol Obstet 152 (1981), 765-772.
17. Földi M.: Physiology and Pathophysiology of the Lymphsystem. Handbook of General Pathology. Springer, Berlin / Heidelberg / New York (1972).
18. Göltner E., Fischbach J.U., Mönt B., Kraus A., Vorher H.: Objektivierung des Lymphödems. Deutsch. Med. Wochenschr. 110,24 (1985), 949-952.
19. Göltner E., Gass P., Haas J.P., Schneider P.: The importance of volumetry. Lymphscintigraphy and computer tomography in the diagnosis of brachial edema after mastectomy. Lymphology 21 (1988), 134-143.
20. Gray H.J.: Studies of the regeneration of lymphatic vessels. J. Anat. 74 (1940), 309.
21. Haagensen C.P.: Lymphatics in the breast. In: The lymphatics in cancer, W.D. Saunders Company, Philadelphia / London / Toronto (1972), 300-398.
22. Halsted W.S.: Swelling of the arm after operations for cancer of the breast - elephantiasis chirurgica - its cause and prevention. Bull Johns Hopkins Hosp. 32 (1921), 309.
23. Ingianni G., Holzmann T.: Klinische Erfahrungen in der Anwendung von lympho-venösen Anastomosen beim sekundären Lymphödem. Handchir. Mikrochir. Plast. Chir. 17 (1985), 43.
24. Jolly P., Viar W.: Reduction of morbidity after radical mastectomy. Am.J.Surg. 47 (1981), 377.
25. Kissin M.W., della Rovere G.Q., Easton D., Westbury G.: Risk of lymphodema following the treatment of breast disease. Br.J.Surg. 73 (1986), 580.
26. Kubik S.: The role of the lateral upper arm bundle and the lymphatic watersheds in the formation of collateral pathways in lymphodema. Acta biol. Acad. Sci. Hung. 31(1-3) (1980), 191-200.
27. Kuhnke E.: Methodik zur Volumenbestimmung menschlicher Extremitäten aus Umfangsmessungen. Physiotherapy 70 (1979), 251.
28. Langlands A.O., Souter W.A., Samuel E.: Radiation osteitis following irradiation for breast cancer. Clin. Radiol. 28 (1977), 93.

29. Larson D., Weinstein M., Golberg J. et al.: Edema of the arm as a function of the extent of axillary surgery in patients with Stage I-II carcinoma of the breast treated with primary radiotherapy. Int. J. Radiat. Oncol. Biol. Phys. 12 (9) (1986), 1575.
30. Lobb A.W., Harkins H.N.: Postmastectomy swelling of the arm with a note on the effect of segmental resection of the axillary vein at the time of radical mastectomy. West.J.Surg. 57 (1949), 550.
31. Malek R.: Lymphaticovenous Anastomoses. In: Handbuch der Allgemeinen Pathologie. Springer Verlag, Berlin / Heidelberg / New York (1972)
32. Pezner R.D., Patterson M.P., Hill L.R., Lippsett H.A., Desai K.R., Vora N., Wong J.Y., Lutz K.H.: Arm lymphedema in patients treated conservatively for breast cancer: relationship to patient age and axillary node dissection technique. Int.J.Radiat. Oncol. Biol. Phys. 12 (1986), 2079.
33. Pickren J.W.: Significance of occult metastases. Cancer 14 (1961), 1266.
34. Reichert F.L.: The regeneration of lymphatics. Arch. Surg. 13 (1926), 871.
35. Sapala J.A., Sapala A., Soto A.R., Sharpe D.: Lymphedema following modified radical mastectomy. Breast 6 (4) (1980), 28.
36. Say C.C., Donegan W.: A biostatistical evaluation of complications from mastectomy. Surg. Gynecol. Obstet. 138 (1974), 370.
37. Swedborg J.: Voluminometric estimation of the degree of lymphedema. Scand. J. Rehabil. Med. 9 (1977), 131.
38. Threefoot S.A., Kossover M.F.: Lymphaticovenous communications in man. Arch. Int. Med. 117 (1966), 213.
39. Valagussa P., Bonadonna G., Veronesi U.: Patterns of relapse and survival following radical mastectomy. Cancer 41 (1978), 1170-1178.
40. Veronesi U.: Randomized trial comparing conservation techniques with conventional surgery: An overview. In: Tobias J.S., Peckham M.J. (eds): Primary management of breast cancer: Alternatives to mastectomy. Management of malignant disease series, E. Arnold, London (1985), 131-152.

Das Lymphödem der Beine bei gynäkologischen Malignomen

M. Földi

Therapiebezogene Diagnostik und sinnvolle Therapie können nur auf der Grundlage solider Tatsachen aus dem Bereich der Anatomie, Physiologie, Pathophysiologie und Pharmakologie beruhen. Im Zusammenhang mit dem hier abgehandelten Thema sind dies die folgenden:

Anatomie

Zum Tributargebiet der inguinalen Lymphknoten gehört nicht nur die untere Gliedmaße, sowie die entsprechende Hälfte der Genital- und Perianalregion, sondern auch der ipsilaterale untere Rumpfquadrant. Die vier Rumpfquadranten ergeben sich aus der transversalen sagittalen und der horizontalen lymphatischen Wasserscheide. Die unteren Rumpfquadranten sind miteinander durch intra-inguinale Anastomosen verbunden; hinzu kommen die die ipsilateralen unteren und oberen Rumpfquadranten verbindenden axillo-inguinalen Anastomosen (Abb. 1).

Physiologie

Unter physiologischen Ruhebedingungen hat das Lymphgefäßsystem die sich aus der normalen Durchlässigkeit der Blutkapillaren Plasmaproteinen gegenüber ergebende lymphpflichtige Eiweißlast sowie das aus 10% des Bruttoultrafiltrates bestehende Nettoultrafiltrat, die sog. lymphpflichtige Wasserlast, zu bewältigen. Hinzu kommt die Sicherheitsventilfunktion, welche darin besteht, daß die Lymphgefäße durch aktive Anpassung der Lymphangiomotorik auf einen Anstieg der lymphpflichtigen Wasser- oder Wasser- u. Eiweißlast mit einem Anstieg des Lymphzeitvolumens reagieren und zwar so lange, bis das höchstmöglicher Lymphzeitvolumen – die Transportkapazität – erreicht wird. Durch diese ihre Sicherheitsventilfunktion sind die Lymphgefäße in der Lage, verschiedene Störungen zu kompensieren (s. Pathophysiologie) (Abb. 2 und 3).

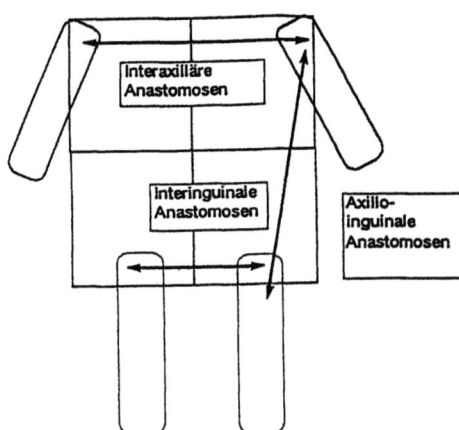

Abb. 1

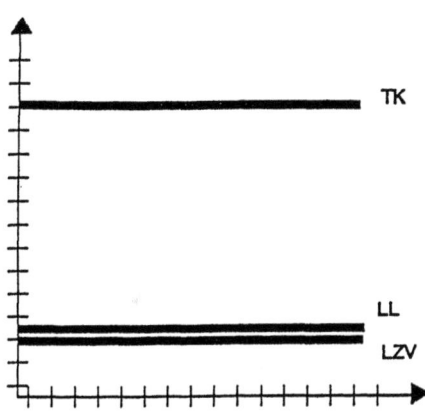

Abb. 2: Physiologischer Zustand (TK Transportkapazität, LL lymphpflichtige Last, LZV Lymphzeitvolumen)

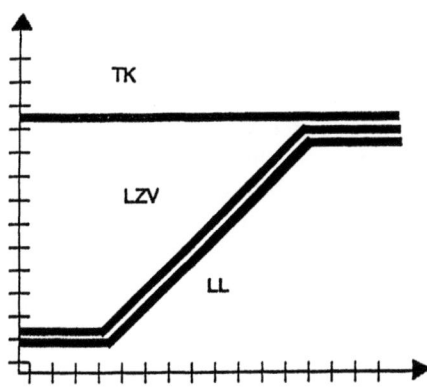

Abb. 3: Ein Anstieg der lymphpflichtigen Last wird mittels einer Sicherheitsventilfunktion der Lymphgefäße kompensiert

Pathophysiologie

1. Übersteigt die lymphpflichtige Wasser- oder Eiweiß- und Wasserlast die Transportkapazität anatomisch und funktionell intakter Lymphgefäße, kommt es zu einem Ödem durch eine dynamische oder Hochvolumeninsuffizienz (Abb. 4).

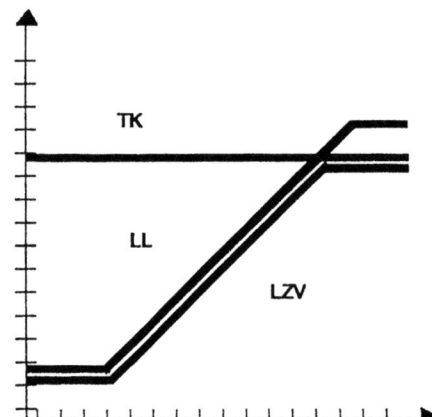

Abb. 4: Dynamische Insuffizienz

Sinkt die Transportkapazität der Lymphgefäße infolge einer Erkrankung der Lymphgefäße oder/und der Lymphknoten, oder infolge einer Lymphadenektomie so stark herab, daß sie zur Bewältigung der normalen lymphpflichtigen Eiweiß- und Wasserlast nicht mehr ausreicht, entsteht eine mechanische oder Niedrigvolumeninsuffizienz. Die Folge ist ein Lymphödem (Abb. 5). Dieses erfaßt nach inguinaler oder pelviner Lymphadenektomie nicht nur das Bein, sondern auch den Rumpf und die Genitalien (Abb. 6).

2. Ein isolierter Venenstau führt aus den genannten Gründen nicht zu einem chronischen Ödem. Sowohl die experimentelle Medizin als auch klinische Erfahrungen beweisen, daß selbst die V. cava inferior distal von der Einmündung der Vv. renales unterbunden werden kann, ohne daß dies zu einem chronischen Ödem führen würde.

3. Tierexperimentelle und klinische Befunde beweisen, daß eine radikale Lymphblockade bei völlig venösen Abfluß zu einem chronischen Ödem, zu einem Lymphödem, führt.

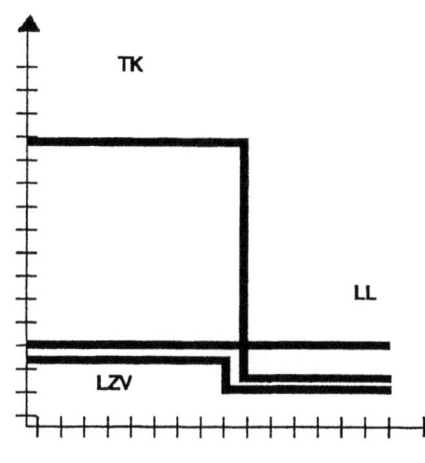

Abb. 5: Mechanische Insuffizienz. Es resultiert ein Lymphödem.

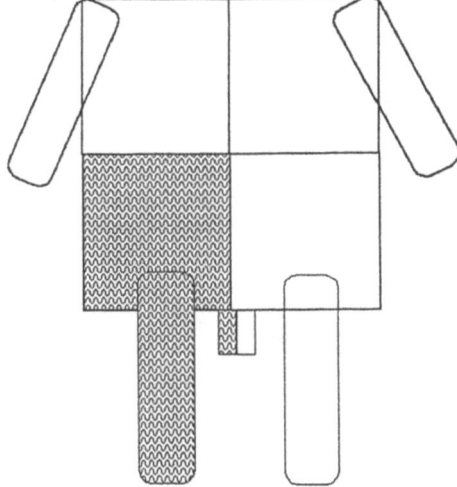

Abb. 6

4. Führt eine Lymphangio- oder Lymphadenopathie bzw. eine Lymphadenektomie zu einem solchen Absinken der Transportkapazität, daß diese noch über dem Niveau der physiologischen lymphpflichtigen Last bleiben, entsteht kein Lymphödem, es besteht jedoch eine starke Ödemneigung (Abb. 7).

5. Erhöht sich beim letztgenannten Zustand gleichzeitig die lymphpflichtige Wasser- oder Eiweiß- und Wasserlast, kommt es zu einem besonders

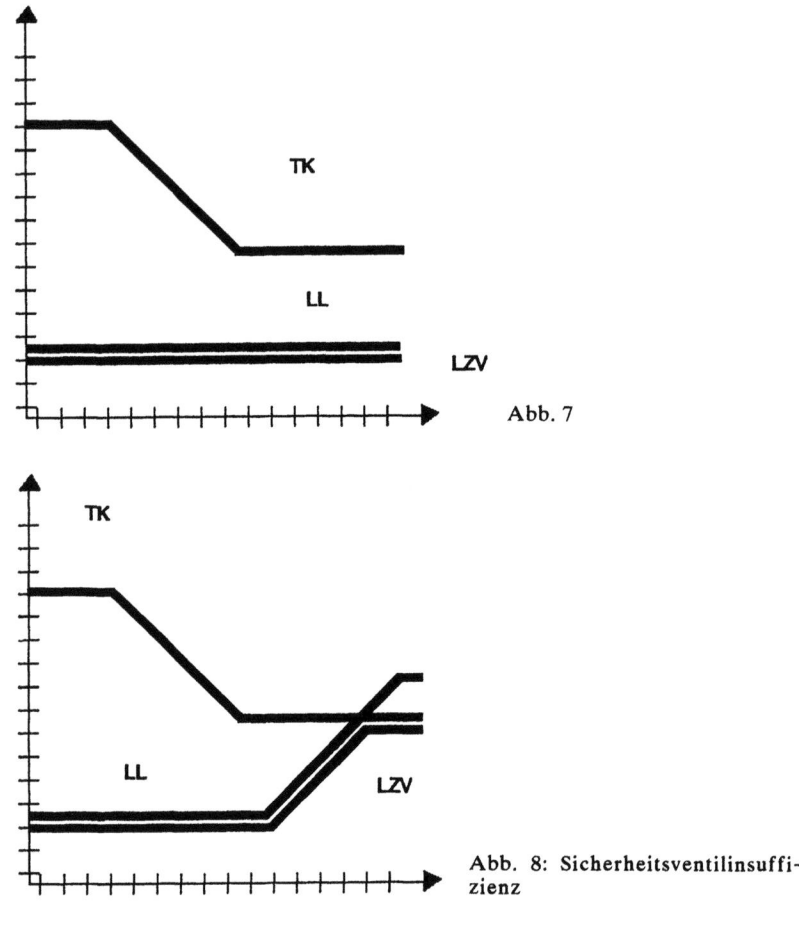

Abb. 7

Abb. 8: Sicherheitsventilinsuffizienz

schwer ausgeprägten Ödem durch eine Sicherheitsventilinsuffizienz der Lymphgefäße (Abb. 8).

6. Die Antworten des Körpers auf eine (drohende) Lymphostase sind:
   - die Sicherheitsventilfunktion der noch funktionstüchtigen Lymphgefäße wird aktiviert;
   - es entstehen Umgehungskreisläufe;
   - es entstehen lympho-lymphatische Anastomosen;
   - es entstehen lympho-venöse Anastomosen;
   - Gewebsflüssigkeit sickert über Bindegewebskanäle aus dem gefährdeten bzw. lymphostatischen Gebiet in benachbarte Areale;

- extralymphvaskuläre zelluläre Plasmaproteinbewältigung in erster Linie über Makrophagen.

7. Eiweißreiche Ödeme wie das Lymphödem haben über eine Bindegewebsproliferation fibrosklerotische Prozesse zur Folge. Hieraus ergeben sich beim Lymphödem drei klinische Stadien:

- reversibles Stadium,
- spontan irreversibles Stadium,
- Stadium der lymphostatischen Elephantiasis.

Nach Martimbeau et al. [1] liegt die Lymphödemhäufigkeit nach Zervixkrebsbehandlungen bei 23,4%.

Pharmakologie

Örtliche eiweißreiche Ödeme bilden keine Indikation für den Einsatz von Diuretika; dem Staugebiet wird nur Wasser entzogen; die Eiweißkonzentration erhöht sich noch weiter.

Schlußfolgerung für die therapiebezogene Diagnostik der Beinschwellungen nach Unterleibskrebsbehandlung

Die Diagnose des Lymphödems ist für den Fachmann sehr einfach (Tabelle 1). Die kardinale Frage lautet nicht, ob es sich um eine mit Venenstau kombinierte Lymphostase handelt, sondern, ob ein maligner Prozeß für die Stauung(en) verantwortlich ist oder nicht, da im Falle eines Malignoms selbstverständlich die entsprechende Krebstherapie einzusetzen hat.

Kann ein Krebs ausgeschlossen werden, so kann es sich um ein reines Lymphödem handeln, oder um eine Kombination zwischen Lymphostase und venösem Abflußhindernis; daß venöse Abflußhindernis ist meist Folge eines postthrombotischen Syndroms durch Becken- bzw. Beinvenenthrombose.

Die Differenzierung hat mittels Basisdiagnostik und nichtinvasiver phlebologischer Methoden zu erfolgen, da sich aus der Differenzierung keine therapeutische Konsequenz ergibt.

Tabelle 1: Diagnose des Lymphödems

Basisdiagnostik:

- Einseitig oder asymmetrisch;
- schmerzfrei (Spannungsschmerz)
- Hautfarben
- Stemmer
- Hautfaltenvertiefung
- Konsistenz: Stadium I: weich, dellenhinterlassend
                     Stadium II: hart, ∅ Dellen

Spezialtechnologie:

- indirekte Lymphographie
- Lymphszintigraphie

Therapie: Die komplexe physikalische Entstauungstherapie KPE

Die Methode der Wahl zur Therapie des Lymphödems sowie des Phlebolymphödems ist die konservative sog. "komplexe physikalische Entstauungstherapie" (KPE). Ihre Zielsetzungen sind, wenn die Behandlung im ersten Stadium des Lymphödems beginnt:

- Beseitigung des Eiweißstaus;
- Verhütung einer Neuansammlung von Eiweiß im Interstitium.

Zielsetzung bei Beginn im zweiten oder dritten Stadium des Lymphödems:

- Beseitigung des Eiweißstaus;
- Verhütung einer Neuansammlung von Eiweiß im Interstitium;
- Rückbildung des proliferierten Bindegewebes.

Diese Zielsetzungen werden durch iatrogene Verstärkung der Antworten des Körpers auf eine (drohende) Lymphostase herbeigeführt. Das Lymphangiom reagiert auf mechanische Reize mit einer Aktivierung der Lymphangiomotorik; sie wird mittels manueller Lymphdrainage im Bereich der benachbarten, nichtgestauten Rumpfquadranten angeregt, wodurch ein Sogeffekt produziert wird. Anschließend erfolgt ein Hinüberschieben der Ödemflüssigkeit aus dem Staugebiet in die benachbarten ungestauten Gebiete.

Kompressionsbandagen sorgen durch Steigerung des Gewebedruckes für ein Sinken der effektiven ultrafiltrierenden Kraft. Entstauende Bewegungstherapie bei bestehender Kompression erhöht die Lymphangiomotorik. Spezielle Handgriffe sorgen für Fibroselockerung; daß profilierte Bindegewebe bildet sich allmählich zurück. Es handelt sich bei der KPE um eine Zwei-Phasentherapie (Phase I der Entstauung; Phase II der Konservierung und Optimierung).

Die extralymphvaskuläre zelluläre Plasmaproteinbewältigung wird medikamentös gesteigert, am besten mit Unguentum lymphaticum.

Falsche Therapiemaßnahmen

- wie weiter oben ausgeführt, sind Diuretika fehl am Platz;
- Pneumomassage (intermittierende Kompressionstherapie) sowie das Ab- oder Auswickeln sind unangebracht, weil dadurch die eiweißhaltige Ödemflüssigkeit lediglich in die Gliedmaßenwurzel, in den ebenfalls gestauten unteren Rumpfquadranten und sogar in die Labien verdrängt wird,
- überflüssig und durch Mortalität belastet ist die operative Behandlung des Lymphödems.

Literatur

1. Martimbeau P.W., Kjorstad K.E., Kolstad P.: Am J. Obstet. Gynecol. 131 (1978), 389-394.

Welche Bedeutung hat die Dokumentation in der Nachsorge für die Therapieüberwachung und Therapieplanung bei gynäkologischen Tumoren

H.G. Meerpohl und W. Sauerbrei

Die Nachsorge von Tumorpatienten hat in der Gynäkologie eine lange Tradition. In jüngster Zeit sind Aufgaben und Zielsetzungen der Nachsorge wiederholt diskutiert worden, wobei neben der medizinischen Betreuung humanitäre und soziale Aspekte verstärkt in den Vordergrund gerückt worden sind [6,8,17,19] (Tabelle 1).

Tabelle 1: Zielsetzungen in der Tumornachsorge

1. Sicherung der Rehabilitation
2. Erkennung/Behandlung von Rezidiven
3. Erkennung von Zweittumoren
4. Dokumentation als Voraussetzung für neue Erkenntnisse
   (Therapie,Prognose)

Ein anderer Teilaspekt ist in dieser Diskussion bisher weniger hervorgetreten: Die Rolle der Dokumentation im Rahmen der Nachsorge. Angesiedelt zwischen der Kurzdokumentation eines Krebsregisters und der speziell ausgerichteten Dokumentation klinischer Therapiestudien, hat sie seit Jahren in vielen Kliniken einen festen Platz. Welche Bedeutung ihr für die Therapieüberwachung, zur Einschätzung der therapeutischen Effektivität sowie zur Charakterisierung von Risiko und Prognosefaktoren bei Tumorpatienten zukommt, wurde bisher aber nur selten erörtert. Die aktuelle Auseinandersetzung um Notwendigkeit und Möglichkeiten zentraler und dezentraler Nachsorge sowie die Tatsache, daß für eine systematische Nachsorgedokumentation gelegentlich Mehrbelastungen der betroffenen Patienten in Kauf genommen werden müssen, weisen auf die Notwendigkeit einer klärenden Diskussion an dieser Stelle hin. Der vorliegende Beitrag möchte hierzu einige Überlegungen, Argumente und Vorschläge beisteuern.

Von Beginn an hat in der Gynäkologie die Dokumentation im Rahmen der Nachsorge eine bedeutende Rolle gespielt. Das wird beispielhaft an der Institution des "Annual Report" deutlich [15]. Dieses internationale Nachsorgeregister wurde vor mehr als 50 Jahren auf Betreiben des Völkerbundes in Genf gegründet und während des Zweiten Weltkriegs in Stockholm institutionalisiert. Seit 20 Jahren hat die FIGO – die Dachorganisation der Gynäkologen und Geburtshelfer – die Schirmherrschaft über diese Institution übernommen. Zahlreiche Kliniken in der Bundesrepublik, der DDR und in Österreich zählen zu den Mitgliedern. Der Erfolg des "Annual Report" als Nachsorgeregister liegt möglicherweise zu einem wesentlichen Teil darin begründet, daß man von Anfang an, neben der großen Zahl von Patientinnen, bei der Dokumentation auf eine einheitliche Klassifikation der klinischen Tumorausdehnung bei den teilnehmenden Kliniken Wert gelegt hat. Mit diesen Vorgaben der Initiatoren hat die Institution des "Annual Report" erfolgreich gearbeitet. Heute liegen an der Prognose orientierte Einteilungen für alle gynäkologischen Tumoren vor (FIGO-Klassifikation). Diese Klassifikationsschemata sind immer wieder verbessert worden und konnten so in den letzten 20 Jahren dauerhaft in der Klinik durchgesetzt werden. Auch die Entwicklung anderer Klassifikationssysteme, wie z.B. die des TNM-Systems der Internationalen Union gegen den Krebs (UICC) wurde durch die vorliegenden Erfahrungen des "Annual Report" beeinflußt. Heute sind beide Systeme weitgehend kompatibel.

Die ebenfalls im "Annual Report" periodisch vorgelegten Daten zur 5-Jahres-Überlebensrate bei verschiedenen gynäkologischen Tumoren müssen nach heutiger Einschätzung dagegen kritischer betrachtet werden. Die z.T. erhebliche Streubreite in den 5-Jahres-Überlebensraten bei den erfaßten Tumoren, bezogen auf die einzelnen Kliniken, läßt vermuten, daß hier nicht immer der für die Datenqualität wichtige Grundsatz der Vollständigkeit beachtet worden ist [13]. Dieser Mangel in einzelnen Instituten kann durch die große Zahl der dokumetierten Patienten allein nicht aufgefangen werden.

Daten zur Rezidivhäufigkeit und Rezidivlokalisation sind in den "Annual Report" bisher nicht aufgenommen worden. Auch in anderen nationalen oder regionalen Krebsregistern werden solche Daten zumeist nicht erfaßt. Woher stammen dann die Informationen, die wir, über Rezidivhäufigkeit und Rezidivlokalisation bei gynäkologischen Malignomen haben? Sie stammen, bei unterschiedlichen Definitionen für Begriffe wie Rezidiv, Progression und Metastasierung, größtenteils aus retrospektiven klinischen Untersuchungen, aus Autopsiestudien und nur zu einem kleinen Teil bisher aus Analysen prospektiv angelegter Therapiestudien. Das gilt für das Ovarial- und Mammakarzinom weniger, als für das Zervix- und das

Endometriumkarzinom. Was die Daten aus retrospektiven Untersuchungen angeht, so haben wir aber in den letzten Jahren lernen müssen, daß solche Daten, was Vergleichbarkeit und Verbindlichkeit angeht, mit großer Vorsicht zu betrachten sind. Diese Daten gelten bestenfalls als bedingt repräsentativ, vielleicht repräsentativ für die Institution, in der sie erhoben worden sind, aber nur selten darüber hinaus. Den Ergebnissen und Schlußfolgerungen solcher Untersuchungen fehlt damit die notwendige Verbindlichkeit. Therapieempfehlungen, die sich auf dem Vergleich sehr unterschiedlich angelegter, retrospektiver Studien mit ähnlicher Fragestellung gründen, sind problematisch. Hierzu sind prospektiv randomisierte Untersuchungen notwendig [3,7,18]. Wir alle wissen um die hier aufgezeigten Schwierigkeiten und sind doch gelegentlich bereit, diesen Mangel an methodisch abgesicherten Daten zu vernachlässigen oder gar zu ignorieren.

Kann in dieser Situation mit der systematischen Dokumentation von Daten zur Inzidenz, Lokalisation und zum Zeitpunkt des Auftretens von Rezidiven im Rahmen der Nachsorge ein relevanter Informationszuwachs erwartet werden? Wir meinen, daß die Frage, trotz der angedeuteten Problematik, bedingt mit ja zu beantworten ist! Insbesondere bei Tumorerkrankungen, die wegen ihres überwiegend loco-regionären Ausbreitungsmusters primär mit lokal wirksamen Therapiemaßnahmen, wie Chirurgie und Strahlentherapie behandelt werden - in der Gynäkologie vor allem das Zervix- und das Endometriumkarzinom -, sind auch retrospektiv erhobene Informationen dringend geboten. Sie lassen gewisse Rückschlüsse auf die Effektivität der

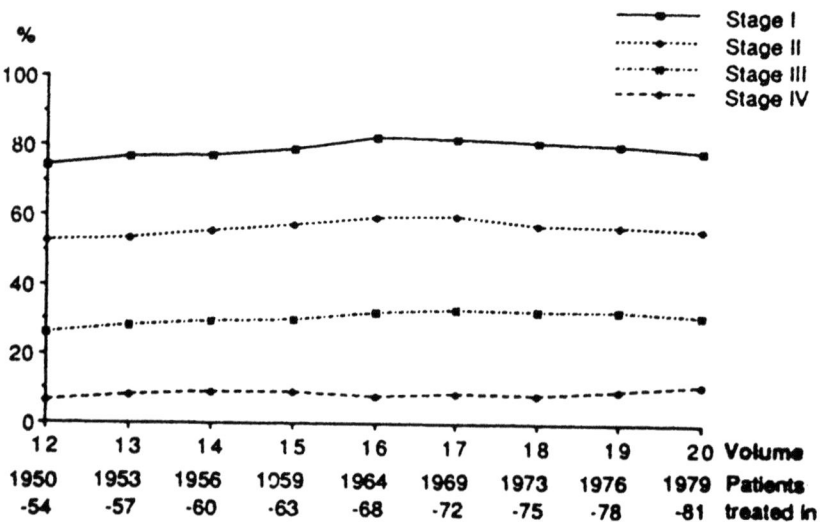

Abb. 1: Zervixkarzinom: 5-Jahres-Überlebensrate (Nach [12])

Primärtherapie erwarten und können außerdem durch das Herausarbeiten von Risiko- und Prognosefaktoren zum besseren Verständnis der Tumorbiologie beitragen. Beides erscheint in Anbetracht der stagnierenden Heilungsraten z.b. beim Zervixkarzinom, als Voraussetzung für eine rationalere Therapieplanung, wünschenswert (Abb.1). Wenn darüber hinaus solche Untersuchungen durch die Zusammenarbeit mehrerer Kliniken als prospektive Kohortenstudien angelegt werden, dann kann bei der zu erwartenden einheitlichen Erfassung von Daten an großen Patientenkollektiven auch das Risiko eines "Selektions-Bias" bzw. "Beobachtungs-Bias" reduziert werden. Beides sind Faktoren, die retrospektive Untersuchungen i. allg. bezüglich ihrer Validität belasten [4].

Die aktuellen Schwierigkeiten bei der Erhebung und Bewertung von Rezidivdaten sollen am Beispiel der lokalen und loco-regionären Rezidive des Plattenepithelkarzinoms der Zervix noch etwas genauer beschrieben werden.

Wieviele Patientinnen mit einem Rezidiv nach Pirmärbehandlung eines Zervixkarzinoms gibt es in der BRD pro Jahr ?

Bei der aktuellen Form der Datenerhebung in der BRD ist diese Frage nicht exakt zu beantworten. Auf der Basis von Zahlen aus der Amerikanischen Krebsstatistik sowie mit Hilfe des Saarländischen Krebsregisters kann für die Bundesrepublik die Inzidenz an Zervixkarzinomen mit z.Zt. ca. 5000 Pat. per annum angenommen werden [11,20]. Zahlen zur Rezidivhäufigkeit, die in prospektiv angelegten Studien erfaßt wurden, stehen nicht zur Verfügung. Einer Zusammenstellung des "Annual Report" ist zu entnehmen, daß im Stadium I ca. 25% und im Stadium II knapp 50% der Patientinnen innerhalb 5 Jahren versterben (Tabelle 2)[14].

Tabelle 2: Zervixkarzinom: Klinisches Stadium/Überleben (5 J.) nach [14]

Stadium	Status bei (n)	Diagnose (%)	Überleben (%)
I	10.912	(34.6)	75,7
II	10.765	(34,1)	54,6
III	8.255	(26,2)	30,6
IV	1.386	(4,4)	7,3
Unklar	255	(0,7)	47,1
Gesamt	31.543	(100)	53,5

Die Mehrzahl dieser Patientinnen hat nach klinischer Einschätzung ein Rezidiv erlitten, und bei einem Großteil ist der Tod wahrscheinlich mittelbare oder unmittelbare Folge eines Lokalrezidivs. Die American Cancer Society hat für das Jahr 1978, bei insgesamt 7400 Todesfällen mit bekanntem Zervixkarzinom, den Anteil der Patientinnen mit einem Lokalrezidiv als Haupttodesursache auf 59% geschätzt [1]. Legt man diese, Schätzung für die Bundesrepublik zugrunde, dann muß mit jährlich ca. 2000-2500 Patientinnen mit rezidivierendem oder progredienten Zervixkarzinom nach Abschluß der Primärbehandlung gerechnet werden. Diese Zahlen allein helfen aber nur wenig weiter. Für eine weitergehende Analyse und klinische Bewertung ist es neben anderem erforderlich, den Begriff des klinischen Rezidivs mit größerer Verbindlichkeit zu definieren und Rezidivlokalisationen in der Dokumentation exakter zu unterscheiden. Dabei kann es nicht genügen, Rezidive pauschal als das Wiederauftreten einer Krebsgeschwulst nach vermeintlich radikaler Entfernung des Primärtumors zu beschreiben [2]. Wie schwierig die Festlegung auf eine adäquate Definition des Tumorrezidivs ist, wird deutlich, wenn man sich einige der Faktoren vor Augen führt, die einzeln oder ursächlich mit dem Auftreten eines Rezidivs in Kombination gebracht werden können (Tabelle 3).

Tabelle 3: Rezidiv / Metastasen: Mögliche Ursachen

Klinische Faktoren
   -inadäquate Primärdiagnostik (lokal, regional)
   -inadäquate Metastasensuche
Therapiefaktoren
   -inadäquate Planung
   -inadäquate Durchführung
Tumorfaktoren
   -Tumorvolumen
   -Tumorzell-Heterogenität
   -Tumorzell-Resistenz
Andere Faktoren
   -Allgemeinzustand
   -Ernährungszustand
   -Immunstatus

Für die Klassifikation der Rezidive nach ihrer Lokalisation haben Brady et al. [1] ein Schema vorgeschlagen, das für gynäkologische Tumoren die Grundlage einer weitergehenden Diskussion sein könnte (Tabelle 4).

Tabelle 4: Klassifizierung der Rezidivlokalisationen bei gynäkologischen Malignomen (Nach [1])

- Lokales/zentrales Rezidiv
- Marginales Rezidiv
- Parametranes Rezidiv
- Paraaortales Lymphknotenrezidiv
- Fernmetastasen
- Abdominale Rezidive

Wann und warum kommt es bei primär loco-regionärer Tumorausbreitung zu einem Rezidiv?

Beim Plattenepithelkarzinom der Zervix treten Rezidive relativ rasch nach Abschluß der Primärbehandlung auf. Auf der Basis bisher publizierter Angaben sind 50% der Rezidive nach 12 Monaten, 75% nach 24 Monaten und mehr als 95% der Rezidive 60 Monate nach Diagnosestellung klinisch manifest sind [12,17]. Wir haben bereits gesehen, daß verschiedene klinische und tumormorphologische Parameter mit dem Auftreten von Rezidiven in Zusammenhang gebracht werden können (Tabelle 3). Eine große Anzahl weiterer Risikofaktoren wird diskutiert (Tabelle 5).

Tabelle 5: Plattenepithelkarzinom der Zervix:
Risikofaktoren für das Auftreten eines Rezidivs

- Stadium (FIGO)
- Alter
- Hypertension, Diabetes, Anämie
- Histologischer Suptyp
- Differenzierungsgrad
- Stromainvasion
- Lymphgefäßeinbruch
- Pelviner LK-Status
- Paraaortaler LK-Status

Dieser Umstand hat mehr zur Verschleierung, als zur Klärung klinisch relevanter Zusammenhänge beigetragen. Multivariate Analysen mit Daten von möglichst großen, gut untersuchten und dokumentierten Patientengruppen werden erweisen müssen, welche dieser Faktoren als unabhängige

Variable für die Entstehung von Rezidiven und für die Gesamtprognose die größte Bedeutung haben.

Die vielerorts ansteigende Zahl von Primäroperationen im Stadium I-IIb hat in anderen Punkten aber bereits einen erheblichen Informationszuwachs gebracht. Bei der patho-histologischen Aufarbeitung von Lymphknoten nach der Primäroperation hat sich nämlich auch für das Zervixkarzinom gezeigt, daß im Stadium I + II mit positiven pelvinen und paraaortalen Lymphknoten gerechnet werden muß [1]. Der mikroskopische Nachweis von Tumorzellen in den Lymphknoten bei klinisch begrenzter Tumorausdehnung ist ein wichtiger und heute bereits gut dokumentierter Befund, der u.a. zum Verständnis der Entstehung regionaler Rezidive beiträgt. Weitergehende Überlegungen zur primären Tumorausdehnung, Metastasierung und Rezidiventstehung sind durch diese Befunde beeinflußt worden. Die systematische Erfassung von Patienten- und Tumorparametern peri- und postoperativ, sowie die Vernetzung mit Daten, die im Verlauf der Nachsorge erhoben werden, bieten hier neue Möglichkeiten, Risikogruppen in Zukunft besser zu charakterisieren.

Welchen Einfluß hat die Art der Primärtherapie auf Rezidivrate und Rezidivlokalisation im Stadium I+II ?

Die Ergebnisse aus drei Studien sollen diskutiert werden. In der ersten Studie von Perez et al. wurden 970 Patientinnen mit Zervixkarzinomen der Stadien I-IV nachuntersucht, die an einer Institution, dem Mallinckrodt Institut of Radiology in St. Louis zwischen 1959 und 1979 einer primären Strahlentherapie zugeführt worden sind [13]. Alle Patienten wurden periodisch nachuntersucht und die Daten über einen Zeitraum von mindestens 5 Jahren, bis zum Tod oder bis zum Ausscheiden aus der Nachsorge aus anderen Gründen erhoben. Trotz einiger Veränderungen sowohl bei der externen Bestrahlung als auch bei der Kontakttherapie werden die Indikation zur Behandlung sowie Modus und Dosis der Therapie von den Autoren für den genannten Behandlungszeitraum als vergleichbar angesehen.

Die Gesamtrezidivrate nach primärer Strahlentherapie wird für das Stadium Ia mit 0%, das Stadium Ib mit 15%, das Stadium IIa mit 29% und das Stadium IIb mit 33% angegeben (Tabelle 6).

Bei der Bewertung der Rezidive wurde zwischen lokalen und pelvinen Rezidiven einerseits sowie zwischen pelvinen Rezidiven mit gleichzeitiger Fernmetastasierung und Patienten mit ausschließlicher Fernmetastasierung

Tabelle 6: Plattenepithelkarzinom der Zervix: Therapie und Rezidvraten

	PEREZ et al. [11] -Strahlentherapie- (n=970)		WEBB et al. [20] -Chirurgie- (n=564)
Rezidive (Gesamt)	23,3%		18,4%
Stadium Ia	0%	\	10,7%
Stadium Ib	15,3%	/	
Stadium IIa	29,5%	\	31,2%
Stadium IIb	32,6%	/	

unterschieden. Die vorgelegten Ergebnisse zeigen, daß durch die primäre Strahlentherapie unter den gegebenen Bedingungen eine lokale Tumorkontrolle im kleinen Becken im Stadium I von mehr als 90% und im Stadium II von mehr als 85% möglich gewesen ist (Tabelle 7). Kritisch wird dagegen von den Autoren angemerkt, daß die Raten beobachteter Fernmetastasen mit 13% im Stadium Ib bzw. 23% im Stadium IIa/b nicht befriedigen können. In einer zweiten Studie von Webb et al. wurden insgesamt 564 Patientinnen mit einem Zervixkarzinom nachuntersucht, die sich im Rahmen der Therapie einer Radikaloperation nach Wertheim-Meigs unterzogen haben [23]. Alle Patientinnen wurden zwischen 1956 - 1975 an der Mayo-Klinik operiert: 425 Patientinnen primär und 141 Patientinnen bei Resistenz oder Rezidiven nach primärer Strahlentherapie. Die Bedingungen, unter denen bei diesen Patienten die Nachsorge und damit die Datenerfassung erfolgt ist, werden nicht angegeben. Bei einer Gesamtrezidivrate von 18,4% wurden im Stadium I 10,7% und im Stadium II 31,2% Rezidive gefunden (Tabelle 6).

Bei weitergehender Betrachtung verschiedener Rezidivlokalisationen wurden pelvine Rezidive (zentral und Beckenwand) im Stadium I in 5,2% und im Stadium II in 18% beobachtet (Tabelle 7). Der Anteil "zentraler Rezidive" nach operativer Therapie wird, unabhängig vom Stadium, mit 3,5% angegeben. Von den Autoren werden diese Ergebnisse dahingehend interpretiert, daß die primäre Radikaloperation und sogar die sekundäre Radikaloperation nach primärer Strahlentherapie bei gegebener Indikation eine wirksame Behandlungsmodalität zur lokalen Tumorkontrolle darstellt.

Die beiden hier vorgestellten Studien stehen für eine große Zahl ähnlicher Untersuchungen, deren Ziel es war, die Wirksamkeit sowohl der primären

Tabelle 7: Plattenepithelkarzinom der Zervix:
Therapie und Rezidivlokalisation

PEREZ et al. [13] -Strahlentherapie-				
Rezidivlokalisation	Ia	Ib	IIa	IIb
Lokal	-	2,2%	5,1%	4,7%
Pelvin	-	-	1,0%	5,8%
Pelvin + Fernmetastasen	-	5,1%	7,1%	6,2%
Fernmetastasen	-	8,0%	16,3%	15,9%
Gesamt	-	15,3%	29,5%	32,6%

WEBB et al. [23] -Chirurgie-		
Rezidivlokalisation	Ia/Ib	IIa/IIb
Zentral	1,6%	5,7%
Pelvin	3,6%	12,7%
Abdominal	2,4%	5,0%
Andere	3,0%	7,8%
Gesamt	10,7%	31,2%

Strahlentherapie als auch die der primären Chirurgie in der Behandlung des Zervixkarzinoms unter Beweis zu stellen. Sie demonstrieren aber gleichzeitig die unzureichende Basis, die für notwendige vergleichende Analysen von Therapiedaten in diesem Bereich bisher gegeben ist. In anderen Bereichen der klinischen Medizin z. B. im Bereich der systemischen Tumortherapie, hat man in den letzten Jahren versucht, anstehende Fragestellungen durch den Einsatz prospektiv randomisierter Studien zu beantworten. Der direkte Vergleich verschiedener Zytostatika und Zytostatikakombinationen bei definierten Patientenpopulationen wurde auf diese Weise möglich. Ähnliche Untersuchungen zur vergleichenden Einschätzung der Effektivität lokaler Therapiemaßnahmen und der damit verbundenen Morbidität sind beim Zervix- und Endometriumkarzinom bisher noch die Ausnahme. Nicht emotionale Ablehnung allein, sondern auch die objektiven Schwierigkeiten bei der Planung prospektiv randomisierter Studien in diesem Bereich, mögen für die aktuelle Situation mitverantwortlich sein. Gerade unter diesem Aspekt müssen alle Möglichkeiten erwogen werden, wie, bei adäquater methodischer Aufbereitung, auch retrospektiv erhobene Daten aus verschieden angelegten Studien und Untersuchungen zur Generierung von Hypothesen sowie zu Aussagen über die Validität von Prognosefaktoren herangezogen werden können [21,22].

Methodisch gravierende Mängel weist auch die dritte Untersuchung von Kinney et al. [10] auf. Demnach ist die klinische Fragestellung interessant und für die Planung neuer Untersuchungen bedeutsam. In dieser retrospektiven Untersuchung wurden 185 Patientinnen mit einem Zervixkarzinom der Stadien Ib oder IIa nachuntersucht, die zwischen 1947 und 1986 an der Mayo-Klinik nach einer Wertheimschen Radikaloperation bei positivem pelvinen Lymphknotenstatus entweder eine Nachbestrahlung des kleinen Beckens (n = 103) erhalten hatten oder ohne adjuvante Nachbehandlung geblieben waren (n = 82). Angaben zur Dauer und Frequenz der Nachbeobachtung werden nicht gemacht. Beim Vergleich der beiden Therapiemodalitäten Operation ± adjuvante Strahlentherapie konnte für die Gesamtrezidivrate und das Gesamtüberleben in beiden Behandlungsgruppen kein statistisch signifikanter Unterschied ermittelt werden. Dieser Befund bestätigt andere Untersucher, die einen möglichen Vorteil durch diese adjuvante Nachbestrahlung ebenfalls nicht beobachten konnten [9]. Die Autoren haben zusätzlich eine Analyse nach der Rezidivlokalisation vorgenommen und fanden hier aber erhebliche Unterschiede in den beiden Therapiegruppen (Tabelle 8).

Tabelle 8: Plattenepithelkarzinom der Zervix:
Rezidive nach Operation ± adjuvanter Strahlentherapie (Nach [10])

Rezidivlokalisation	Stadium	Ib/IIa OP	N + OP+Bestrahlung
Pelvin		23,3%	10,0%
Pelvin + Fernmetastasen		1,6%	5,0%
Fernmetastasen		10,0%	21,6%
Gesamt		34,9%	36,6%

Die hier vorgenommene vergleichende Bewertung verschiedener Therapiemaßnahmen, bezogen auf das Rezidiv, Rezidivlokalisation und Überleben, macht die Möglichkeiten deutlich, die – adäquate Methodik vorausgesetzt – auch in der retrospektiven Analyse von Daten auch der Nachsorge liegen kann. Hypothesen, die auf der Basis retrospektiver Analysen aufgestellt werden, bedingen aber unbedingt der Absicherung in prospektiven Untersuchungen. Zusammenfassend bleibt festzustellen, daß sich die Tumornachsorge i. allg. und die wissenschaftliche Dokumentation in der Nachsorge im besonderen als Instrumente der klinischen Forschung kritischen Fragen werden stellen müssen. Soweit es die Dokumentation betrifft, ist festzustellen, daß bisher die Möglichkeiten in diesem Bereich, insbesondere bei der Erfassung von Rezidiven, nicht voll ausgeschöpft worden sind. Die intensivere Kooperation zwischen Biometrie und Klinik eröffnet hier neue Möglichkeiten, die es in Zukunft zum Wohle unserer Patientinnen zu nutzen gilt.

Literatur

1. Brady L., Perez C.A., Bedwinek J.M.: Failure patterns in gynecologic cancer. Int. J. Rad. Oncol. Biol. Phys. 12 (1986), 549-557.
2. Bass N.: Roche Lexikon Medizin, 2. Aufl., Urban und Schwarzenbeck, München, Wien (1987)
3. Buyse M.E., Staquet M.J., Silvester R.J. (eds.): Cancer clinical trials - methods and practice. Oxford University Press (1984)
4. Cramer D.W.: Epidemiology and biostatistics. In: Berek J.S., Hacker N.F.(eds): Practical gynecologic oncology. Williams & Wilkins, Balitmore (1989), 16-192.
5. Ellenberg S.S.: Meta-analysis: the quantitative approach to research review. Sem. Oncol. 15, 472-481.
6. Fournier D. von, Junkermann H.: Grundlagen der Tumornachsorge. In: Schmidt-Matthiesen H. (Hrsg). Allgemeine gynäkologische Onkologie. Urban & Schwarzenberg, München (1985), 359-372.
7. Hill A.B.: Clinical trial. Br. Med. Bull. 7 (1951), 278-282.
8. Hillemanns H.G.: Behandlung und Betreuung inkurabler Krebspatienten. In: Schmidt-Matthiesen H. (Hrsg). Spezielle Onkologie Bd.II. Urban & Schwarzenberg (1989), 351.
9. Hogan W.M., Littmann P., Grenor L. et al.: Results of radiation therapy given after radical hysterectomy. Cancer 49 (1982), 1278-1285.
10. Kinney W.K., Alvarez R.D., Reid G.C. et al.: Value of adjuvant whole pelvis irradiation after Wertheim hysterectomy for early-stage squamous carcinoma of the cervix with pelvins nodal metastasis. A matched-control study. Gynecol. Oncol. 34 (1989), 258-262.
11. Mailänder J.: Morbidität und Mortalität an bösartigen Neubildungen im Saarland 1986. Jahresbericht des Saarländischen Krebsregisters. In: Saarland in Zahlen (Sonderheft) (1987).

12. Morrow CP., Townsend D.E. (eds): Tumor of the cervix. In: Synopsis gynecologic oncology 3rd edn. Wiley, New York (1987), 103-158.
13. Perez C.A., Camel H.M., Kuske R.R. et al.: Radiation therapy alone in the treatment of carcinoma of the uterine cervix: A 20 Experience. Gynelcol. Oncol. 23 (1986), 127-140.
14. Petterson F. (ed): Annual Report on results of treatment in gynecological cancer (Vol 20). Int: Federation of gynecology and obstetrics, cancer comittee radiumhemmet Stockholm (1988).
15. Petterson F., Björkholm E.: Staging and reporting of cervical carcinoma. Sem. in oncol. 9 (1982), 28-298.
16. Pocock S.J.: Clinical trials: a practical approach, Wiley, New York (1983)
17. Pfleiderer A., Richter D., Thiessen P. et al.: Aktuelle Probleme bei der Nachsorge von Patientinnen mit Karzinomen der Zervix und des Corpus uteri. Onkologie 2 (1979), 62-69.
18. Rampone J.F., Klemm V., Kolstadt P.: Combined treatment of stage I b carcinoma of the cervix. Obst. gynecol. 41 (1973), 163-167.
19. Schmidt-Matthiesen H.: Problematik und medizinische Notwendigkeit der Nachsorge in der gynäkologischen Onkologie. Gynäkologe 22 (1989), 9-19.
20. Silberberg E., Libera J.: Cancer statistics NCI SEER-Programm. CA-A cancer J. Clinicians 38 (1988) 5-22.
21. Simes R.J.: Confronting publication bias: A cohort design for meta analysis. Statist med. 6 (1987), 11-29.
22. Suit H.D.: The scope of the problem of primary tumor control. Cancer 61 (1988), 2141-2147.
23. Webb M.J., Symmonds R.E.: Site of recurrence of cervical cancer after radical hysterectomy. Am. J. Obstet.gyecol. 138 (1980), 813-817.

Therapieplanung bei rezidivierenden / progredienten gynäkologischen Karzinomen

H. Schmidt-Matthiesen

Wenn man als Älterer mit diesem Thema konfrontiert wird, denkt man weniger an Strahlendosis, an Methoden, an Medikamente. Man erinnert sich vielmehr der Patienten, die man im Laufe seines Lebens behandelt hat, erinnert sich ihrer Schicksale, ihrer Verläufe, ja, ihrer persönlichen Reaktion. Aus einem solchen Erinnern gewinnt die Problematik ganz andere Konturen als die einer nüchternen Therapiefestlegung im Detail. Man kommt vielmehr zu strategischen Überlegungen, die eine Dimension miteinbeziehen, die der programmatischen, klinischen Medizin früher fremd war, doch allmählich weniger fremd ist, nämlich: Die menschliche Dimension.

Das Rezidiv bietet Probleme, die wir bei der Primärtherapie nicht haben. Es ist meistens keine Standardisierung mehr möglich. Es besteht ein vorgegebenes psychisches Trauma. Der Patient ist bereits durch das Wissen um seine Krebskrankheit und das Rezidiv angeschlagen. Wir haben es mit ungünstigeren Befunden als bei der Ersttherapie zu tun, und die Therapie wird eine geringere Wirksamkeit haben als bei der Primärbehandlung. Das ist selbstverständlich. Schließlich werden wir auch mit einer verminderten Bereitschaft der Patientinnen zu tun haben, die z. T. wissen, daß eine Heilung kaum noch möglich sein wird.

Zunächst ist zu ermitteln, mit welchen Konstellationen wir es eigentlich zu tun haben. Ausgangspunkt ist die Diagnose, ist der Fall. Bei letzterem haben wir z.t. Gegebenheiten, die eine zuverlässige effiziente Therapie ermöglichen; in so einem Fall sind die Konsequenzen für uns eindeutig. Ganz anders ist es, wenn wir wissen, daß unsere Therapie fraglich effizient ist, daß wir vielleicht nur palliativ vorgehen können, oder daß die Situation aussichtslos ist: Dann kommt als zweiter, ganz wesentlicher Faktor der Patient selber. Wie ist seine Erwartungshaltung? Wieviel Hoffnung hat er noch? Wie sind die Rahmenbedingungen? Umwelt, Familie? Seine Lebensinhalte? Wie ist die Lebenserwartung generell (interne Affektionen u.a.)?

Daraus ergeben sich, etwas systematisiert, zwei Aspekte:

Durch aktives Handeln gewinnen wir das Vertrauen des Patienten, aber wir konfrontieren ihn auch mit der Enttäuschung eines fehlgeschlagenen Therapieversuches. Wir gehen gewisse Risiken eingreifender Methoden ein und haben u.U. doch negative organische Folgen zu erwarten. Wenn wir aber keine Therapie anbieten, wenn wir resignieren, so ist das eine demonstrative Darstellung der Unheilbarkeit für den Patienten. Er wird mit Selbstaufgabe reagieren. Sofern er Schmerzen hat, werden diese durch den psychischen Hintergrund immer mehr ins Unerträgliche gesteigert.

Die Rezidivbehandlung verlangt also eine sehr intensive menschliche Zuwendung. Unsere Therapieplanung muß die organische Konstellation und das technisch noch Mögliche an die individuelle Konstellation adaptieren. Es ist noch zu beachten, daß man gerade bei diesen heiklen Fällen nicht davor zurückscheuen sollte, eine Patientin einer Spezialklinik zuzuweisen, um ihr die besten Chancen zu bieten. Den Angehörigen ist mit Vorsicht zu begegnen. Es kommt vor, daß sie in die Therapieplanung hineinreden wollen, indem sie meinen, "dies oder jenes sei doch sicher das Beste". Heutzutage, bei der derzeitigen Rechtslage, hat der Wille der Patientin absolute Priorität, selbst dann, wenn man ihr Unverstand und fehlende Einsichtsfähigkeit nicht absprechen kann. Die Rechtslage ist etwas hart und läßt formal wenig Spielraum.

Die Ziele unseres Tuns sind je nach Fall vielfältig. Entweder können wir eine Heilung erreichen, oder einen Palliativeffekt mit einem Zeitgewinn oder wir haben nur symptomatische Erfolge zu erwarten, speziell auf dem Gebiet der Schmerzbekämpfung. Schließlich können wir uns, über alles Ärztliche hinaus, durch unsere menschliche Zuwendung, zum Partner der Kranken machen, zum Mitträger des Schicksals.

Das "Rezidiv" ist kein einheitliches Thema. Wir haben es mit ganz unterschiedlichen Dingen zu tun. Wir müssen vom lokalen, solitären Rezidiv anders sprechen als vom disseminiert regionalen Rezidiv, dem locoregionären Rezidiv, den Fernmetastasen. Alles das muß anders, muß speziell betrachtet werden. Und noch etwas verlangt Beachtung: Ob dieses Rezidiv oder der progrediente Prozeß für die Patientin sichtbar ist oder ob es eine unsichtbare, ihr gar nicht bewußt werdende Erkrankung ist. Ebenfalls entscheidend wichtig für die Planung ist es, ob Fernmetastasen solitär, benachbart oder generalisiert sind. Man muß die Therapie auf diese Dinge abstimmen.

1. Lokalrezidive

Kommen wir zum Lokalrezidiv. Die zur Entscheidungsfindung notwendigen prätherapeutischen Ermittlungen sind klar:

- Ist das Rezidiv überhaupt bewiesen?
- Ist es wirklich nur ein Lokalrezidiv?
  (Wenn es nicht nur lokal, sondern auch metastatisch ist, haben wir eine ganz andere Strategie zu verfolgen.)
- Wie ist die Bewertung?
- Wie ist die Prognose?
- Ist es ein frühes Rezidiv?
- Ist es vermutlich noch heilbar, oder ist es verschleppt und mit Sicherheit inkurabel?
- Wie ist die individuelle Konstellation, wie ist der Mensch als solcher zu betrachten?

Bei den vermutlich heilbaren Fällen ist, nach einer Beratung im Kreise von Fachkollegen, eine angemessene, vielleicht auch gut tolerable Therapie angezeigt. Ob das die Strahlentherapie oder die Operation ist, hängt vom Einzelfall ab.

Ganz anders ist der Entscheidungsprozeß, wenn das Lokalrezidiv offensichtlich inkurabel ist. Jetzt sollte man die beiden Konstellationen trennen: Wie ist der Mensch beschaffen? Gehört er zu einer positiven Gruppe von Menschen oder muß man ihn - pauschal gesagt - negativ einordnen? Bei einer positiven Gruppe sollte man alles machen, was noch möglich ist: Also alle Fortschritte der modernen Medizin ausnutzen und eine Lebensverlängerung um jeden Preis anstreben. Der Patient wird auch belastende Eingriffe auf sich nehmen. Ihm liegt daran, sein Leben, dem er besondere, noch aktuelle Inhalte zu verdanken hat, zu verlängern. Man wird hier also auch ultraradikale Operationen einsetzen; man wird bei Stauungen eine Harnableitung veranlassen, man wird sonst noch mögliche Therapien einsetzen, um eben zumindest die Lebensverlängerung als solche zu erreichen.

Beim Kollektiv der psychosozial-"negativen" Patientinnen, den Vereinsamten, die sich aufgegeben haben, die keine Belastungen auf sich nehmen wollen, sollte man nur das Nötigste tun, und zwar im Sinne einer symptomatischen Therapie, wobei es sich meistens um Schmerzlinderung handeln wird. Also nicht mehr die Lebensverlängerung, sondern die Linderung ist hier das Ziel. Es gibt viele Beispiele hierzu.

2. Diskontinuierliche Rezidive (in den Bereichen Beckenwand, Leiste, Axilla)

Wenn hier noch eine Heilungsmöglichkeit besteht, wird man alles tun, was man kann. Man wird sich der jeweiligen Konstellation anpassen und den Versuch der Ausräumung machen; oder wird Clips setzen, um die Nachbestrahlung zu optimieren; man wird den Radiologen hinzuziehen und ihm den Situs demonstrieren. Also: Wenn die Heilungsmöglichkeit noch denkbar ist, muß man das gesamte Spektrum des uns heute technisch zur Verfügung Stehenden einsetzen.

Ganz anders, wenn dieses loco-regionäre Rezidiv inkurabel erscheint. Zunächst wird man aber den objektiven Status erst einmal abzuklären haben. Es gibt dabei manchmal Überraschungen. Man sollte hier nicht zu vorzeitig resignieren. Man kann dann entweder die palliative Tumorverkleinerung vornehmen, bestrahlen oder zytostatisch behandeln; je nachdem, was sich nach Sachlage als sinnvoll erweist.

3. Fern-Metastasen

Bei Metastasen sind wir uns heute darüber klar, daß eine Lebensverlängerung in den wenigsten Fällen möglich ist, und daß wir die sog. Remission nicht mehr als Kriterium kurativer Effizienz ansehen dürfen. Wir müssen vielmehr moderate Therapien bevorzugen, um die verbleibende Lebensqualität des Patienten zu optimieren. Man wird also auch hier nach individuellem Status unterscheiden: Sind es solitäre Metastasen ? Da ist noch eine Heilungschance bzw. eine Lebensverlängerung gegeben. Sind es multiple aber benachbarte – ich denke da an manche Thoraxmetastasen – so ist die Heilung nicht unmöglich. Sind sie disseminiert, so ist der Fall sicherlich inkurabel.

Noch eine weitere Frage ist zu beachten: Besteht durch die Metastasen eine akute vitale Bedrohung oder nicht? Z. B. bei Kompression von Wirbeln mit drohender Querschnittslähmung und dergleichen. Auch diese Frage ist für die Therapieplanung entscheidend. Schließlich noch: Wie sind die objektiven Einflußmöglichkeiten? Was kann ich überhaupt noch tun? Wie ist die individuelle Einstellung? Wieder die gleiche Frage, um hier dem ärztlichen Handeln eine individuelle Richtung zu geben und sachliche Vorbehalte nicht durch eine gewisse Übertreibung therapeutischer Möglichkeiten zu überdecken.

Bei insgesamt positiver Konstellation, also bei günstigen objektiven Möglichkeiten, gewisser Sensibilität des Tumors, einer hohen Erwartung, bei

Akzeptanz der Patientin, bei entsprechendem Lebenswillen, bei Therapiewünschen, wird man aggressive, auch belastende Maßnahmen rechtfertigen können, also alles tun, was möglich ist, während man bei einer insgesamt negativen Konstellation meistens nur wenig Möglichkeiten hat: Bei Kontraindikationen, fehlender Akzeptanz und Selbstaufgabe wird man nur die symptomatischen Maßnahmen ins Auge fassen, bzw. sehr moderate Therapien. Gerade bei der Chemotherapie gibt es heute solche Möglichkeiten.

Bei Knochenmetastasen wird man in allen Gruppen aktiv vorgehen müssen. Da gelten die vorhin aufgezeigten Kriterien der Zurückhaltung nicht. Man wird eine operative Therapie erwägen, oder die lokale Radiatio vorher, nachher oder allein, einsetzen. Evtl. sind spezielle Medikamente einsetzbar. Hier ist es immer geboten etwas zu tun, auch bei einer sonstigen Hoffnungslosigkeit, um den Querschnittssymptomen oder Spontanfrakturen vorzubeugen. Es ist eine symptomatische Therapie, meist nicht mehr.

Der Grundsatz bei der Behandlung von Rezidiven, bzw. primär inkurabel erscheinenden progredienten Fällen muß es sein, nicht blind das technisch Mögliche zu praktizieren und es als einziges zu erstreben, sondern das menschlich Gebotene, das Erwünschte, das Lindernde genauso im Auge zu behalten. *"salus aegroti"* muß unser Ziel sein. Es muß besonnen mit den technischen Möglichkeiten umgegangen werden. Aber *"salus aegroti"* - was ist das? Kann man das immer wissen? Ich glaube, hier endet unsere analytische Beurteilung im Unvollkommenen.

Lokalrezidive nach Mammakarzinom – Auftreten nach subkutaner Mastektomie*

F.K. Beller, D.C. Kieback

Definition

Die Durchsicht der Literatur zur Frage über das Lokalrezidivs (LR) ergibt, daß eine vergleichende Darstellung nicht möglich ist, weil es keine verbindliche Definition gibt. Ohne den Versuch einer deskriptiven Einteilung scheint infolgedessen eine Diskussion wissenschaftlich unsinnig. Eine derartige Auflistung wird im folgenden versucht.

Anatomisch deskriptive Einteilungen: Hierzu gehört als einfachster Versuch die Definition: Jedes Wiederauftreten von Krebs in einer voroperierten oder vorbestrahlten Region des Körpers [28]. Diese Definition wird von anderen Autoren eingeengt, indem sie diese Definition dem lokoregionalen Rezidiv vorbehalten [z.B. 22]. Demgegenüber gilt als regionales Rezidiv ein wiederauftretender Krebs, der in Lokalisationen auftritt, die weder operiert noch bestrahlt wurden (z.B. Axilla, Klavikula oder Restbrust). Wiederum andere beschränken das lokoregionale Rezidiv auf eine Lokalisation, die kranial von der Klavikula, kaudal vom Rippenbogen, medial von der Mittellinie, und lateral von der hinteren Axillarlinie begrenzt wird.

Eine weitere Unterscheidungsform wird nach der pathologischen Formation getroffen:

1. Dem Narbenrezidiv, in der ehemaligen Operationsnarbe (z.B. ließ Halsted kein anderes Rezidiv gelten)
2. Hautmetastasen. Es kann als gesichert gelten, daß diese sich durch eine Röntgenbestrahlung auf weniger als 5% vermindern lassen
3. Das Lymphknotenrezidiv
4. Das Subkutisrezidiv (Cancer en cuirasse, Velpeau, Billroth)
5. Das Karzinom im Warzenhofkomplex
6. Den Second-Primary-Tumor in der Restbrust

---

* In dieser Arbeit wurden Daten der Dissertation von Ch.J. Meyer, Münster 1989, verwandt

Auchincloss [2] hat die Möglichkeiten zusammengefaßt, die ursächlich für die Entstehung des Lokalrezidivs in Betracht kommen:

1. Während der Operation zurückgebliebene Krebszellen im subkutanen Gewebe (die im fibrotischen Narbengewebe eingeschlossen wurden). Diese Vorstellung geht auf Halsted und Haagensen [24] zurück.
2. Retrograde Aussaat von Karzinomzellen von befallenen interkostalen Lymphknoten oder Lymphknoten der Mammaria-interna-Kette. Diese Form soll das echte Brustwandrezidiv bilden.
3. Lokale Aussaat von Krebszellen in der Operationsregion, die schon bei der Biopsie erfolgen kann.
4. Ausbreitung von zurückgebliebenen Karzinomzellen aus der nicht total ausgeräumten Axilla.

Von diesen Möglichkeiten haben sich einige als falsch erwiesen, wie z.B. die Möglichkeiten 1, 3 und 4.

In neuerer Zeit spielen der angeschnittene Tumor und die multizentrische Entstehung eine wesentlich größere Rolle, hierauf wird im einzelnen noch zurückzukommen sein. Darüber hinaus gibt es persönliche Einteilungsschemata verschiedener Autoren, und in einer Reihe von Arbeiten wird überhaupt gar nicht erst der Versuch gemacht, das LR zu definieren.

Häufigkeit

Am besten gibt ein Editorial von Crile [14] Aufschluß über die Unsicherheit von Zahlen, als Folge des Wirrwarrs der Definitionen. Er hat das als "Fact und Fantasy" beschrieben. Zu Grunde lag dem, daß er bislang über eine Häufigkeit von 6% LR berichtet hatte. Als die Daten auf Computer umgestellt wurden, waren es plötzlich 18%. Die Analyse ergab, daß die Statistiker Krebs in der zervikalen und supraklavikulären Region, sowie neue Karzinome in der anderen Brust und Metastasen in der Haut in der oberen Körperregion als Metastasen mit gezählt hatten. Für den Leser wird erkennbar, daß aber auch Crile seine Definition sehr eingeengt hatte. Er gibt zu, daß auch Fehler bei seiner Nachsorge gemacht wurden, und man einigte sich dann auf 12%. Wem ist aber bekannt, daß diese international renommierte Klinik über Nacht ihre Einteilungskriterien geändert hatte? Hinsichtlich der Häufigkeit könnte man in der Tat die Daten in vielen Arbeiten als "Fact und Fantasy" beschreiben.

Unter diesen Umständen erlauben Zahlenangaben über die Häufigkeit wegen mangelnder Vergleichbarkeit nur sehr grobe Rückschlüsse. Es erscheint daher müßig, die Zahlen der einzelnen Autoren aufzuführen. Einige Prinzipien lassen sich jedoch aus der Literatur herausarbeiten:

Die Zusammenstellung von mehreren größeren Studien ergibt, daß ein Zusammenhang besteht zwischen dem Auftreten von LRen und
1. der Größe des Tumors,
2. dem Auftreten eines Lymphknotenbefalls [1, 3, 13, 25, 31], wobei die Häufigkeit mit der Zahl der befallenen Lymphknoten ansteigt [15, 24, 33].

Auch eine Beziehung zwischen histologischem Grading und LR wurde festgestellt. Kein Unterschied besteht in der Häufigkeit zwischen radikaler, eingeschränkt radikaler und brusterhaltender Operation, wie sich aus folgender Zusammenstellung ergibt:

Operationsart	Zahl der Fälle	Häufigkeit in %	Zahl der Studien
Radik.Mast.	5214	4,5 - 13 %	6
Modif.Mast.	3347	5,0 - 9 %	7
Brusterhalt. OP	3000	5,0 - 13 %	9

Eine Ausnahme macht die Arbeit von Kindermann u. Genz [27], die bei einem langen Nachbeobachtungszeitraum von 20 Jahren beobachteten, daß bei der Aufschlüsselung nach Mastektomie 8,4% und nach brusterhaltender Operation 6,1% lokal regionale Rezidive auftraten. Regional waren es 2,6 und 2,3%. Wurde das Material nach dem "matched pair"-Verfahren gesichtet, waren es sogar 8,7 gegen 4,7%. Verblüffend ist allerdings, daß die Überlebenschance der Patienten mit eingeschränkten Operationen besser war. Nicht klar geht aus dieser Arbeit hervor, wie häufig Tumoren in der Restbrust das LR ausmachten.

Weiterhin ist aus der bisherigen Literatur ein Zusammenhang zwischen Rezeptor und Menopausenstatus nicht zu erkennen. Schließlich besteht kein Zusammenhang zwischen Wiederaufbau der Brust nach Mastektomie und LR (Zusammenstellung s. bei Bohmert [10]). Eine Beziehung zwischen Histologie und LR ist nicht möglich, weil die Ergebnisse zu unterschiedlich sind.

Schnitt et al. [35] haben festgestellt, daß ein LR (local failure) zu beobachten war, wenn

1. die Resektion des Tumors nicht im Gesunden erfolgte,
2. intraduktale Komponenten vorhanden waren,
3. noninvasive Komponenten in der Umgebung des Tumors bestanden,
4. ein Tumor unreif war,
5. ein hoher Mitose-Index vorhanden war.

Fisher [18] weist auf die Bedeutung von Umgebungsarealen des Tumors hin und damit auf das, was er als multifokales Auftreten bezeichnet. In diesem Zusammenhang sind nun die Häufigkeitszahlen der größeren Serien von brusterhaltenden Operationen von Bedeutung: Fisher et al. [17-20] geben 6% an (10 Jahre), Veronesi et al. [40] 4% (5-12 Jahre) und Durand 8%. Dabei finden sich allerdings keine klaren Aufschlüsselungen, sondern es muß angenommen werden, daß es sich um Tumoren in der ipsilateralen Brust handelt, die als "multizentrisch" oder "multifokal" entstanden sind und sich als strahlenresistent erwiesen haben. Die Möglichkeit eines angeschnittenen Tumors kann wohl auch nicht von der Hand gewiesen werden. Veronesi hat kürzlich die Tumorektomie lediglich als "Debulking" Operation bezeichnet. Für diese Annahme spricht auch die Differenz zwischen bestrahlten und unbestrahlten Tumorektomien im Material von Fisher et al. [17-20] (6 gegenüber 25% LR). Mit diesen Rezidiven muß gerechnet werden, hatten doch Rosen et al. [32] schon 1975 in einem Simulationsversuch gezeigt, daß multizentrische Tumoren in einer Restbrust zurückbleiben können.

In einer neueren Arbeit haben Müller et al. [31] diese Ergebnisse erweitert und stellten bei einer Tumorgröße bis zu 3 cm multizentrische Herde bis zu 25% fest, selbst wenn eine Manschette von gesundem Gewebe von 2 cm erhalten wurde.

Es ist fast selbstverständlich, in Anbetracht der Unterschiede des Materials, daß die Frage des Zusammenhanges zwischen Auftreten von LR und Prognose sehr unterschiedlich beurteilt wird. Entscheidend ist dabei der Zusammenhang zwischen Auftreten von LR und Fernmetastasen.

Ganz allgemein kann man feststellen, daß die Prognose schlecht ist, wenn das LR Ausdruck einer generalisierten Metastasierung ist, was leider bei der Mehrzahl der Fall ist. Dagegen beeinflußt das selten zu beobachtende isolierte LR ohne andere Metastasierungszeichen offensichtlich die Prognose nicht.

Eigene Untersuchungen

Das eigene Material bezieht sich auf die Nachuntersuchung von 561 subradikalen Mastektomien nach Auchincloss [2] mit axillärer Nodektomie und insgesamt 544 subkutanen Mastektomien mit axillärer Nodektomie und Nachbestrahlung. Diese wiederum unterteilen sich in 122 radikale subkutane Mastektomien für die gefordert wurde 95% des Drüsenkörpers zu entfernen. Über die 10-Jahres-Heilung wurde bereits an anderer Stelle berichtet [4,5].

In der vorliegenden Untersuchung wurde ein Lokalrezidiv wie folgt definiert: Wiederauftreten des Tumors im Bereich der Brustwand / Restmamma, der Narben, der axillären oder supraclavikulären Lymphknoten.

Bei 423 Patientinnen wurde eine "modifizierte" subkutane Mastektomie durchgeführt und zwar in 95% der Fälle doppelseitig. Bei dieser Operation werden etwa 70% des Drüsenkörpers entfernt und nachbestrahlt [7]. Über die Ergebnisse dieser Operation wurde ebenfalls teilweise berichtet [5,6].

Die Rezidivrate nach der modifizierten radikalen Mastektomie (MRM) betrug 19%, nach radikaler subkutaner Mastektomie (RSM) 9% und nach eingeschränkt radikaler Mastektomie (ERSM) 5,2%.

Die Häufigkeit des LR nach der Primärtherapie geht aus Tabelle 1 hervor, welche die Ergebnisse der Literatur bestätigt, nach der die Mehrzahl der LR innerhalb von 2 Jahren auftritt. Tabelle 2 zeigt die Beziehung zwischen

Tabelle 1: Auftreten von Lokalrezidiven nach Primärtherapie

Jahr nach der Operation	Inzidenz der Lokalrezidive
1	58
2	30
3	9
4	3
5	3
6 und mehr	9
keine Angabe	23
Summe	135

Tabelle 2: Auftreten von Fernmetastasen oder Tod
Jahr nach dem Lokalrezidiv

1	78
2	17
3	5
4 und mehr	15
keine Angaben	20
Summe	135

Fernmetastasen oder Tod nach Auftreten eines LR. Von 135 Patientinnen waren bereits nach einem Jahr 78 der Fälle verstorben.

Die Zahlen des metastasenfreien Überlebens mit und ohne LR unterscheiden sich deutlich. Das Auftreten eines LR verschlechtert die Prognose signifikant (Abb. 1).

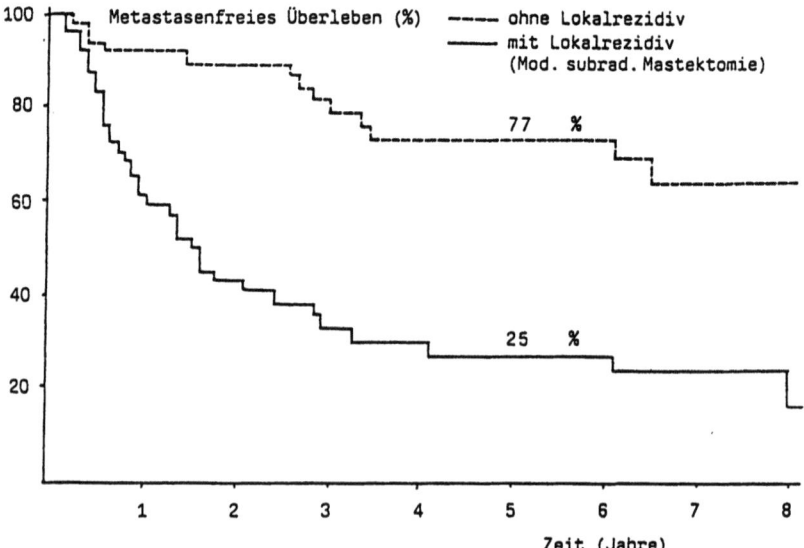

Abb. 1: Prognose der ablativen Operation mit und ohne Lokalrezidiv

Dagegen unterscheiden sich die Ergebnisse zwischen modifizierter radikaler Mastektomie und den subkutanen Mastektomien nicht signifikant. Die Daten der Tabelle 3 belegen einmal die Beziehung zwischen Tumorgröße und dem Auftreten eines LR, sowie zwischen den einzelnen Formen des LR und Häufigkeit zur Tumorgröße.

Beim Vergleich zwischen ablativer Op. und den subkutanen Mastektomien war das Narben- und Hautrezidiv bei ablativen Operationen signifikant häufiger vertreten. Zu beachten ist auch das Fehlen eines LR im Warzenhof und der Brustwarze (In einem Fall war das Karzinom von außen eingewachsen) (Tabelle 4).

Tabelle 3: Häufigkeitsverteilung in Abhängigkeit vom Tumorstadium

Lokalisation	T1	T2	T3	T4	TX
Narbenrezidiv	7	12	8	7	13
Mamillenrezidiv	0	1	0	0	0
Hautrezidiv	4	7	5	4	12
Subkutisrezidiv	6	7	3	3	9
Axilläre Lymphknoten	4	3	1	1	0
Supraklav. Lymphknoten	2	8	1	2	5
Summe (n= 134)	23	38	18	17	39

Tabelle 4: Häufigkeit des Auftretens von Lokalrezidiven in Abhängigkeit von der Operationstechnik

Operation	Narbe		Haut		Axilla		Summe
		Mamille		Subkut.		Suprakl.	
Mod. subrad. Mastektomie	38	0	29	17	7	14	105
Rad. subkut. Mastektomie	5	0	0	2	0	2	9
Subrad.subk. Mastektomie	4	1	3	9	2	2	21
Summe	47	1	32	28	9	18	135

Bei negativem Nodalstatus war das Subkutis- und Narbenrezidiv statistisch signifikant häufiger vertreten, als die anderen Lokalisationen. Bei positivem Nodalstatus trat das Axillarezidiv bevorzugt auf. Das metastasenfreie Überleben unterschied sich zwischen den einzelnen Rezidivformen nicht (Abb. 2).

Diskussion und Zusammenfassung

Infolge der großen Unterschiede zwischen den einzelnen Formen des LR ist es kaum möglich, die Ergebnisse der Mehrzahl der Arbeiten der Literatur zu vergleichen. Darüberhinaus ist zu berücksichtigen, daß sich die Therapie des Brustkarzinoms gewandelt hat. Das hatte zur Folge, daß andere Formen des Lokalrezidivs auftraten als sie von den radikalen Operationen bekannt waren. Insgesamt läßt sich feststellen, daß Lokalrezidive gleich welcher Form unter folgenden Umständen häufiger auftreten:
1. In Abhängigkeit von der Größe des Tumors
2. In Abhängigkeit vom Lymphknotenstatus
3. Bei inkomplett reseziertem Tumor
4. Bei duktalen Komponenten, seien sie in situ oder invasiv
5. Bei unreifen Tumoren

Bei den brusterhaltenden Operationen (Lumpektomie, Tumorektomie, Segmentresektion, Quadrantresektion) mit Nodektomie und Nachbestrahlung treten bevorzugt Tumoren in der ipsilateralen Brust auf, die als Weiterwachstum oder multizentrisch entstandene Zweittumoren aufzufassen sind, die von der Bestrahlung nicht zerstört wurden.

Dagegen treten eigentliche Narbenrezidive wesentlich seltener auf, als nach ablativen oder radikal ablativen Operationen. In dieser Hinsicht stehen die subkutanen Mastektomien erwartungsgemäß dazwischen: Bei der radikalen subkutanen Mastektomie treten keine Resttumoren auf. Insofern verhalten sie sich, wie die ablativen Operationen, aber die LR-Rate ist insgesamt geringer, als nach ablativen Operationen. Schränkt man die Resektion des Drüsenkörpers ein (modifizierte subkutane Mastektomie), treten einige wenige Resttumoren auf (2% unveröffentlicht) und die LR-Rate entspricht derjenigen nach Tumorektomie (ob sie wirklich geringer ist, läßt sich infolge eines Fehlens einer randomisierten Reihe nicht entscheiden). Damit wird der Einwand von Thomsen [39] gegen die subkutane Mastektomie, sie sei ein zu eingreifender Eingriff, entkräftet.

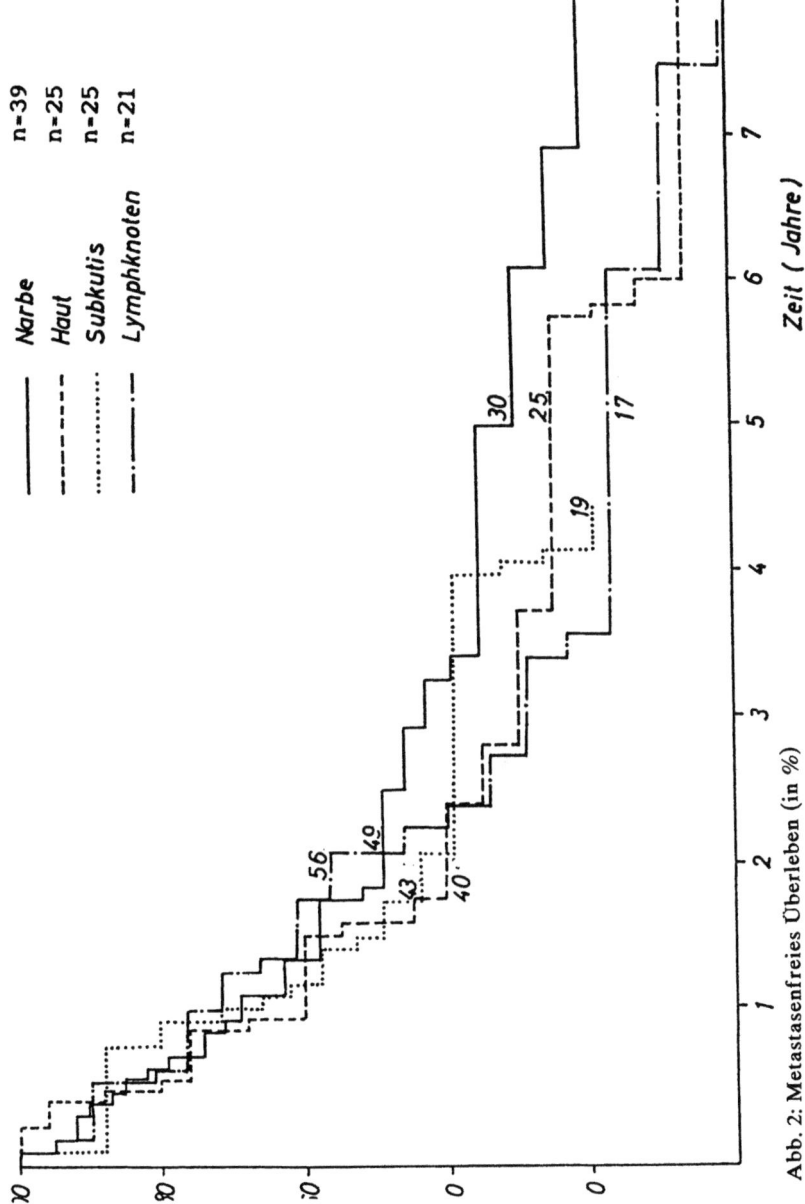

Abb. 2: Metastasenfreies Überleben (in %)

Entkräftet wird aber auch die ursprüngliche Annahme von Halsted, später Haagensen [24] und vielen anderen radikalen Chirurgen, welche die ultraradikale Operation forderten, weil sie annahmen, daß bei der Operation lokal Krebszellen verschleppt würden, die dann das LR verursachen würden. Je mehr Haut entfernt wird, so wurde argumentiert, um so geringer sollte die Zahl an LR sein. Heute kann man folgern, daß ein LR um so eher entsteht, je größer der Defekt ist.

Damit wird es unwahrscheinlich, daß das Narbenrezidiv als ein lokales Phänomen anzusehen ist, sondern ein Symptom der Metastasierung darstellt, wobei man sich vorstellen kann, daß das schlecht durchblutete Narbengewebe als Filter für Krebszellen wirkt. Man kann weiter folgern, daß das Belassen von Gewebe umgekehrt proportional zum Entstehen eines Narbenrezidivs steht, oder genauer ausgedrückt, daß Narbenrezidive bei brusteinschränkenden Operationen gegenüber den mehr radikalen Operationen abnehmen.

Ein weiterer interessanter Zusammenhang ergibt sich im Hinblick auf den Warzenhof. Das Auftreten eines Rezidivs in der Warze und im Warzenhof gehört zu den extremen Seltenheiten. Wir haben einen solchen Befund in über 1000 brusterhaltenden Operationen nur einmal beobachtet. Diese Beobachtung wurde uns vielfach bestätigt. Das ist erstaunlich, denn Krebszellen im duktalen Anteil der Warze oder im Unterhautfettgewebe wurden vielfach beobachtet (z.B. [34,37]). Unsere eigenen Zahlen liegen bei T-1-Tumoren bei etwa 4% [4]. Wir haben den Warzenhof anfangs verworfen, wenn wir diesen Befund histologisch sicherten. Später haben wir darauf verzichtet. Auch die Befunde von Fisher [17-20] über Metastasen im Warzenhof beziehen sich auf derartige Zellabsiedelungen, aber nicht auf echte Lokalrezidive im Warzenhof.

Diese Beobachtung ist so eindeutig, daß man annehmen muß, der Warzenhof stelle ein invasionsresistentes Gewebe dar oder daß er auf die Bestrahlung besonders gut anspricht.

Es ist daher überflüssig dieses Gewebe zu verwerfen. Damit ergibt sich ein weiterer Pluspunkt für die subkutane Mastektomie. Kubli hatte seinerzeit eingewandt, daß der Eingriff zu radikal sei. Das gilt aber natürlich nur im Vergleich von radikaler subkutaner Mastektomie zur Tumorektomie, weil von plastisch-chirurgischer Seite argumentiert wurde, daß die ästhetischen Erfolge nach sofortiger Rekonstruktion besser seien, als nach radikaler subkutaner Mastektomie. Das war vor 15 Jahren richtig. Mit der Verwendung von subpektoralen Prothesen auch nach RSM haben sich die Ergebnisse angeglichen. Ganz sicher gilt dies nicht, wenn zwischen ablativer

Operation mit sofortiger Rekonstruktion und bilateraler eingeschränkter subkutaner Mastektomie verglichen wird. Denn bei dieser Operation wird die Brust mit Fettlappen aufgebaut und das Implantat vermieden, von der Verminderung der Zahl der operativen Eingriffe ganz zu schweigen. Damit erreichen wir ein kosmetisches Ergebnis, das die Operation bilateral erlaubt.

Literatur

1. Amalric R., Santamaria F., Robert F. et al.: Radiation therapy with or without primary limited surgery for operable breast cancer. Cancer 49 (1982), 30-34.
2. Auchinccloss H.: The nature of local recurrence following radical mastectomy. Cancer 11 (1958), 611.
3. Bedwiner J.M., Fineberg B., Lee J. et al.: Analysis of failures following local treatment of isolated local-regional recurrence of breast cancer. Cancer 47 (1981), 2232-2235.
4. Beller F.K., Schnepper E.: Konservative Primäroperation des Mammakarzinoms. Dtsch.Med.Wochenschr. 106 (1981), 329-331.
5. Beller F.K., Schmidt E.H.: Subcutaneous mastectomy with lymphadenectomy and irradiation for primary treatment of breast cancer. In: Zander J., Baltzer J. (eds). Early breast cancer. Springer, Berlin, Heidelberg, New York, Tokyo (1985), 269-309.
6. Beller F.K., Nienhaus H., Niedner W., Holzgreve W.: Bilateral breast cancer. The frequency of undiagnosed cancers. Am.J.Obstet.Gynecol. 155 (1986),247-255.
7. Beller F.K., Niedner W., Winkler U.: Die bilaterale eingeschränkte subkutane Mastektomie. Gyn.Prax. 10 (1986), 507-517.
8. Beller F.K., Wilken H.: Brusterhaltende Operation beim Mammakarzinom. Zentralbl.Gynäkol. 109 (1987), 22-31.
9. Billroth T.: Die Krankheiten der Brustdrüse. Enke, Stuttgart (1980).
10. Bohmert H.: Das Lokalrezidiv nach plastischen Operationen wegen eines Mammakarzinoms. Beitr.Onkol. 22 (1985), 68-90.
11. Bross I.D.: The biostatical and biological basis for a cascade theory of human metastasis.
12. Chu F.C., Coper J., Rosso R. et al.: Locally reccurent carcinoma of the breast. Cancer 37 (1976), 2677.
13. Ciatto S., Rosseli del Torco M., Pacini et al.: Early detection of local recurrence in the follow up of primary breast cancer. Tumor 70 (1984), 179-183.
14. Crile G.: The incidende of local recurrence of carcinoma of the breast. Surg.Gynecol.Obstet. 156 (1983), 497-498.
15. Donegan W.L.: The influence of untreated internal mammary cancer. Cancer 39 (1977), 533-538.

16. Fentman I.S., Mattewa P.N., Davidson O.W. et al.: Survival following local skin recurrence. Br.J.Surg. 72 (1985), 14-16.
17. Fisher B., Bauer M., Margoleser R. et al.: Five year results of a randomized clinical trial comparing total mastectomy and segmental mastectomy with or without radiation in the treatment of breast cancer. N.Engl.J.Med. 314 (1985), 665-673.
18. Fisher B., Redmond C., PoissonR. et al.: Eight year results of a randomized clinical trial comparing total mastectomy and lumpectomy with or without irradiation in the treatment of breast cancer. N.Engl.J.Med. 320 (1989), 822-828.
19. Fisher E.R.: The pathology with particular reference to localbreast recurrence and multicentricity. Verh.Dtsch.Ges.Pathol. 69 (1985), 51-61.
20. Fisher E.R., Sass R., Fisher B. et al.: Pathological findings from the national surgical adjuvant breast project (protocal 6) II. Relationship for local recurrence to multicentricity. Cancer 57 (1986), 1717-1724.
21. Fournier D. von, Weber E., Hoffken W. et al.: Growth rate of 147 mammary carcinomas. Cancer 45 (1980), 2198-2207.
22. Gilliland M.D., Barton R.M., Copeland E.M.: The implications of local recurrence of breast cancer as the first site of therapeutical failure. Ann.Surg. 197 (1983), 284-287.
23. Haagensen C.D.: The choice of treatment for operable carcinoma of the breast. Surgery 76 (1974), 685-714.
24. Haagensen C.D.: Diseases of the breast, 3rd ed. Saunders, Philadelphia (1986).
25. Hayward J.L.: The guys trial of treatment of early breast cancer. World J.Surg. 1 (1977), 314-316.
26. Henningsen B.: Spätergebnisse der Rezidivoperationen von Karzinomen der Brustdrüse. Verh.Dtsch.Krebs.Ges. 3 (1982), 147-150.
27. Kindermann G., Genz T.: A comparison between the results of simple mastectomy for breast cancer: The problem of local recurrence. Arch.Gynecol. 237 (1985), 67-73.
28. Koch H.L., Voss A.C., Ahlemann L.M.: Die Prognose des Rezidivs beim operierten und nachbestrahlten Mammakarzinom. Strahlentherapie 156 (1980), 750-753.
29. Leggett C.A.C.: Local recurrence of carcinoma of the breast. Aust.N.Z.Surg 50 (1980), 298-300.
30. Manfreda D., Judmaier F.: Das Lokalrezidiv beim operierten Mammakarzinom. Acta Chir.Austriaca 3 (1979), 57-60.
31. Müller A., Fournier D. von, Kaufmann M. et al.: Whole breast irradiation and boost irradiation in breast conserving therapy based on morphologic findings. Breast dis. 2 (1989), 121-130.
32. Rosen P.P., Fracchia A.A., Urban J.A. et al.: "Residual" mammary carcinoma following simulated partial mastectomy. Cancer 35 (1975), 739-749.

33. Rosenman J., Bernard S., Kober C. et al.: Local recurrences in patients with breast cancer at the North Carolina Memorial Hospital (1970-1982). Cancer 57 (1986), 1421-1425.
34. Santini D., Taffurelli M., Gelli M.C. et al.: Neoplastic involvement of nipple - areolar compex in invasive breast cancer. J.Surg. 158 (1989), 399-401.
35. Schnitt S.J., Conolly J.L., Recht A. et al.: Breast relapse following primary radiation therapy for early breast cancer. II. Detection pathologic features and prognostic significance. Int.J.Radiat.Oncol.Biol.Phys. 11 (1985), 1277-1284.
36. Segaloff A.: Identification of breast cancer patients with high risc of early recurrence after radical mastectomy. Cancer 47 (1987), 2809-2826.
37. Suehiro I., Inai K., Tokuoka S.H. et al.: Involvement of the nipple in early carcinoma of the breast. Surg.Gynecol.Obstet. 168 (1989), 244-247.
38. Toonkell M., Fix I., Jacobson L.H.: the significance of local recurrences of carcinoma of the breast. Int.J.Radiat.Oncol.Biol.Phys. 9 (1983), 33-39.
39. Thomsen K.: Möglichkeiten der brusterhaltenden Therapie bei der Primärbehandlung des Mammakarzinoms. In: Thomsen K., Tranns G. (Hrsg.): Aktuelle Probleme des Mammakarzinoms. Enke, Stuttgart (1981), 56.
40. Veronesi V., Banfi A., Vecchio M. et al.: Comparison of hausted mastectomy with quadrantectomy, axillary dissection and radiotherapy in early breast cancer. Eur.J.Cancer Clin.Oncol. 22 (1986), 1085-1089.
41. Velpeau A.A.M.M.: Traite des maladies du sein et de region mammaire. Masson, Paris (1954).

Chirurgische Rezidivtherapie nach Brusterhaltung

H. Dieterich, J. Kurtz, J. Torhorst und E. Walther

Intramammäre Lokalrezidive nach brusterhaltender Therapie unterscheiden sich ganz wesentlich vom Lokalrezidiv nach modifiziert-radikaler Mastektomie. In verschiedenen Kliniken variiert die Lokalrezidivrate von 2% beim Netherlans CI und 10% in den Untersuchungen des Princess Margret Instituts. Die NSABP-06-Studie fand nach 5 Jahren in 8% der Fälle intramammäre Lokalrezidive. Untersuchungen von Kurtz an 1593 Mammakarzinom-Patientinnen des Stadiums I-II ergaben in 7% der Fälle Intramammärrezidive. Diese Daten des Marseiller Cancer Instituts betreffen den Zeitraum von 1963-1982 und sind auch bezüglich der weiteren lokoregionären Kontrolle und Therapie am besten untersucht. Insgesamt waren in diesem Patientenkollektiv 159 operable intramammäre Rezidive aufgetreten, wobei 79-mal eine Salvage-Mastektomie und 80-mal eine konservative Salvage-Therapie durchgeführt wurde. Auffallend ist, daß Patientinnen mit Salvage-Mastektomie bezüglich der weiteren locoregionären Rezidivfreiheit statistisch signifikant besser abschnitten, als Frauen, die sich einer nochmaligen konservativen Salvage-Operation unterzogen hatten. Die Art der durchgeführten Salvage-Operation hatte allerdings keinen Einfluß auf das Gesamtüberleben nach Operation des Lokalrezidivs. Die Ursachen für die Unterschiede der verschiedenen Kollektive sind noch nicht bis in die letzten Einzelheiten geklärt, jedoch sind prognostische Faktoren bekannt, die den weiteren lokalen Verlauf nach brusterhaltender Therapie positiv oder negativ beeinflussen könnten. Die Tabellen 1-4 zeigen biologische, onkologische, anatomische und auch

Tabelle 1: Biologische Faktoren

- Grading nach Bloom und Richardson
- Aneuploidie
- S-Phase-Fraktion
- Gefäßinvasion im Rezidivtumor
- Tumortyp (z.B. lobulär)
- Wachstumsverhalten des Rezidivtumors
- Anteil an EIC
- Alter der Patientin

Tabelle 2: Onkologische Faktoren

- Rezidivfreies Intervall
- Zweitkarzinom? Kleines Rezidiv? (Differenzierung schwierig)
- Lymphknotenstatus zum Zeitpunkt des Rezidivs
- Beeinflußt vorherige Chemo-Hormon-Therapie Rezidivverhalten?

Tabelle 3: Anatomische Faktoren

- Lokale Ausdehnung des intramammären Rezidivs
- Topik des Rezidivs (Nachbarschaft zur Primärtumorregion?)
- Fixierung von Haut oder Pectoralis
- Aktinogene Weichteilverhältnisse
- Resektionsränder bei Salvage-Operation

Tabelle 4: Psychische Faktoren

- Einbeziehung der Patientin
- Psycho-soziale Situation
- Patientenkooperation

psychische Faktoren auf, die nicht nur die Indikation zur primären brusterhaltenden Therapie, sondern auch die spätere Behandlung eines lokoregionären Rezidivs beeinflussen (siehe Tabellen 1-4).

Eigene Ergebnisse

Vom 01.01.1977 bis zum 31.12.1986 wurden im Rahmen des Basler Protokolls 406 brusterhaltende Behandlungen durchgeführt. 64% der brusterhaltenden Operationen erfolgten an Universitätskliniken, der Rest in 10 Spitälern der Region. Von den 406 Mammakarzinomen ist bei 392 ein Pathologie-Review von einem Untersucher (J.T.) durchgeführt worden. Diese stellen das Ausgangskollektiv dar. Davon sind 27 duktale Carcinomata in situ, zwei loguläre Carcinomata in situ. Bei sieben Patientinnen ist keine Lymphadenektomie durchgeführt worden, drei haben keine Strahlentherapie erhalten und zehn sind an doppelseitigem Mammakarzinom erkrankt. Diese Patientinnen werden von der folgenden Analyse ausgeschlossen. Ziel der Primärtumorchirurgie ist die Entfernung des Karzinomknotens im Gesunden. Deshalb ist bei histopathologischem Nachweis von Karzinomgewebe im Resektionsrand (Schnellschnitt) oder, wenn der Chirurg über die Resektion im Gesunden unsicher war, einzeitig (selten auch zweizeitig) in insgesamt 54% des Kollektivs eine Nachexzision durchgeführt worden. Ziel der Axillachirurgie ist die Stadienbestimmung, nicht die Axillaausräumung, wobei die Zahl der ausgeräumten Axillalymphknoten auch in Abhängigkeit zum Operateur steht. Eine Zahl von 8 Lymphknoten (vgl. TNM 1987) ist für diesen Zweck als genügend angesehen worden.

Die Radiotherapie wurde bei allen Patientinnen in der Abteilung Radio-Onkologie des Kantonsspitals Basel von 1977 bis zum Sommer 1986 nach dem andernorts publizierten Konzept vorgenommen (Hünig et al. 1983).

Die Nachkontrollen der Patientinnen sind durch die Abteilung für Radio-Onkologie in Zusammenarbeit mit den beteiligten Ärzten durchgeführt worden. Endpunkte für die vorliegende Untersuchung sind: Tod, Mastektomie, letzte Kontrolluntersuchung mit schriftlichem Befundbericht (Harder et al. 1989).

Bei der pathologisch, anatomischen Auswertung der Operationspräparate von den 343 Mammakarzinomen ist bei 54% (N=184) eine Nachexzision aus den oben erwähnten Gründen erfolgt. Von diesen Nachexzisionen ist in 165 Fällen ein Pathologie-Review durchgeführt worden. Dabei sind 47-mal (28%) Reste eines invasiven Karzinoms, 14-mal (7%) Carcinomata in situ (duktales Ca in situ N=12, lobuläres Ca in situ N=2) gefunden worden. Von den 343 Mammakarzinomen sind auch unter Einbezug des Befundes an den Nachresektaten 61 (18%) nicht im Gesunden reseziert und 26 (8%) fraglich im Gesunden reseziert. Das mediane Alter der Gesamtgruppe bei Diagnose ist 47 Jahre (24 - 77). Das mediane Alter der Patientinnen, welche später ein intramammäres Lokalrezidiv entwickeln, beträgt 44,5 Jahre (26 - 68). Die mediane Nachkontrollzeit ist 53 Monate (6 - 149). In dieser Zeit sind insgesamt 31 (9%) intramammäre Lokalrezidive dokumentiert worden. Dies bedeutet etwa 2% pro Jahr. Die Lokalrezidive sind nach 7 - 125 Monaten (median 53) beobachtet worden. Bei den 184 Karzinomen mit Nachresektion sind 21 Lokalrezidive (11%), bei den 159 Karzinomen ohne Nachresektion sind 10 (6%) Lokalrezidive aufgetreten (CHI2: 2,7, p = 0.10). Bei den Tumoren mit invasivem Karzinom oder in situ Karzinom im Nachresektat (N=61) sind 13 Lokalrezidive (21%), bei den restlichen Karzinomen mit Nachresektaten und Pathologie-Review (N=104) sind 6 Lokalrezidive (6%) beobachtet worden (CHI2: 9,1, p = 0.0025). Bei den 220 invasiv duktalen

Karzinomen sind 18 Lokalrezidive (8%), bei den 27 invasiv-lobulären Karzinomen 5 (19%) und bei den 96 übrigen Karzinomen 8 Lokalrezidive (8%) beobachtet worden (CH12: 3,2, p = 0.20). Bei den 87 Tumoren, welche nicht oder fraglich im Gesunden reseziert waren, traten 12 (14%) Lokalrezidive, bei den übrigen 256 Tumoren traten 19 (7%) Lokalrezidive auf (CH12: 3,2, p = 0.07). Von den 97 invasiv duktalen Karzinomen mit 10% oder mehr der Fläche des Tumors bestehend aus duktalen Carcinoma in situ entwickelten 5 (5%) Lokalrezidive, von den 123 übrigen invasiv-duktalen Karzinomen entwickelten 13 (11%) ein Lokalrezidiv (CH12: 2,1, p = 0.15).

Der histologische Typ des Mammakarzinoms hat einen gewissen Einfluß auf die Häufigkeit von Lokalrezidiven: Beim invasiv-lobulären Karzinom beträgt das Risiko 12 - 19% nach 5 Jahren und ist damit etwas höher als beim invasiv-duktalen. Der Unterschied ist aber nicht signifikant. Wichtig ist, daß die invasiv-lobulären Lokalrezidive häufig die Brust ausgedehnt befallen im Gegensatz zu den meist auf die Tumorektomie-Region begrenzten Rezidive nach invasiv-duktalem Karzinom. Bei Patientinnen mit Karzinom im Nachresektat ist das Lokalrezidiv-Risiko signifikant erhöht (Torhorst) nach einer medianen Beobachtungszeit von 53 Monaten (51% gegenüber 6%). Entsprechende Resultate aus anderen Zentren sind bisher nicht publiziert. Auch zeigen die Ergebnisse, daß pathologisch-anatomische Parameter wichtig sind für die Bestimmung des Lokalrezidiv-Risikos.

Zusammenfassung

Unter Berücksichtigung der in der Literatur bekannten Daten, die das Auftreten eines intramammären Rezidivs prognostisch vorhersagen könnten, und unter Miteinbeziehung der Risikofaktorstudie von Kurtz, wird es in Zukunft möglich sein, die Salvage-Operation nach brusterhaltender Therapie zu individualisieren. Die Entscheidung hierüber muß, wie bei der Primärtherapie des Mammakarzinoms interdisziplinär in Absprache der beteiligten Institutionen erfolgen. Eine gute Nachkontrolle und Nachsorge der so behandelten Patientinnen gewährleistet in Zukunft mehr Information über das onkologische Verhalten zweiter und dritter Rezidive.

Handelt es sich bei einem Lokalrezidiv prognostisch eher um eine günstige Ausgangssituation, kann auch auf Wunsch der Patientin eine nochmalige brusterhaltende Salvage-Operation erfolgen. Handelt es sich eher um eine ungünstige prognostische Erkrankung, ist die Salvage-Mastektomie als operative Maßnahme der Wahl anzusehen, wobei nach sicherer lokaler

Sanierung eine Wiederherstellung des weiblichen Erscheinungsbildes auch mittels Primärrekonstruktion möglich ist. In einem aktinogen geschädigten Operationsfeld müssen allerdings die modernen Rekonstruktionsverfahren unter Zuhilfenahme von Hautmuskellappen zur Anwendung kommen.

Literatur

1. Dieterich H., Walther E.: Plastisch-chirurgische Behandlungsmöglichkeiten als Alternative zur Lumpektomie. SWISS MED 10 Nr. 1a (1988), 82-86.
2. Fisher E.R., Sass R., Fisher B. et al.: Pathalogics findings from the National Surgical Adjuvant Breast Project (Protokoll 6): II. Relation of local breast recurrence to multicentricity. Cancer 57 (1986), 1717-1724.
3. Harder F., Laffer V., Almendral Ac., Huening R., Walther E., Roth J., Obrecht Jp., Torhorst J.: Behandlung des kleinen Mammakarzinoms nach den Richtlinien der Basler Studie. In: Brustkrebs Organerhaltung und Rekonstruktion, hrsg. von Bohmert H., Stuttgart-New york, Thieme (1989), 104-119.
4. Harris J.R., Conolly J.L., Schnitt S.J. et al.: The use of pathologic features in selecting the extent of surgical resection necessary for breast cancer patients treated by primary radiation therapy. Ann.Surg. 201 (1985), 164-169.
5. Hünig R., Walther E., Harder F.H., Almendral A.C., Roth J., Torhorst J.: The Basel Lumpectomy Protocol - five year experience with a prospective study for conservative treatment of breast cancer. In: Harris J.R., Hellmann S., Silen W. (eds). Conservative management of breast cancer. New surgical and radiotherapeutic techniques. Lippincott, Philadelphia (1983).
6. Kurtz J.M., Amalricc R. et al.: Local recurrence after breast-conserving surgery and radiotherapy. Cancer 63 (10) (1989).
7. Kurtz J.M., Jacquemier J., Torhorst J. et al.: Conservation therapy for breast cancers other than infiltrating ductal carcinoma. Cancer 63 (8) (1989).
8. Kurtz J.M., Spitalier J.M., Amalric R., Brandone H., Ayme A.: Results of wide excision for local recurrence after breast-conserving therapy. Cancer 61 (1988), 1969-1972.
9. Mennel C., Reitzenstein, Adam, Roney, Schmidt, Tulusan, Lang: Rezidiv nach brusterhaltender Therapie des Mammakarzinoms. Versuch einer Ursachenanalyse. 10.Wissenschaftliche Tagung für Senologie, München (1990).
10. Spitalier J.M., Gambarelli J., Brandone H. et al.: Breast-conserving surgery with radiation therapy for operable mammary carcinoma: A 25-year experience. World Surg J. 10 (1986), 1014-1020.
11. Torhorst J., Walther E., Hüning R., Harder F., Almendral A.: Prognostische Bedeutung von pathologisch-anatomischen Parametern beim invasiven Mammakarzinom nach brusterhaltender Therapie. Verh.Dtsch.ges.Pathol. 69 (1985), 362-364.

12. Walther E., Almendral A.C., Harder F. et al.: Behandlung des kleinen Mammakarzinoms nach den Richtlinien der Basler Studie in Brustkrebs. Thieme (1989), 117-119.

Operative Therapie von fortgeschrittenen Tumor- und Rezidivsituationen beim Mammakarzinom durch TRAM-Lappen

K. Brunnert

Das lokal fortgeschrittene Mammakarzinom ist definiert als eine Erkrankung im Stadium III mit Tumoren größer als 5 cm, positiven axillären Lymphknoten ohne Nachweis von Fernmetastasen. Als eine Erkrankung mit schlechter Prognose stellt sie ein besonderes therapeutisches Problem dar. Sie ist gekennzeichnet durch eine hohe Rate an Lokalrezidiven. Eine alleinige Lokaltherapie durch Mastektomie scheint aufgrund der bisher vorliegenden Daten nicht ausreichend und ist außerdem technisch oft nicht durchführbar. Eine retrospektive Untersuchung am Mount Sinai Hospital in New York zeigt, daß die beste lokale Kontrolle durch eine Kombination von Polychemotherapie, Radiatio und Operation erzielt werden konnte.

Eine neoadjuvante Polychemotherapie gefolgt von einer Operation wird z.Z. von vielen Kliniken und häufig auch von uns bevorzugt. Als therapeutisch problematisch muß auch das Lokalrezidiv angesehen werden, besonders wenn es in einem strahlengeschädigten Areal und/oder sehr ausgedehnt auftritt. Auch beim inflammatorischen Mammakarzinom kann ein operatives Vorgehen im Rahmen der Therapie sinnvoll sein.

Bei den oben geschilderten Krankheitsbildern ist ein operatives Vorgehen häufig schwierig und mit traditionellen operativen Techniken nicht durchführbar. Meist resultieren ästhetisch kaum zu tolerierende Verstümmelungen der Patientin. Das Ziel der lokalen Sanierung ist dann nur durch Einsatz von ortsfremdem Gewebe zu erzielen. Der untere transversale Rektuslappen ist zur Bereitstellung solcher großer autologer Gewebsmengen hervorragend geeignet. Diese myokutane Lappentechnik wurde 1981 von Carl R. Hartrampf von der Emory University in Atlanta/USA entwickelt und konnte in den darauffolgenden Jahren zu einer sicheren und komplikationsarmen Methode technisch verfeinert werden. Dieser sog. TRAM-Lappen wurde von uns seit 1983 in 130 Fällen zur lokalen Sanierung und Brustrekonstruktion angewendet mit einer niedrigen Rate an Komplikationen, die fast alle unter den ersten 40 Fällen auftraten in der sog. technischen Lern- und Verbesserungsphase. Es kam in keinem Fall zu einem völligen Verlust des Lappens, und nur in 3 Fällen zu einem Gewebeverlust von über 50%.

Die Vorzüge eines Gewebeersatzes durch den TRAM-Lappen sind:

- liefert autologes, gesundes und gut durchblutetes Gewebe als Ersatz für krankes Gewebe,
- gewährt reichlich Haut und Volumen zur Deckung großer Defekte und in der Regel auch zur Bildung eines Brusthügels,
- hervorragende Beweglichkeit und Formbarkeit des Lappens,
- ein einzeitiges Operationsverfahren.

Je nachdem, wie groß die zu deckende Fläche oder das benötigte Volumen bemessen ist, kann der TRAM-Lappen ein- oder doppelseitig (Abb 1 und 2) präpariert werden. Werden weniger als 70% des berechneten Lappenvolumens benötigt und handelt es sich um eine gesunde Patientin, genügt ein Rektusstiel, um eine gute Durchblutung des Lappens zu gewährleisten.

Es gibt Hinweise dafür, daß möglicherweise durch die Verbesserung der Durchblutung im Thoraxwandbereich und die Möglichkeit der Resektion weit im Gesunden das Auftreten eines Lokalrezidivs zumindest verzögert wird. Die Arbeitsgruppe Pinotti-Keppke aus Campinas/Brasilien beob-

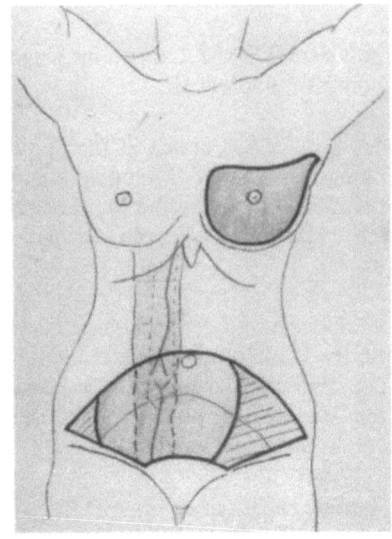

Abb. 1: Op-Figur einstieliger TRAM

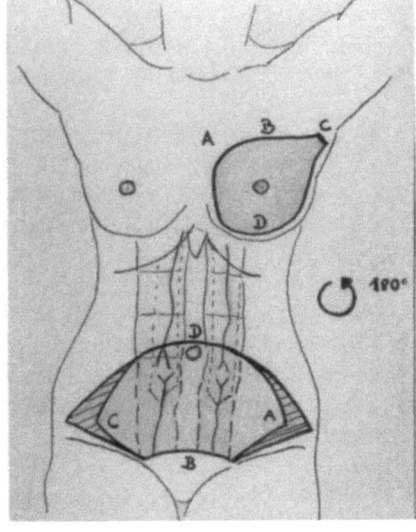

Abb. 2: Op-.Figur doppelstieliger TRAM

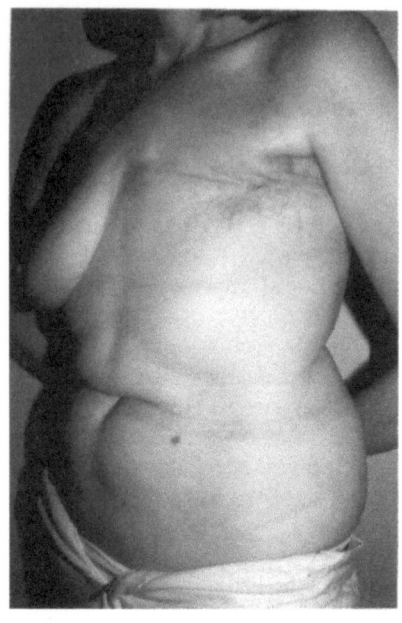

Abb. 3: 45 Jahre alte Patientin präoperativ

achtete dies für die Sofortrekonstruktion mit dem TRAM-Lappen im Zuge der Primärbehandlung des Mammakarzinoms im Stadium III.

Auch bei unseren 45 Sofortrekonstruktionen mit TRAM in den Stadien I bis III traten bei einer medianen Beobachtungszeit von 18 Monaten keine Rezidive auf. Das Auftreten eines Rezidives im Lappen selbst wurde von uns ebenfalls noch nie beobachtet, auch nicht im Zuge von Salvage-Operationen.

Vorbedingung für das Gelingen einer Defektdeckung oder Rekonstruktion ist die präoperative Berechnung der benötigten Haut- und Volumenmenge. Auch muß der Zustand der Gefäße der Patientin abgeschätzt werden. Hierdurch können die Zahl der benötigten Muskelstiele und der Grad der Rotation des Lappens meist vor der Operation festgelegt werden.

Der transversale untere Rektuslappen umfaßt eine große quere Ellipse bestehend aus Haut, Fettgewebe und ein bzw. zwei Muskelstielen aus dem m. rectus abdominis, der die versorgenden Gefäße der Epigastrica superior

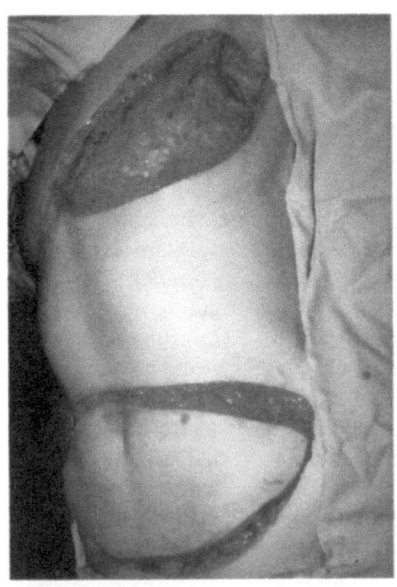

Abb. 4: intraoperativ (Zustand nach Präoperation des Flaps und Thoraxwandresektion)

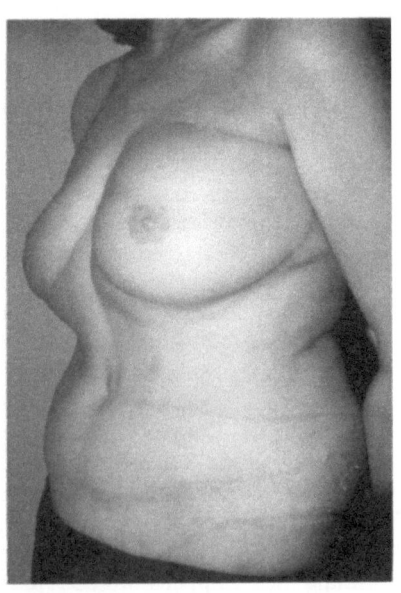

Abb. 5: postoperativ doppelstieliger TRAM

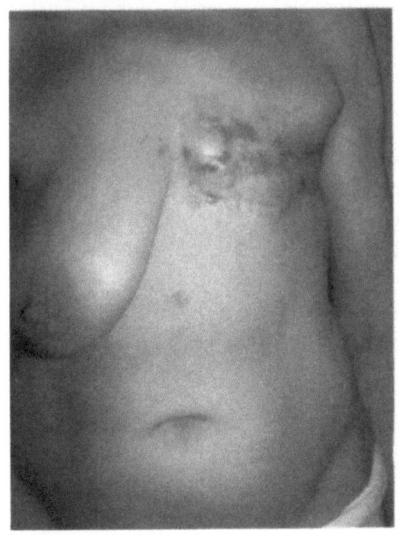

Abb. 6: 67 Jahre alte Patientin therapieresistente Thoraxwandrezidive präoperativ

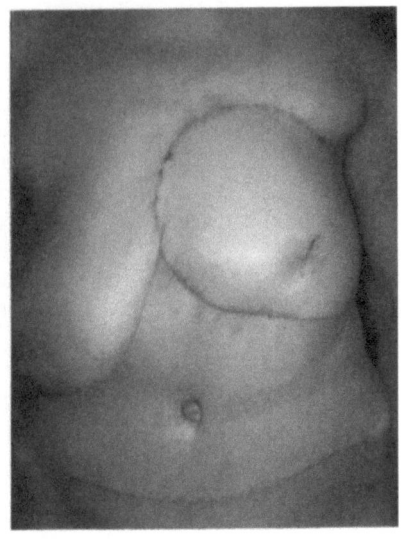

Abb. 7: postoperativ

trägt. Dieser große Lappen wird durch einen Transfertunnel an die Thoraxwand verbracht. Falls notwendig, kann der doppelstielige Lappen auch in der Medianlinie geteilt werden, um so als zwei Lappen ein- oder beidseitig verwendet zu werden. Um die Operationszeit abzukürzen, kann der Eingriff mit zwei OP-Teams durchgeführt werden. Während ein Team den notwendigen operativen Eingriff an der Thoraxwand vornimmt, präpariert ein zweites Team den Lappen an der unteren Bauchwand. Wir beginnen am oberen Lappenrand oberhalb des Nabels. Die in Nabelhöhe am kräftigsten ausgebildeten Perforatoren sollten stets in den Lappenbereich miteinbezogen werden. Der Nabel selbst wird sorgfältig ausgeschnitten und verbleibt in situ. Die Bauchdecke wird bis ca. 3 Querfinger oberhalb des Rippenbogens abgelöst, prästernal wird ein handbreiter Transfertunnel zum Operationsbereich der Thoraxwand gebildet. Danach wird die Präperation des Lappens fortgesetzt von kaudal bis zur Linea arcuata und von lateral bis zur Reihe der lateralen Perforatoren. Nach Überprüfung des Verlaufes der oberen epigastrischen Gefäße werden ein bzw. zwei Rektusstiele herausgelöst und nach ausreichender Mobilisierung nach kranial kann der Lappen transferiert werden. Grad der Rotation und Formung des Lappens werden nach den individuellen Notwendigkeiten bestimmt. Grenzwertig durchblutete Gewebsbezirke sollten immer sofort reseziert werden. Immer muß auf eine spannungsfreie und flache Plazierung des Muskelstiels geachtet werden. Der Verschluß des Spenderdefektes kann immer primär erfolgen mit einem dauerhaften Nahtmaterial. Nur im Falle einer stärkeren Spannung im Bereich der Bauchdecke muß eine zusätzliche Abdeckung mit einem nicht resorbierbaren Netz erfolgen.

Der TRAM-Lappen kann in die Therapie von fortgeschrittenen Tumor- und Rezidivsituationen beim Mammakarzinom zur lokalen Sanierung beliebig eingesetzt werden (Abb. 3-7). Chemotherapie oder Radiatio können vor oder nach dieser Operation erfolgen. Bei korrekter Bemessung der sicheren Lappengrenzen kann diese Operationsmethode nahezu in jedem Alter vorgenommen werden. Voraussetzung für den Erfolg sind aber Erfahrung, technische Versiertheit und ein Gefühl für Ästhetik.

Die Bedeutung der Kryotherapie für die Behandlung von Vulvakarzinom-Rezidiven

K. Renziehausen, H. Baumann und U. Schwipper

Vor nahezu 20 Jahren sind wir einen anderen Weg gegangen, um bei den ungünstigen Heilungsergebnissen der Vulvakarzinome nach neuen Behandlungswegen zu suchen. Wir haben uns damals der Kryotherapie verschrieben mit dem Ziel, verschiedene Indikationsspektren für unser Fachgebiet zu erarbeiten. Dabei haben wir in erster Linie auch Vulvakarzinomrezidive kryotherapeutischen Eingriffen unterzogen.

Im Kampf gegen das Karzinom kommen der operativen wie der Strahlentherapie und natürlich den medikamtentösen Behandlungsmöglichkeiten insgesamt die wesentlichste Bedeutung zu. Wir haben aber auch versucht, die physikalischen Methoden, wie die Kryotherapie, die Laser- und Elektrokoagulation in das Behandlungskonzept miteinzubeziehen. Die Säulen, die die Kryotherapie im Fachgebiet hierbei tragen, umfassen sowohl die kurative als auch die palliative Zielstellung.

Die ausgewiesenen Ergebnisse sollen die Zahlen behandelter Patientinnen verdeutlichen, die wir in den Jahren 1971 bis 1985 in Erfurt und von 1981 bis 1985 in Karl-Marx-Stadt ermittelt haben. Es waren 221 Patientinnen mit einem Altersdurchschnitt von 71,1 Jahren. Die Stadienverteilung weist aus, daß der größte Teil der Patientinnen (204 von 221) den fortgeschrittenen Stadien T_3 und T_4 zugeordnet werden mußten oder es sich dabei um Karzinomrezidive handelte. Von allen behandelten Patientinnen waren 15 an Doppelkarzinom erkrankt und 161 hatten manifeste Organ- und Stoffwechselerkrankungen, auf die als besonders belastende Faktoren aufmerksam zu machen ist. Von 146 Patientinnen haben wir eine 5-Jahres-Überlebensrate von 38,4% ermitteln können.

In Karl-Marx-Stadt haben wir die in den Jahren 1981 bis 1988 kryotherapeutisch behandelten Patientinnen im Stadium T_2 und T_3 mit einem Altersdurchschnitt von 76,5 Jahren den Frauen mit einem Vulvakarzinomrezidiv bei einem Altersdurchschnitt von 72,5 Jahren gegenübergestellt, bei denen eine operative Therapie oder auch primäre Strahlenbehandlung vorausgegangen war. Bei 23 Frauen waren Rezidive innerhalb von 5 Jahren, bei 6 sogar erst jenseits von 5 Jahren aufgetreten. Auf die Interpretation der histologischen Ergebnisse soll in diesem Zusammenhang im einzelnen nicht eingegangen werden. Vielmehr ist darauf zu verweisen, daß wir mit dem Sprayfreezing einzelne Patientinnen bis zu 5-mal kryotherapeutischen Eingriffen unterzogen haben. Nur in ganz wenigen Fällen wurden auch Nachbestrahlungen durchgeführt.

Innerhalb der Beobachtungszeiträume sind 28 Patientinnen (71,8%) verstorben, davon 17 am Karzinom und 11 Patientinnen an anderen Organerkrankungen. Der Anteil derer, die nicht am karzinomatösen Grundleiden, sondern auf Grund des hohen Alters und anderer Organleiden verstorben sind, ist erheblich. Am Ende der Beobachtungszeit lebten noch 25,6%. Bei den Vulvakarzinom-Rezidiv-Patientinnen waren es 24,1%, 58,6% sind verstorben. Die wesentlichen Komplikationen im Zusammenhang mit der Kryotherapie waren einzelne Fälle mit stärkerer Blutung in der Nekrosephase (2-mal) und Harnwegsinfektionen (3-mal), je einmal eine Beckenvenenthrombose und eine Introitusstenose.

Die Überlebenszeit der 39 primär kryotherapeutisch behandelten Patientinnen und der 29 Rezidivpatientinnen nach Kryotherapie bestätigen die Erkenntnis, daß die meisten Frauen in den ersten 2 Jahren danach versterben. Andererseits gelingt es durchaus auch Patientinnen über diese Zeiträume am Leben zu erhalten. Ohne Zweifel sind diese Behandlungsergebnisse nicht mit den Spitzenleistungen von wenigen Zentren zu vergleichen, in denen radikal operativ-plastische Behandlungsmethoden angewendet werden.

Zahlreiche Beispiele von Anwendungen der Kryotherapie bei diesem Patientenkreis mit der zur Verfügung stehenden Apparatur demonstrieren, daß es selbst bei aussichtslos erscheinenden Fällen geboten sein kann, im Interesse der Patientinnen kryotherapeutisch zu behandeln. Als Kältemittel wird flüssiger Stickstoff verwendet, womit Tiefsttemperaturen bis minus 196°C erreicht werden, und es gelingt, Karzinomgewebe zu nekrotisieren.

Im Rahmen der Vulvakarzinomtherapie wird der flüssige Stickstoff auf das Karzinomgewebe und 1-2 cm des angrenzenden gesunden Gewebes aufgesprüht. Nach Demarkierung der Gewebsnekrose sind Abheilungen großflächiger Wunden erst nach 10-12 Wochen zu erwarten. Das vom Wundrand ausgehende Ersatzepithel ist überwiegend belastungsfähig.

Zusammenfassend sind wir durchaus der Meinung, daß auch mit der Kryotherapie akzeptable Dauerheilungsergebnisse erreicht werden können und sich damit das Behandlungsspektrum für dieses Genitalkarzinom erweitern läßt. Auch bei progredienten Vulvakarzinomen und den Rezidivkarzinomen ist die Kryotherapie als Alternativbehandlungsmethode in der Lage, Tumorverkleinerungen, Schmerzminderung und Blutstillung zu erreichen. Als geeignete Behandlungszentren sind aber nur die zu empfehlen, in denen auch andere Therapiemöglichkeiten bedarfsweise zur Verfügung stehen. Mit Hilfe radikaler operativ-plastischer Behandlungsmethoden ergeben sich zukünftig möglicherweise noch über den Einzelfall hinausgehende Perspektiven.

Strahlentherapie bei Rezidiven des Zervixkarzinoms

H.-A. Ladner

Bei Lokalrezidiven kann die Strahlentherapie in gleicher Weise wie die Operation effektiv eingesetzt werden. Allerdings wird mit dem zunehmenden Einsatz der Operation in der Primärtherapie die Rolle der Strahlentherapie beim Rezidiv kontrovers diskutiert. Hinzu kommt, daß sich die Methoden der primären Operation und der Strahlentherapie hinsichtlich ihrer Radikalität in unterschiedlichen Zeiträumen gewandelt haben und damit Resultate nicht immer zu vergleichen sind. Daher scheint mir das allgemeine Interesse des Strahlentherapeuten nicht allzu groß zu sein, sich mit hohen Strahlendosen oder großen Bestrahlungsvolumina in der Rezidivtherapie zu engagieren, zumal heute nur wenige Strahlenkliniken über ausreichende Kenntnisse in der Primär- und Rezidivtherapie gynäkologischer Karzinome verfügen. Dies ist auch daran zu erkennen, daß nur wenige zentrale Strahleninstitute Rechenschaft über die Effektivität ihrer Therapie beim Zervixkarzinom ablegen. Analysen von Behandlungsresultaten kommen in der BRD überwiegend aus gynäkologisch-radiologischen Spezialabteilungen [2,19,28] oder weltweit aus größeren Frauenkliniken nach Operation [1,10,12,16]. Die zunehmende Beschäftigung mit der Frage, wieweit Prognosefaktoren die Therapieergebnisse beeinflussen, sollte jedoch auch den Strahlentherapeuten anregen, die Rolle der Strahlentherapie beim Rezidiv in Zukunft exakter als bisher zu analysieren.

Als Voraussetzungen für eine Rezidivbestrahlung sind in der Tabelle 1 einige Punkte aufgeführt, die eine genaue Kenntnis von Daten der Primärtherapie, insbesondere der Prognosefaktoren, erfordern. Wer die Schwierigkeiten kennt, hierüber exakte Angaben innerhalb einiger Tage aus anderen Kliniken zu beschaffen, weiß auch, daß die Entscheidungskriterien für den Entschluß einer aussichtsreichen Rezidivbestrahlung nicht immer leicht zu erarbeiten sind. Hinzu kommen ähnliche Überlegungen wie vor jeder Primärbestrahlung, ob und inwieweit der histologisch nachgewiesene Rezidivtumor örtlich begrenzt und damit noch behandelbar ist. Selbstverständlich kann nur dann eine Rezidivbestrahlung erwogen werden, wenn mindestens

---

* Herrn Prof.Dr. med. A. Pfleiderer, Freiburg, mit besonderem Dank für die harmonische Zusammenarbeit und die persönliche Verbundenheit

zwei Jahre zwischen Ende der Primärtherapie und der Rezidivdiagnose verstrichen sind. Entscheidend bleibt bei der Rezidivbestrahlung ferner, ob eine wirksame Strahlendosis über 45 Gy in einem Bestrahlungsvolumen mit dem regionalen Lymphabflußgebiet appliziert werden kann. Nur bei Erfüllung dieser und der anderen in der Tabelle 1 aufgeführten Voraussetzungen kann die Rezidivbestrahlung als kurativ angesehen werden. Diese Voraussetzungen für eine Rezidivtherapie werden nicht immer erfüllt: Im Freiburger Krankengut, über das später berichtet wird, war dies nur bei etwa der Hälfte der zugewiesenen Patientinnen gegeben, zumal erst in den letzten Jahren Prognosefaktoren bekannt wurden, die vor 1981 beim Entschluß zur Rezidivtherapie unberücksichtigt blieben.

Tabelle 1: Voraussetzungen für eine Rezidivbestrahlung (Cervix uteri)

Sorgfältige Selektion (insgesamt nur ca. 25-35% aller Rezidive)
Örtlich begrenzter Tumor (Einsatz bildgebender Verfahren CT/NMR)
Histologische Sicherung und Histologie-Vergleich (Primärtumor)
Zeitliches Intervall von der Primärtherapie
Alter der Patientin
Echtes Rezidiv ? (Kein Weiterwachsen)
Exakte Kenntnisse der Operations- und/oder Bestrahlungsdaten
Palliativ- oder Kurativbestrahlung ?
Behandlungskomplikationen nach der Primärtherapie
Strahlendosis im Zielvolumen/adäquate Fraktionierung (!)
Gute Zusammenarbeit mit den Kollegen der Gynäkologie
Austausch von Nachsorgedaten mit niedergelassenen Gynäkologen

Ein anderer wichtiger Gesichtspunkt, der in neueren Publikationen nicht immer berücksichtigt wird, ist die Beobachtung, daß Häufigkeit, Lokalisation, Zeitpunkt des Auftretens und die weitere Therapie von Rezidiven beim Zervixkarzinom wesentlich von der Art der Primärtherapie beeinflußt werden; nach Operation liegen andere Möglichkeiten als nach der Strahlentherapie vor. Diese Beobachtung ist jedoch streng zu trennen von der unterschiedlichen Metastasierung bei verschiedenen Histologieformen (z.B. Adeno- oder adenosquamöse Karzinome) [6,7]. Zusätzlich ist zu berücksichtigen, daß nach ausreichend dosierter Strahlentherapie im Vergleich zu postoperativ entstandenen Rezidiven Lokalisation und Zeitpunkt deutlich verändert werden. So treten z.B. nach zusätzlichen Paraaortalbestrahlungen bevorzugt Fernmetastasen auf (eigene Erfahrungen). Daher sollte bei der Auswertung von Literaturberichten in Zukunft stärker als bisher beachtet werden, wo und wann Rezidive auftreten.

Damit wird es immer dringender, daß Auswertungen von Resultaten nach Primär- oder Rezidivtherapie sorgfältig unter Kenntnis möglichst vieler

Prognosekriterien, der 5-Jahres-Überlebensrate und der Komplikationsrate in den größeren Frauenkliniken durchgeführt werden. Spätrezidive (5 Jahre oder länger nach Therapieabschluß) sind wegen der unterschiedlichen Prognose stets gesondert aufzuführen. Die Kenntnis der Komplikationsrate scheint auch insofern wichtig, weil einige Autoren häufiger Rezidive bei Patientinnen beobachten, die vorher längere Zeit an den Folgen von Behandlungskomplikationen litten.

Versucht man zunächst einige allgemeine Erfahrungen aus Literaturberichten zusammenzufassen, dann findet man häufiger (über 30% : 20) Rezidive nach der Therapie fortgeschrittener FIGO-Stadien IIIb und IV. Als Rezidivlokalisationen wurden Zervix, Parametrium und Ureterobstruktion auch in früheren Jahren häufiger diagnostiziert als Lymphknoten- oder Fernmetastasen [22]. Operable Rezidive mit guter Prognose fanden sich meist bei Patientinnen unter 50 Jahren [5,10,18,22] und in den FIGO-Stadien Ib und IIa. Entscheidend bleibt die frühzeitige Diagnose des Rezidivs [20]; trotz sorgfältiger Nachsorge und trotz des Einsatzes von bildgebenden Verfahren und Tumormarkern, z.B. bei Risikopatientinnen mit mehreren ungünstigen Prognosekriterien, kommen heute immer noch über die Hälfte der Rezidiv-Patientinnen mit Tumorausbreitungen, die kurativ nicht mehr behandelt werden können und damit langfristig keine Heilungschancen haben.

Aus diesem Grunde sollten möglichst bald Risikogruppen mit besonders ungünstigen Prognosekriterien herausgearbeitet werden, um den Wert zusätzlicher Strahlentherapie bei diesen Patientinnengruppen zu analysieren [1,12,13,18,27]. Daher wird angeregt, häufiger als bisher über eigene Strahlentherapie-Erfahrungen bei Rezidiven zu publizieren. Anhand Freiburger Zahlen und anhand einiger Veröffentlichungen, in denen vorwiegend über die Rezidivtherapie nach Operation berichtet wird, möchten wir aufzeigen, welche therapeutische Maßnahmen bei den einzelnen Patientinnengruppen beim Rezidiv bisher erfolgten und wie in Zukunft eine Rezidivtherapie effektiver gestaltet werden kann.

Zum Freiburger Krankengut

Schwierig bleibt bei der Auswertung von Rezidiven und ihrer Behandlung die Häufigkeitsangabe, zumal auch Daten von Patientinnen mitzuerfassen sind, die nicht zur Nachsorge an das Krankenhaus zurückkehren, an dem die Primärbehandlung erfolgte. Daher haben wir neben der Gesamtzahl von Freiburger Rezidiven (Tabelle 2), die in der Arbeit NESTLE (19,23) bis zum

Tabelle 2: Datenanalyse von Rezidiv-Patientinnen (Zervixkarzinom) aus verschiedenen Behandlungszeiträumen der Univ.-Frauenklink Freiburg i.Br.

Autoren	Behand-lungs-zeit-raum	Pat.-Zahl gesamt	Zahl der Rez.-Pat. (n)	Rez.-häufig.	ÜLR der Pat.	Durch-schnitts Alter	Lokali-sation. d.Rez. (n)
Schulz-Wendtland 1989 (29,30)	1976-1985	1083	151	14%	12% (18/151)	56a	zentr.: 51 kl.B.:23 Bl./Rec.: 10 BW: 22 Fernmeta.: 33
Nestle 1990 (23)	1975-1986	998	208/673 (Op:325 Str.673)	31% (nurStrah-lentherap.		58a	Zerv.: 70 Ly-A.: 47 Vagina: 41 Param.: 39 BW: 28 Sonst.: 5 Fernm.: 75
Nowara 1981 (24)	1964-1973	1432	431/1432 (op.323 Str.1109)	30%	12% 52/431	52a	(1) lokal, 11,9% Param./BW (n = 236) (2) Vagina 20% (n=75) (3) LK, Blase 12% Rec., Fernm. (n = 233)

30.07.1989 erfaßt wurden und bezüglich der Lokalisation aufgeschlüsselt sind, eine gesonderte Analyse derjenigen 151 Rezidiv-Patientinnen vorgenommen, die auch zur Rezidiv-Diagnostik und -Behandlung in die Freiburger Universitäts-Frauenklinik kamen [29,30]. Die Wiederaufnahme dieser Patientinnen Jahre nach Primärtherapie bei uns ist ein Vertrauensbeweis; dabei kann jedoch retrospektiv nicht immer angegeben werden, ob unsere Rezidivtherapie im Einzelfall mit kurativer oder palliativer Absicht erfolgte. Die 5-Jahres-Überlebensrate von 12% (18 von 151 Patientinnen) nach der Rezidivtherapie unserer Frauenklinik könnte nach Einbeziehung von Prognosefaktoren sicher noch verbessert werden. Da es sich vorwiegend um primärbestrahlte Patientinnen (90 primär Bestrahlte,61 primär Operierte) in der Zusammenstellung von Schulz-Wendtland et al. handelt, wird gleichzeitig deutlich, daß auch nach dieser Therapie die Prognose nicht so aussichtslos ist, wie sie gelegentlich von Kollegen dargestellt wird.

Einige Daten aus Literaturmitteilungen im Vergleich zu den Freiburger Daten

Wegen erheblicher Altersunterschiede im Vergleich zu früheren Behandlungszeiträumen und der Altersunterschiede zwischen primär operierter und bestrahlter Patientinnen der Freiburger Frauenklinik (19) sollte auch das Durchschnittsalter zum Zeitpunkt der Rezidivtherapie erfaßt werden: Das Durchschnittsalter anderer Autoren lag bisher zwischen 46 und 51 Jahren [6,9], während das mediane Lebensalter der Freiburger Patientinnen (29) zum Zeitpunkt der Rezidivdiagnose 56 Jahre betrug. Dies hat eine prognostische Bedeutung, da bei einem Lebensalter über 50 Jahre eine ungünstigere Prognose angenommen wird [2,5,19]. Dabei ist zu berücksichtigen, daß an der Freiburger Frauenklinik zwischen 1976-1985 überwiegend eine primäre Strahlentherapie erfolgte: 63% wurden primär bestrahlt, 37% primär operiert. Der Freiburger Anteil von 6% Adenokarzinom an der Rezidivrate wurde in dieser Höhe auch von anderen Autoren [6,7] beschrieben, es gibt in der Literatur mit 16% auch höhere Prozentanteile [6]. Für die Prognose bleibt nach Ansicht mehrerer Autoren auch der Zeitpunkt des Rezidiv-Auftretens wichtig. Wenn auch die Mehrzahl der Rezidive in den ersten drei Jahren nach Primärtherapie beob-achtet wird, so scheinen später auftretende Rezidive (im 3.-5. Jahr nach Primärtherapie) auf die Operation- oder Strahlenbehandlung günstiger anzusprechen.

Zur Rezidivanalyse sind Angaben über die Rezidivlokalisation unerläßlich, zumal sich daraus unterschiedlich hohe Überlebensraten ergeben; so haben mehrere Autoren beim zentralen Rezidiv eine höhere Überlebensrate als bei anderen Lokalisationen beschrieben. Zur Darstellung verschiedener Rezidivlokalisationen haben Munnell u. Bonney [21], ein Schema vorgeschlagen, nach dem auch Rezidive aus dem Freiburger Krankengut und die anderer Autoren unterteilt wurden (Tabelle 3). Bereits aus diesen prozentualen Häufigkeitsangaben der Rezidivlokalisationen einzelner Autoren können Rückschlüsse für die Ursachenanalyse von Rezidiven nach unterschiedlicher Primärtherapie gezogen werden; so wurden im vorwiegend strahlentherapeutisch behandelten Krankengut von Truelson (n=704) [15] mit 40 bzw. 32% zentralen Rezidiven vergleichbare hohe Prozentsätze wie

Tabelle 3: Rezidivlokalisationen nach dem Schema von Munnell & Bonney [21]

Typ	Lokalisation des Rezidivs	Munnell et Bonney 1961	Halpin et al. 1972 (11)	UFK Freiburg 1990 (29)
A	Zentral: Vagina, Uterus	17%	10,4%	34%
B	Kleines Becken: Parametrien, Ligamente	41%	34,3%	23%
C	Blase, Rektum	13%	11,2%	6,6%
D	Beckenwand, inguinale u. paraaortale Lymphknoten	10%	14,2%	14,6%
E	Fernmetastasen mit lokalem Rezidiv	0	29,9%	13,9%
F	Fernmetastasen ohne lokales Rezidiv	0	0	7,9%
		n=250	n=134	n=151

im Freiburger Krankengut beschrieben [5]. Kontrovers in der Literatur wird die Frage diskutiert, ob zentrale Rezidive bevorzugt einer Operation [9] oder einer Strahlentherapie [6] zugeführt werden sollen. Auch in Freiburg wurde hierbei die Operation der Strahlentherapie vorgezogen [26,29], allerdings bisher ohne Exenteration; andere Autoren [5] beobachteten eine Überlegenheit der Strahlentherapie, während Keettel u. van Vorhis [14] auf eine Gleichwertigkeit beider Therapieformen beim zentralen Rezidiv hinwiesen. Typ A und B (mit 58 Patientinnen insgesamt fast die Hälfte der Freiburger Rezidive) hatten die besten Überlebenschancen, wobei sowohl operative als auch strahlentherapeutische Methoden zum Einsatz kamen [10]. Ebenso umstritten war bisher der Wert der Strahlentherapie bei Rezidiven im gesamten Becken (Gruppe D nach Munnell u. Bonney-Schema). Keettel u. van Vorhis [14] sowie Krebs u. Mitarb. [16] beschrieben eine Überlegenheit der Strahlentherapie gegenüber operativen Maßnahmen, während andere Autoren [3,16] bei dieser Lokalisation die Exenteration als Mittel der Wahl ansahen.

Die Resultate der Rezidivbehandlung machen deutlich, daß für die spezielle Therapie der einzelnen Rezidiv-Patientin aus Literaturangaben bisher nur bedingt Schlüsse für eine individuelle Rezidivtherapie gezogen werden können. Dies liegt auch daran, daß Resultate nach Strahlentherapie oder nach Operation bei Rezidiven bisher nicht immer getrennt analysiert

Tabelle 4: Daten von Zervixkarzinomrezidiv-Patientinnen und ihre Therapie nach Literaturangaben

Autoren u. Lit.-Angaben	Beobachtungszeitraum	Pat.-Zahl gesamt (n)	Rezidiv-Pat. n	ÜLR d. Rez.	Art d. Primärtherapie	Besonderheiten (z.B. Durchschnittsalter)
Munnell u. Bonney 1961 [21]	1940-1957	k.A.	250	2% 5/250	OP oder Strahlentherapie	nur 24 Rez. OP.
Halpin u.a. 1972 [11]	1955-1964	k.A.	134	10% 14/154	OP oder Strahlentherapie	nur 11 Rez. OP
Kurohara u.a. 1971 [17]	1920-1954	4308	1165	15%	Strahlentherapie	z.T. Ortho. Therapie
Roddick u. Miller 1968 [27]	1962-1967	329	94 (28,6%)		OP	nur 24 Rez.
Keettel u. Van Vorhis 1968 [14]	1951-1961	736	162	3,1%		17 OP 145 Str. (Rez.-Th.)
Barber u. O'Neil 1971 [3]	1947-1964	1349	222 (16,4%)			
Deutsch u. Parsons 1974 [6]	1963-1971	k.A.*	38	18% 6/38	OP	46a (28-66a) Rez.: Str.-Therapie
Van Nagell u.a. 1979 [22]	1964-1976	526	160 (31%)	6% (3a)	1/3 OP 2/3 Bestr.	
Figge u. Tamani 1981 [9]	1950-1978	186	22 (11,8%)		OP und Bestr.	Rez. nur OP (26-53a)

*k.A.= Keine Angaben

wurden; auch können verbesserte Behandlungsmethoden nicht mit Resultaten aus früheren Behandlungszeiträumen verglichen werden. Aus dieser Zusammenstellung von Daten verschiedener Autoren (Tabelle 4) kann gefolgert werden, daß abhängig vom Patientengut und der Primärtherapie deutliche Unterschiede der Behandlungseffekte (Überlebensrate nach [5] zwischen 2 und 18%) bei Rezidiv-Patientinnen zu registrieren sind.

Erfahrungsberichte einzelner Operateure oder Strahlentherapeuten führten daher zu kontroversen therapeutischen Folgerungen. So bleibt es schwierig, nach dem neuesten technischen Stand von Operation und Strahlentherapie den für die einzelne Rezidivpatientin optimalen Weg zu finden. Einheitliche strahlentherapeutische Richtlinien zur Rezidivtherapie können nicht aufgezeigt werden: Aufgrund langjähriger Erfahrungen werden jedoch in der Tabelle 5 einige allgemeine Gesichtspunkte zusammengestellt, die sich bei der Auswahl zur Strahlentherapie von Rezidiven bewährt haben. Bei der Entscheidung zur Rezidivbestrahlung sind stets diejenigen speziellen Prognosefaktoren für die Strahlentherapie zu beachten, die bereits bei der Primärtherapie eine Rolle spielen. Offensichtlich haben die in der Tabelle 6 aufgeführten Prognosefaktoren einen negativen Einfluß auf die Höhe der Rezidivrate, zumal bei Vorliegen einzelner Prognosefaktoren die Häufigkeit von Lymphknotenmetastasen um 25-40% zunahm. Bei Vorliegen mehrerer dieser histologischen Prognosefaktoren ist eine erhebliche Zunahme der pelvinen Lymphknotenmetastasierung als Rezidivursache anzunehmen [10,18]. Durch diese Befunde erhält das Lymphknotenproblem (pelvin und paraaortal) eine besondere Aktualität, wobei auch bezüglich der Höhe der Strahlendosen und der Bestrahlungsvolumina neue Analysen erforderlich sind. Je exakter einzelne Prognosekriterien vor einer Entscheidung zur Rezidivtherapie bekannt sind, umso rascher kann die Indikation zu einer kurativen Strahlentherapie gestellt werden. Ob allerdings bei allen negativen Prognosefaktoren durch eine postoperativ erfolgte Strahlentherapie (Brachy- oder großvolumige Hochvoltbestrahlung) ein eindeutiger adjuvanter Effekt zu erzielen ist, ist noch abzuklären. Hierzu fehlen systematische Studien; so wurde z.B. der Wert einer postoperativen

Tabelle 5: Allgemeine Erfahrungen

- Zeitpunkt für die Zweitbestrahlung meistens verpaßt (zu spät!)
- FIGO-Stadium Ib und II-Patientinnen werden besser überwacht
- Rezidiveinteilung (nach Ort) anstreben (z.B. Munnell u. Bonney 1961)
- Zentrale Rezidive haben relativ günstige ÜLZ (Operation anstreben)
- Cave therapeutischer Nihilismus, insbes. bei Zweitbestrahlung
- Strahlenansprechbarkeit ("radiation response") beobachten
- Beziehung zu den Prognosefaktoren beachten

Tabelle 6: Einfluß einiger Prognosefaktoren auf die Höhe der Rezidivrate und auf die Häufigkeit (in %) des karzinomatösen Lymphknotenbefalls beim Zervix-karzinom, FIGO-Stadien Ib/IIa, nach Literaturangaben [12,22]

Prognosefaktor	Rezidivrate		Lymphknoten-Metastasen	
	positiv	negativ	positiv	negativ
Lymphknotenbefall (Becken)	39	14		
Invasionstiefe (Zervix)	44	10	25	10
Lymphovaskuläre Invasion	34	6	50	15
Histologischer Zelltyp	21			
Adeno-Karzinom		12		
Adenosqu.-Karzinom	50			
Histologisches				
Grading 1	11		9	
Grading 2	17		16	
Grading 3	27		25	
Tumorgröße				
(größer als 2 cm)	44	9		
Korpusbeteiligung	56	3		

Strahlentherapie wegen unterschiedlich hoher Herddosen beim Karzinombefall von 3 oder mehr pelvinen Lymphknoten bisher nicht eindeutig bewiesen [10,12,13,16,22].

Prognosefaktor "Strahlentherapie"

Vor dem Einsatz von Brachy- oder Teletherapie beim Rezidiv haben ähnliche Überlegungen wie vor der Primärtherapie Gültigkeit. Dabei sind sowohl allgemeine Daten als auch spezielle Angaben zur Höhe der Strahlendosen und zum Bestrahlungsvolumen besonders sorgfältig zu beachten. Beachtenswerte Faktoren sind wie bei der Primärbestrahlung die "Strahlenansprechbarkeit", das Alter, der Zustand der Patientin (Anämie? Begleiterkrankungen?) und eine sorgfältige stationäre Überwachung während der Strahlenbehandlung [3,18]. Schon bei der Primärbestrahlung hat es sich als notwendig erwiesen, die parametranen Dosen bei der externen Strahlentherapie in den FIGO-Stadien IIb und III höher zu wählen als in den Frühstadien. So haben Perez u. Mitarb. [25] bei Strahlendosen über 60 Gy im Punkt A in den FIGO-Stadien IIb und III um etwa 10% niedrigere Rezidivraten als bei Dosen unter 60 Gy nachgewiesen. Die

Analyse der Freiburger Behandlungsergebnisse aus den Jahren 1975 bis 1986 [19] zeigt eindeutig, daß sowohl eine Dosiserhöhung an der Beckenwand als auch eine Einbeziehung der Paraaortalregion ins Bestrahlungsvolumen ohne Erhöhung der Zahl schwerer Komplikationen und mit 5-Jahres-Heilungsraten von 68% im FIGO-Stadium IIb (nach Operation: 72%) sinnvoll und erfolgreich waren. Hierfür sprechen auch Behandlungsresultate anderer Autoren [28], allerdings wurde bisher nicht von allen Arbeitsgruppen die Komplikationsrate sorgfältig registriert. Auf die Effektivität der Hochvolttherapie von paraaortalen Lymphknoten haben wir in den vergangenen Jahren mehrfach hingewiesen [19]; daher möchten wir daran erinnern, daß in der Primärtherapie eine Verbesserung der Heilungsraten um 10-15% durch die Paraaortalbestrahlung erzielt wird; allerdings gilt dies selbstverständlich nur für Mikrometastasen; ein massiver karzinomatöser Lymphknotenbefall wird mit Strahlendosen zwischen 44-46 Gy paraaortal nicht zu beeinflussen sein. Allerdings werden derartige strahlentherapeutische Details immer seltener in der allgemeinen Strahlentherapie und in der Literatur beachtet. Veröffentlichungen mit gründlichen Rezidivanalysen aus deutschen zentralen Strahlenkliniken fehlen in den letzten 20 Jahren.

Schlußbetrachtungen

Jeder Therapeut wird bei seiner Entscheidung an die Grenze seiner Möglichkeiten gehen, denn bei frühzeitiger histologischer Rezidivdiagnose [20] besteht oft eine reelle Chance, die Prognose günstig zu beeinflussen. Dies wird auch durch Erfolgsberichte verschiedener anderer radiologischer Verfahren, wie intraoperative Bestrahlung, Isotopenboosterung, Kombination Chemo- und Strahlentherapie und andere Verfahren, bestätigt; alle radiologischen Methoden haben wie die Operation jedoch den Nachteil, daß sie häufig zu spät eingesetzt werden und daß dann nur eine Wachstumsverzögerung des "Tumorleidens" und damit nur ein palliativer Effekt erreicht wird. Operative und strahlentherapeutische Lokalmaßnahmen haben ihren festen Platz in der Primärtherapie. Wieweit sie jedoch ihren Platz in der Rezidivtherapie behaupten, wird weitgehend davon abhängen, ob durch eine sorgfältige Nachsorge und damit durch eine frühzeitige Rezidiverkennung in Zukunft bessere Langzeitresultate erzielt werden. Die derzeitige Situation an vielen großen Strahlenkliniken, mit großem technischem und finanziellem Aufwand unterschiedliche Methoden zur Rezidivbeeinflussung zu propagieren, ohne ihre Resultate kritisch zu vergleichen, wird in Zukunft den Stellenwert der Strahlentherapie beim Zervixkarzinom-Rezidiv nicht entscheidend verbessern. Dabei wird es auch in Zukunft kein einheitliches Behandlungsregime geben, aber es wird sich lohnen, Arbeiten mit detaillierten Angaben kritisch zu vergleichen.

Wenn auch bisher Operation und Strahlentherapie beim Rezidiv des Zervixkarzinoms nur an wenigen Behandlungszentren befriedigende Resultate erzielten, konnten mit dem gezielteren Einsatz der Strahlentherapie, insbesondere nach operativer Primärtherapie, bessere Langzeitergebnisse als bisher erreicht werden. Die in Freiburg beobachtete 5-Jahres-Überlebensrate von 12% (Zeitraum 1976-1985) läßt sich nach Kenntnis aller histologischen Prognosefaktoren in den kommenden Jahren auch mittels Strahlentherapie noch verbessern. Hierzu werden sowohl eine bessere Erfassung der Rezidivlokalisationen (Einteilung nach Munnell u. Bonney [20]) und der Prognosefaktoren, insbesondere des Prognosefaktors "Strahlentherapie" [18], als auch eine gründliche Analyse von Therapieversagern in Zukunft wesentlich beitragen. Für besondere Risikogruppen, wie z.B. Patientinnen über 65 Jahre, Patientinnen mit großem Primärtumor (bulky disease), Befall von mehr als 3 pelvinen Lymphknoten oder Patientinnen mit FIGO-Stadium III (Paraaortalbestrahlung!) sind spezielle Kombinationstherapien zu erarbeiten [1,12,13,19,22]. Allerdings muß der immer radikalere Einsatz dieser Methoden bei der Rezidivkranken bezüglich der Häufigkeit von Folgezuständen und Komplikationen ärztlich vertretbar bleiben. Aus diesem Grunde sind Entscheidungen, wieweit Chemo- oder Strahlentherapie in ihrer Radikalität der Einzelpatientin zuzumuten sind, möglichst von einem größeren Ärztekreis eines Klinikums zu treffen. Entscheidend bleibt die Hoffnung und die nachweisbare Tatsache, daß die Strahlentherapie auch in scheinbar aussichtslosen Rezidivsituationen der Einzelpatientin helfen kann. Therapeutischer Nihilismus kann jedoch eine Gefahr für jede sinnvolle Rezidivtherapie sein.

Literatur

1. Alvarez R.D., Soong S.-J., Kinney W.K., Reid G.C., Schray M.F., Podratz K.C., Morley G.W., Shingleton H.M.: Identification of prognostic factors and risk groups in patients found to have nodal metastasis at the time of radical hysterectomy for earlystage squamous carcinoma of the cervix. Gynecol.Oncol. 35 (1989), 130-136.
2. Annual Report Nr. XVI-XX, Stockholm (1981-1989).
3. Barber, H.R.K., O'Neil W.O.: Recurrent cervical cancer after treatment by a primary surgical program. Obstet.Gynecol. 37 (1971), 165-172.
4. Brady L.W., Markoe A.M., Deculis T., Lewis G.C.: Treatment of advanced and recurrent gynecologic cancer. Cancer 60 (1987), 2081-2093.

5. Colpitts R.V., Rogers R.E.: Recurrent carcinoma of the cervix at the university of texas MD. Anderson hospital and tumor institute at Houston, January 1948 to Agust 1963. In: Cancer of the uterus and ovary. Year Book Medic.Publ., Inc. (1969), 269-282.
6. Deutsch M., Parsons J.A.: Radiotherapy for carcinoma of the cervix recurrent after surgery. Cancer 34 (1974), 2051-2055.
7. Drescher C.W., Hopkins M.P., Roberts J.A.: Comparison of the pattern of metastatic spread of squamous cell cancer and adenocarcinoma of the uterine cervix. Gynecol.Oncol. 33 (1989), 340-343.
8. Durrance F.Y., Fletcher G.H., Rutledge F.N.: Analysis of central recurrent disease in stage I and II squamous cell carcinoma of the cervix on intakt uterus. Amer.J.Roentgen. 106 (1969), 831.
9. Figge D.C., Tamini H.K.: Patterns of recurrence of carcinoma following radical hysterectomy. Am.J.Obstet.Gynecol. 140 (1981), 213-220.
10. Fuller A.F., Elliott N., Kosloff C., Lewis J.L.: Lymphnode metastases from carcinoma of the cervix, stages I B and II A: Implications for prognosis and treatment. Gynecol.Oncol. 13 (1982), 165-174.
11. Halpin T.H., Frick H.C., Munnell E.W.: Critical points of failure in the therapy of cancer of the cervix: reappraisel. Am.J.Obstet.Gynecol. 114 (1972), 755.
12. Hoskins W.J.: Prognostic factor for risk of recurrent in stages Ib and IIa cervical cancer. In: Balliere's clinical obstet. and gynecology: operative treatment of cervical cancer. Burghardt E., Monaghan J.M. (eds). Balliere Tindal, London Tokyo Toronto (1988), 817-828.
13. Jobsen J.J., Leer J.W.H., Cleton F.J., Hermans J.: Treatment of locoregional recurrence of carcinoma of the cervix by radiotherapy after primary surgery. Gynecol.Oncol. 33 (1989), 368-371.
14. Keettel W.C., Van Vorhis L.W., Latourette H.B.: Management of recurrent carcinoma of the cervix. Am.J.Obstet.Gynecol. 102 (1968), 671-679.
15. Kottmeier H.L.: Evaluation of treatment of recurrences after surgery and radiotherapy for carcinoma of the cervix. In: Cancer of the uterus and ovary. Yearbook medic Publ.Inc. (1969), 283-295.
16. Krebs H.-B., Helmkamp B.F., Sevin B.-U., Poliakoff S.R., Nadji M., Averette H.E.: Recurrent cancer of the cervix following radical hysterectomy and pelvic node dissection. Obstet.Gynecol. 59 (1982), 422-427.
17. Kurohara S.S., Vonytama V.Y., Webster J.H., George F.W.: Postirradiatonial recurrent epidermoid carcinoma of the uterine cervix. Amer.J.Roentgenol. 111 (1971), 249-259.
18. Ladner H.-A.: Prognosefaktoren für die Strahlentherapie des Zervixkarzinoms. In: Teufel G., Pfleiderer A., Ladner H.-A. (Hrsg.): Therapie des Zervixkarzinoms. Springer, Heidelberg, New York (1990), 44-58.
19. Ladner H.-A.: Die Strahlentherapie des Zervixkarzinoms in Freiburg. In: Teufel G., Pfleiderer A., Ladner H.-A., (Hrsg.): Therapie des Zervixkarzinoms. Springer, Heidelberg, New York (1990), 241-255.

20. Larson D.M., Copeland L.J., Malone jr. J.M. Stringer C.A., Gershenson D.M., Edwards C.L.: Diagnosis of recurrent cervical carcinoma after radical hysterectomy. Obstet.Gynecol.71 (1988), 6-9.
21. Munnell E.W., Bonney W.A.: Critical points of failure in the therapy of cancer of the cervix. Am.J.Obstet. Gynecol. 81 (1961), 521.
22. Van Nagell J.R., Raxburn W., Donaldson E.S., Homson H., Gay E.C., Yoneda J., Marayuma Y., Powell D.F.: Therapeutic implications of patterns of recurrence in cancer of the uterine cervix. Cancer 44 (1979), 2354-2361.
23. Nestle U.: Die Strahlentherapie des Zervixkarzinom an der Universitäts-Frauenklinik Freiburg. Inaug.Diss., Mediz.Fakult.Freiburg (1990).
24. Nowara P.: Das Rezidiv beim Zervixkarzinom - Auftreten, Lokalisation und Überleben. Analyse des Krankengutes der Universitäts-Frauenklinik Freiburg i.Br. 1964-1973. Inaug.Diss.Mediz.Fakultät Freiburg (1981).
25. Perez C.A., Breaux S., Madoc-Jones H., Bedwinek J.M., Camel M., Purdy J.A., Walz B.J.: Radiation therapy alone in the treatment of carcinoma of the uterine uterus. I.Analysis of tumor recurrence. Cancer 51 (1983), 1393-1402.
26. Pfleiderer A., Richter D., Thiessen P., Kissel U., Tibi B., Nowara P.: Aktuelle Probleme bei der Nachsorge von Patientinnen mit Karzinomen der Zervix und des Corpus uteri. Onkologie 2 (1979), 62-69.
27. Roddick J.W., Miller D.H.: Factors affecting the management of recurrent cervical carcinoma. Am.J.Obstet.Gynecol. 101 (1968), 53-57.
28. Rotte K.: Iridiumtherapie und ihre Erfolge bei der Behandlung des Zervixkarzinoms. In: Teufel G., Pfleiderer H.-A., (Hrsg.): Die Therapie des Zervixkarzinom. Springer, Heidelberg New York (1990), 233-239.
29. Schulz-Wendtland R., Bauer M., Henne K.W., Ladner H.-A.: Treatment for recurrent carcinoma of the uterine cervix after primary operation or radiotherapy. Brit.J.Radiol. 61 (1988), 728.
30. Schulz-Wendtland R., Bauer M., Teufel G., Ladner H.-A., Henne K.W.:Zervixkarzinom-Rezidive und ihre Behandlung an der Universitäts-Frauenklinik Freiburg in den Jahren 1976 bis 1985 (1990) in diesem Band

Zervixkarzinom-Rezidive und ihre Behandlung an der Universitäts-Frauenklinik Freiburg in den Jahren 1976 bis 1985

R. Schulz-Wendtland, M. Bauer, G. Teufel, H.-A. Ladner und K.-W. Henne

Einleitung

Die Prognose einer Patientin mit Rezidiv nach primärer Therapie eines Zervixkarzinomes ist schlecht. Durch operative, radiologische, chemotherapeutische bzw. kombinierte Behandlungsverfahren kann zudem das Überleben dieser Frauen nur unwesentlich beeinflußt werden. Dies hat uns dazu veranlaßt, anhand des Patientengutes der Universitäts-Frauenklinik Freiburg, die Prognose dieser Frauen in Abhängigkeit von den einzelnen Therapiemodalitäten herauszuarbeiten, mit dem Ziel, welche dieser Frauen von einer Therapie profitieren können bzw. inwiefern manchen Frauen eine belastende Therapie mit Fehlen selbst eines palliativen Effektes erspart bleiben kann.

Patienten und Methode

In der Zeit vom Januar 1976 bis Dezember 1985 wurden in der Universitäts-Frauenklinik Freiburg 151 Zervixkarzinom-Rezidive diagnostiziert und behandelt. Bei 48 dieser Patientinnen war die Primärbehandlung außerhalb erfolgt. Die Rezidive wurden nach ihrer Lokalisation und entsprechend den Angaben von Munnell u. Bonney [12] eingeteilt (Tabelle 1). Anhand des Gesamtüberlebens wurde die Wirksamkeit einer Rezidivtherapie beim Zervixkarzinom in Abhängigkeit von Rezidivlokalisation, Therapiemodalitäten, der Histologie und vom Zeitpunkt des Auftretens des Rezidives untersucht. Die statistische Auswertung erfolgte nach dem Wilcoxon-Test und der Log-Rank-Methode.

Ergebnisse

Von Januar 1976 bis Dezember 1985 wurden 151 Zervixkarzinom-Rezidive in der Unversitäts-Frauenklinik Freiburg diagnostiziert und behandelt. Das

Tabelle 1: Rezidivlokalisation entsprechend den Angaben von Munnell u. Bonney [12]

Gruppe A	Zentrales Rezidiv: Vagina, Uterus	51 Patientinnen
Gruppe B	kleines Becken: Parametrien, Ligamente	35 Patientinnen
Gruppe C	Blase, Rektum	10 Patientinnen
Gruppe D	großes Becken: Beckenknochen, paraaortale und inguinale Lymphknoten	22 Patientinnen
Gruppe E	Fernmetastasen mit lokalem Rezidiv	21 Patientinnen
Gruppe F	Fernmetastasen ohne lokalem Rezidiv	12 Patientinnen

Tumorstadium (FIGO) entsprach zum Zeitpunkt der Primärbehandlung bei 57 Patientinnen dem Stadium I, bei 46 Frauen dem Stadium II, bei 45 Patientinnen Stadium III und bei 3 Frauen dem Stadium IV. Die Lokalisation der Rezidive zeigt die Tabelle 1, aufgeschlüsselt gemäß den Kriterien von Munnell u. Bonney [12]. Bei 136 der Frauen mit einem

Tabelle 2: Therapiemodalitäten beim Zervixkarzinom-Rezidiv (n=151)

Operation	(n = 22)
Operation, perkutane Strahlentherapie und Kontakttherapie	(n = 12)
Perkutane Strahlentherapie und Kontakttherapie	(n = 55)
Chemotherapie	(n = 9)
Hormontherapie	(n = 4)
Unterschiedliche Therapieverfahren (Laser etc.)	(n = 16)
keine Therapie	(n = 33)

Tabelle 3: Sekundäre Radikaloperationen bei Zervixkarzinom-Rezidiven

Primäre Diagnose	Vorbehandlung	Rezidiv/Weiterwachsen	Sekundärer Wertheim	Histologisches Stadium	Überleben (Monate)
IIb 1976	2xRa/Teko	Weiterw.	13.09.1976	III	16 +
IIb 1976	Teko	Weiterw.	02.08.1976	III	26 +
IIb 1975	3xRa/Teko	Rezidiv	31.07.1977	II	149 lebt
Ib 1977	3xRa/Rö	Rezidiv	06.09.1978	I	135 lebt
IIb 1978	2xRa/Teko	Rezidiv	03.11.1978	II	17 +
IIb 1972	Ra/Teko	Rezidiv	24.10.1978	I	134 lebt
IIb 1978	3xRa/Teko	Rezidiv	06.09.1979	I	123 lebt
III 1980	3xRa/Teko	Weiterw. (Verdacht)	30.06.1980	0 Ca	114 lebt
I 1976	3xRa/Teko	Rezidiv	28.05.1980	Zervix+Uterus	17 +

Rezidiv handelte es sich um ein Plattenepithelkarzinom, bei 8 um ein Adenokarzinom, bei 6 Patientinnen um papilläre bzw. undifferenzierte Karzinome. Bei einer Frau fanden wir ein Sarkom. Aufgrund des inhomogenen Patientenkollektivs war die Behandlung wenig standartisiert. Im Einzelnen ist das therapeutische Regime der Tabelle 2 zu entnehmen. Gesondert weist die Tabelle 3 auf 9 sekundäre Wertheim-Operationen hin. Das zeitliche Auftreten der Zervixkarzinom-Rezidive ist in der Abbildung 1 dargestellt und ist gemäß dem Primärtumorstadium unterschiedlich. Es nimmt naturgemäß mit dem Stadium zu. Die Rezidive treten überwiegend in den ersten 3 Jahren auf, bei 46 Frauen innerhalb der ersten 12 Monate, bei 105 Frauen später. Die Abbildung 2 gibt die Überlebensraten der Rezidivfrauen in Abhängigkeit vom Primärtumorstadium und vom Zeitpunkt der Primärbehandlung wieder.

Die Prognose ist in allen Stadien ungünstig, auffallend das schlechte Abschneiden des Stadiums Ib. Die Überlebensrate vom Zeitpunkt der Rezidivdiagnose aus betrachtet ist besonders ungünstig und beträgt im Median 10 Monate (Abb. 3). Das zeitliche Auftreten des Rezidives hat keinen signifikanten Einfluß auf die Überlebensrate (Abb. 4), ebensowenig die Differenzierung nach histologischen Kriterien. Die Überlebensrate unter Berücksichtigung der Zervixkarzinom-Rezidivlokalisation ist in der Abbildung 5 graphisch dargestellt. Bei zentraler Lokalisation ist sie größer als bei Lokalisation im gesamten Becken (Lokalisation B und D nach Munnell u.

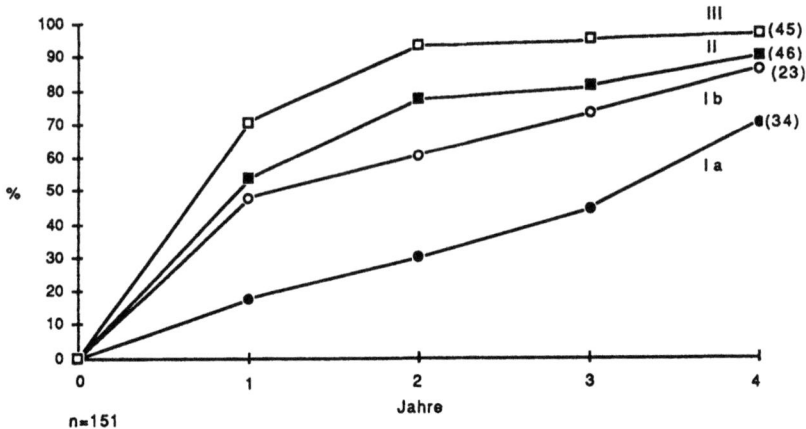

Abb. 1: Zeitliches Auftreten der Zervixkarzinom-Rezidive in Abhängigkeit vom Primärtumorstadium

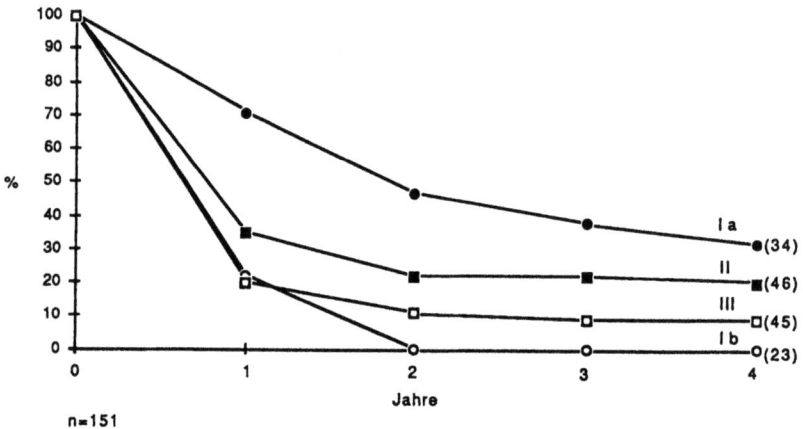

Abb. 2: Überlebensrate der Rezidivfrauen in Abhängigkeit vom Primärtumorstadium und vom Zeitpunkt der Primärbehandlung

Bonney), jedoch ohne Signifikanz. Bei Patientinnen, die operativ behandelt worden waren, ergab sich eine günstigere Prognose bei zentraler Rezidivlokalisation im Vergleich zum strahlentherapeutischen Vorgehen oder der Verzicht auf eine Behandlung. Das Ergebnis ist jedoch ohne signifikanten Wert (Abb. 6). Patientinnen mit Rezidiv im Becken und im

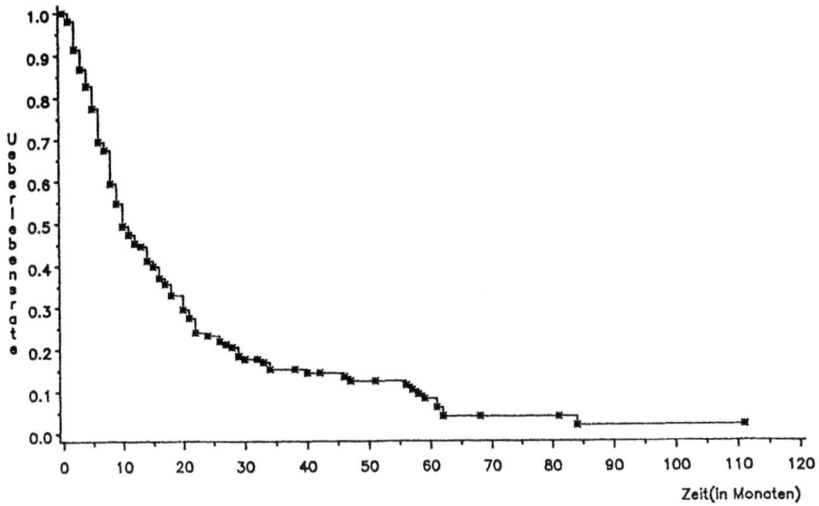

Abb. 3: Überlebensrate aller Patientinnen mit Zervixkarzinom-Rezidiv

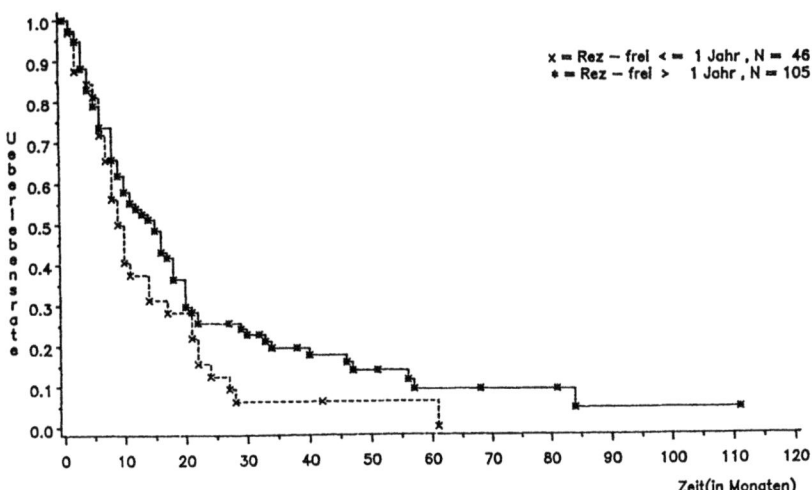

Abb. 4: Überlebensrate aller Patientinnen in Abhängigkeit vom rezidivfreien Intervall

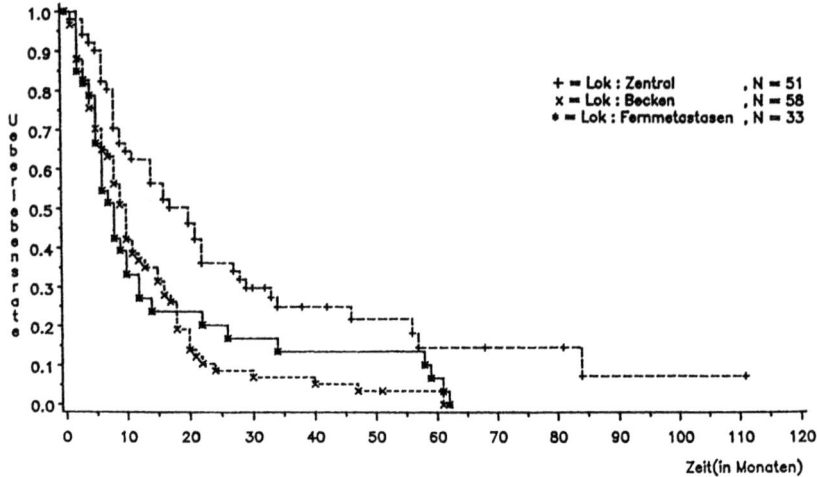

Abb. 5: Überlebensrate aller Patientinnen in Abhängigkeit der Rezidivlokalisation

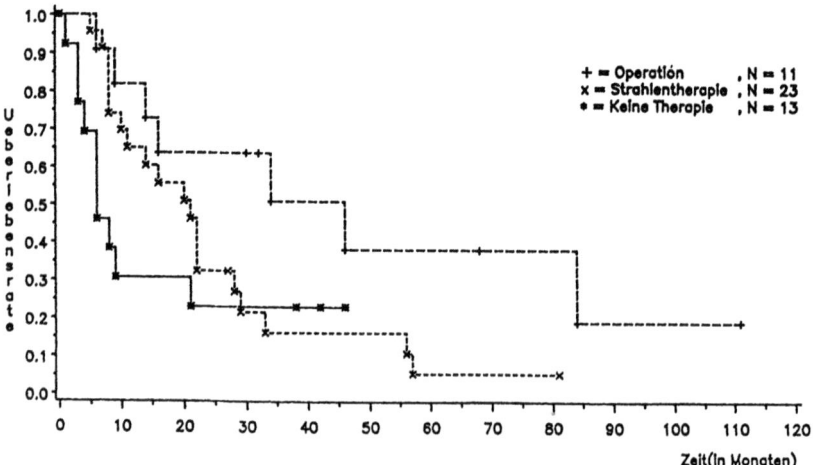

Abb. 6: Überlebensrate der Patientinnen mit einem Zervixkarzinom-Rezidiv und zentraler Lokalisation

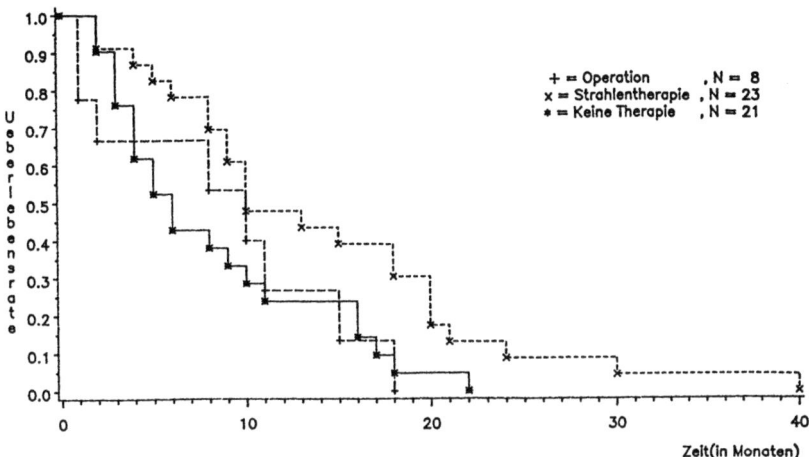

Abb. 7: Überlebensrate der Patientinnen mit einem Zervixkarzinom-Rezidiv und Lokalisation im gesamten Becken

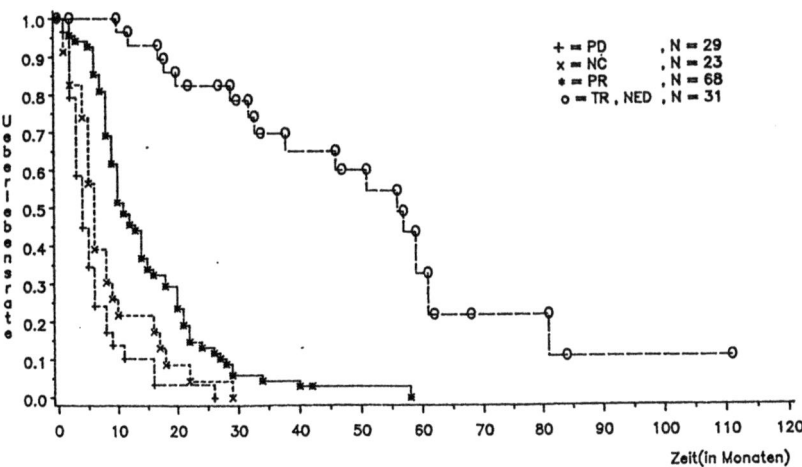

Abb. 8: Überlebensrate der Patientinnen in Abhängigkeit des therapeutischen Ansprechverhaltens

Bereich der Beckenwand (Lokalisation B und D nach Munnell u. Bonney) hatten von einer strahlentherapeutischen Behandlung einen Vorteil. Dieser drückt sich dabei in Zahlen signifikant aus (p ≤ 0,06 bzw p ≤ 0,03) (Abb. 7). Die Aufschlüsselung der Behandlungsergebnisse in Abhängigkeit vom Ansprechen einer Therapie zeigt in der Abbildung 8 eine signifikante Prognoseverbesserung für die Frauen, die einen therapeutischen Response zeigen.

Diskussion

Die Prognose von Zervixkarzinom-Rezidiven ist schlecht [4,8,14,16,18]. Dies bestätigen auch unsere eigenen Ergebnisse bei 151 Frauen mit einem Zervixkarzinom-Rezidiv. Das Rezidiv tritt überwiegend innerhalb der ersten 3-4 Jahre nach der Primäroperation auf. Hier ist sich die Literatur einig [1,11,15]. Allerdings lassen unsere Ergebnisse keine Korrelation zwischen dem Zeitpunkt des Auftretens und der Prognose dieser Frauen zu. Auch ist die Prognose weitgehend unabhängig von dem Tumorstadium (FIGO) der primären Diagnosestellung. Es zeigt sich sogar, daß in unserem Kollektiv das Stadium Ib am schlechtesten abschneidet, erklärbar durch die negative Selektion der Frauen, bei denen der Tumor aufgrund seiner biologischen Aggressivität und trotz einer Behandlung im noch frühen Stadium, lokal nicht kontrollierbar ist. Die histologische Verteilung der Rezidive läßt keine Rückschlüsse auf die Überlebenschancen zu, wobei jedoch der Anteil der "nicht" Plattenepithelkarzinome naturgemäß zahlenmäßig gering ist [7,11,17].

Das Ziel der Untersuchung war, anhand unseres Krankengutes herauszuarbeiten, ob bei der insgesamt schlechten Prognose doch eine Gruppe von Patienten durch eine spezifische Therapie einen Vorteil hat. Die Aufschlüsselung der Rezidive nach ihrer Lokalisation entsprechend der Einteilung von Munnell u. Bonney [12] und ihre Verknüpfung mit den verschiedenen durchgeführten Rezidivtherapien läßt hierbei interessante Schlußfolgerungen zu. Vor allem im Hinblick darauf, ob einerseits eine ganz umschriebene Gruppe von einer Therapie profitiert und andererseits eine belastende Therapie mit kaum Erfolgschancen anderen Patientinnen bei Gewinn von Lebensqualität erspart werden kann.

Unsere Ergebnisse zeigen, daß bei zentralen Tumorrezidiven das operative Vorgehen als therapeutisches Regime tendentiell besser abschneidet als die Strahlentherapie bzw. keine Therapie. Vor allem scheint hier die Operation dann Vorteile zu haben, wenn primär strahlentherapiert wurde [3]. Der Verzicht auf eine Strahlentherapie nach Wertheim'scher-Radikaloperation hält die Strahlentherapie für den Rezidivfall in der Hinterhand. Die

Behandlungserfolge einer Rezidivtherapie sind dann günstiger. Ob allerdings dieses Vorgehen einer bereits primären Kombinationsbehandlung überlegen oder vielleicht unterlegen ist, kann heute noch nicht beantwortet werden. Kurzfristige Nachsorgeintervalle (klinische Untersuchung, SCC-Marker) sind zu fordern, um ein Rezidiv früh für eine effektive Therapie zu diagnostizieren. Zentrale Rezidive haben eine etwas günstigere Prognose als die meist mehr ausgedehnten Rezidive im Becken und im Bereich der Beckenwand (Lokalisation B und D nach Munnell u. Bonney). Hier ist die Strahlentherapie jedoch den operativen Verfahren überlegen und schneidet auch besser ab als die Verneinung jeglicher Behandlung. Dieses Ergebnis erreicht sogar signifikantes Niveau [10,11].

Zunehmend wird in der Literatur der Wert des Ansprechverhaltens eines Tumors unter der Therapie betont. Auch anhand unserer Frauen können wir signifikant zeigen, daß der auf Strahlentherapie ansprechende Tumor [6,7,13] sowie die Resezierbarkeit bei Wahl des operativen Vorgehens [1,5,16] eine Rolle bezüglich der Prognose spielt. Der Vergleich mit fehlendem Response ergibt Unterschiede auf hohem signifikanten Niveau. Hier lassen unsere Ergebnisse sicherlich den Schluß zu, daß einerseits bei der Chance einer Operation in sano auch größere Radikalität nicht gescheut, und andererseits bei strahlentherapeutischem Ansprechen der therapeutische Spielraum voll ausgenutzt werden sollte. So läßt sich nun als Schlußfolgerung mit klinischer Relevanz feststellen, daß rund 1/5 der Frauen von der belastenden Rezidivtherapie profitieren. Wahrscheinlich kann bei tatsächlichem Ausschöpfen des vorhandenen therapeutischen Spielraumes die Prognose noch günstiger gestaltet werden. Allerdings muß bei einem größeren Teil der Rezidivfrauen die eventuelle Chance einer Behandlung in sehr kritischem Licht betrachtet und hier auch der Mut betont werden, eine nicht ansprechende Therapie oder eine aussichtslose Behandlung frühzeitig im Hinblick auf die Lebensqualität abzubrechen. Da auch systemische Therapieansätze [2,9,17,18] hinter den erwarteten Erfolgen zurückgeblieben sind, sollte als Ausblick für die Zukunft in der engen Kooperation der Onkologen der intraoperativen Bestrahlung und hier vor allem der interstitiellen Brachytherapie eine Chance gegeben werden.

Literatur

1. Barber H.R.K., O'Neil W.H.: Recurrent cervical cancer after treatment by a primary surgical program. Obstet.Gynecol. 37 (2) (1971), 165-172.
2. Bezwoda W.R., Nissenbaum M., Derman D.P.: Treatment of metastatic and recurrent cervix cancer with chemotherapy: A randomised trial comparing

Hydroseyurea with cisdiamminedichloro-platinum plus methotrexate. Med. Pediat. Oncol. 14 (1986), 17-19.
3. Björnstohl H., Johnsson J.E., Lindberg L.G.: Hysterectomy in central recurrence of carcinoma of the uterine cervix. Acta.Obstet.Gynecol. 56 (1977), 227-231.
4. Brunschwig A.: Surgical treatment of carcinoma of the cervix recurrent after irradiation or combination of irradiation and surgery. Am.J.Roentgenol. 99 (1967), 365-370.
5. Deckers P.: Pelvic exenteration as palliation of malignant disease. Am.J.Surg. 191 (1976), 509-515.
6. Deutsch M., Parsons J.A.: Radiotherapy for carcinoma of the cervix recurrent after surgery. Cancer 34 (1974), 2051-2055.
7. Evans jr. S.R., Hilaris B.S., Barber H.R.K.: External vs. interstitial irradiation in unresectable recurrent cancer of the cervix. Cancer 28 (1971), 1284-1288.
8. Haas T., Buchsbaum H.J., Lifshitz S.: Nonresectable recurrent pelvic neoplasm. Gynecol.Oncol. 9 (1980), 177-181.
9. Hoffman M.S., Roberts W.S., Bryson P., Kavanagh J.J., Cavanagh D., Lyman G.H.: Treatment of recurrent and metastatic cervical cancer with cisplatin, doxorubicin,and cyclophosphamide. Gynecol.Oncol. 29 (1988), 32-36.
10. Keettel W.C., Vorrhis van L.W., Latourette H.B.: Management of recurrent carcinoma of the cervix. Am.J.Obstet.Gynecol. 1 (1968), 671-679.
11. Krebs H.B., Helmkamp F., Sevin B.-U., Poliakoff S.R., Mehrdad N., Averette H.E.: Recurrent cancer of the cervix following radical hysterectomy and pelvic node dissection. Obstet.Gynecol. 59 (4) (1982), 422-427.
12. Munnell E.W., Bonney W.A.: Critical points of failure in the therapy of cancer of the cervix. Am.J.Obstet.Gynecol. 81 (1961), 521-534.
13. Murphy W.T.: Radiation therapy. Saunders, Philadelphia (1959), 627.
14. Nagell van J.R., Rayburn W., Donaldson E.S. et al.: Therapeutic implications of patterns of recurrence in cancer of the uterine cervix. Cancer 44 (1979), 2354-2361.
15. Pfleiderer A., Richter D., Thiessen P., Kissel U., Tibi B., Nowara P.: Aktuelle Probleme bei der Nachsorge von Patientinnen mit Karzinomen der Zervix und des Corpus uteri. Onkologie 2 (1979), 62-69.
16. Rubin S.C., Hoskins W.J. Lewis jr. J.L.: Radical hysterectomy for recurrent cervical cancer following radiation therapy. Gynecol.Oncol. 27 (1987), 316-322.
17. Sorbe B., Frankendal B.: Bleomycin-adriamycin-cisplatin combination chemotherapy in the treatment of primary advanced and recurrent cervical carcinoma. Obstet.Gynecol. 63 (2) (1984), 167-170.
18. Wheelock J.B., Krebs H.-B., Goplerud D.R., Myers M.: Cis-platinum, doxorubicin, and methotrexate treatment for recurrent cervical cancer. Obstet.Gynecol. 66 (3) (1985), 410-412.

Therapeutische Möglichkeiten beim Rezidiv des Zervixkarzinoms

R. Kreienberg°, M. Höckel°, K.J. Klose² und V. Friedberg°

Einleitung

Rezidive von Zervixkarzinomen nach Operation und adjuvanter Strahlentherapie oder nach alleiniger primärer Strahlenbehandlung haben eine extrem schlechte Prognose und stellen eine Herausforderung für den gynäkologischen Onkologen dar. Bei ca. 35% der Patientinnen mit invasivem Zervixkarzinom zeigt sich im weiteren Krankheitsverlauf ein solches Rezidiv. Die Lokalisation dieser Rezidive betreffen in etwa einem Drittel der Fälle ausschließlich den Scheidenstumpf (27%) und den unteren Teil der Vagina (6%), über 40% der Rezidive sind überwiegend im Parametrium und an der Beckenwand lokalisiert. Nur ca. 20% der Patientinnen weisen Fernmetastasen auf [10, 27, 32, 33]. Treten solche Rezidive nach ausschließlich operativer Primärtherapie auf, so besteht noch die Möglichkeit einer Strahlentherapie mit kurativem Ansatz. Die 5-Jahres-Überlebensraten liegen hier bei etwa 25% [9, 10, 16, 21, 23, 33]. Andere Therapieansätze müssen für Patientinnen nach Operationen und adjuvanter Strahlentherapie oder für Patientinnen gesucht werden, die sich einer primären Strahlentherapie unterzogen haben. Gleiches gilt für alle die Patientinnen mit parametranen, bis zur Beckenwand reichenden Rezidiven, die entweder operativ nicht radikal entfernt werden können, oder bei denen durch die Vorbestrahlung aus Gründen der Strahlentoleranz der Organe im kleinen Becken wie Darm, Blase, Harnleiter, Nerven und Gefäße eine suffiziente perkutane und/oder intrakavitäre Bestrahlung nicht mehr durchführbar ist.

Bei Patientinnen mit Zervixkarzinomrezidiven nach primärer Radikaloperation und adjuvanter Strahlentherapie oder primärer alleiniger Strahlentherapie und bei gleich vorbehandelten Patientinnen mit Beckenwandrezidiven haben wir nach sorgfältiger Selektion des Patientengutes entweder eine Exenteration oder eine intraarterielle Chemotherapie durchgeführt. In Einzelfällen haben wir als neues Konzept nach subtotaler Resektion des Tumors an der Beckenwand intraoperativ über dem

---
°Klinik für Geburtshilfe und Frauenheilkunde (Dr.Prof.Dr.P.G. Knappstein)
²Institut für klinische Strahlenkunde (Prof.Dr. M. Thelen) an der Universität Mainz

Tumorbett Führungshülsen für die postoperative Salvage-Brachytherapie mit dem HDR-After-loading-Verfahren zur Anwendung gebracht. Aus der Sicht der Mainzer Frauenklinik soll zu diesen drei Methoden, deren Indikationsstellung und die klinischen Erfahrungen im folgenden Stellung genommen werden (s. auch [15]).

Exenteration

Die erstmals 1948 von Brunschwig beschriebenen Exenterationsoperationen bei fortgeschrittenen Uteruskarzinomen haben im deutschen Sprachraum im wesentlichen wegen der hohen primären Mortalität, die damals noch über 20% betrug, eher Ablehnung als Zustimmung gefunden. Das wesentlich verbesserte perioperative Management [17], die sorgfältige Indikationsstellung, die Verbesserung rekonstruktiver Operationsverfahren am Darm und an den ableitenden Harnwegen und die deutliche Senkung der primären Mortalität auf unter 5% haben dazu beigetragen, daß diese Operation bei sehr kritischer Auswahl der Patientinnen durchaus einen Platz im Behandlungskonzept des primären und insbesondere auch des rezidivierenden Kollumkarzinoms erhalten hat [1, 8, 15, 20, 25, 38, 39, 43]. Bekanntermaßen gibt es verschiedene Varianten der Exenterationsoperation. Bei der totalen Exenteration werden alle Beckenorgane entfernt, d.h. der Tumor mit dem gesamten Beckenbindegewebe einschließlich Harnblase und Rektosigmoid. In ausgewiesenen Fällen kann die alleinige vordere oder hintere Exenteration durchgeführt werden, bei der entweder nur die vom Tumor befallene Harnblase oder das befallene Rektosigmoid exzidiert werden. Auf die wichtige Frage der Harnableitung und der Stuhlableitung, die mit ihren rekonstruktiven Möglichkeiten von besonderer Bedeutung für die Lebensqualität der Patientin sind, soll hier nicht weiter eingegangen werden (s. auch Übersicht bei [3, 4, 6, 14, 28, 31, 34]).

Von ganz entscheidender Bedeutung für die Heilungsergebnisse nach einer Exenterationsoperation beim Rezidiv des Zervixkarzinoms ist die Auswahl der Patientinnen. Bei dieser belastenden, ausgedehnten Operation gehören neben dem Alter und einer Adipositas überwiegend internistische Erkrankungen zu den Kontraindikationen.

Bei einer strengen Indikationsstellung scheint uns aber die Exenteration in folgenden Fällen gerechtfertigt [15]:

- zentrales Tumorrezidiv im Becken, das gegenüber der Beckenwand möglichst einigermaßen gut beweglich ist,

- keine Fernmetastasen,
- die paraaortalen Lymphknoten müssen karzinomfrei sein.

Die Tatsache, daß gerade das Vorhandensein von Fernmetastasen außerhalb des kleinen Beckens oder das Vorliegen metastatisch befallener paraaortaler Lymphknoten als absolute Kontraindikationen für die Exenteration gelten, läßt sich dadurch begründen, daß bei diesen Metastasierungsformen die zu erwartende Lebensdauer auch nach erfolgreicher Operation so gering ist, daß eine Exenteration sinnlos wird. Aus diesem Grunde wird in Mainz vor jeder Exenteration eine ausgedehnte apparative Metastasensuche durchgeführt. Darüber hinaus werden nach Eröffnung der Bauchhöhle intraoperativ vor Beginn der Exenteration die paraaortalen Lymphknoten mittels Schnellschnitt untersucht (zumindest in Form eines ausgedehnten Samplings). Sind die paraaortalen Lymphknoten karzinomatös befallen, wird die Exenteration abgebrochen.

Insgesamt wurden in Mainz von 1967-1983 108 Exenterationen durchgeführt (Tabelle 1). In den Jahren 1984-1988 sind noch einmal 42 Fälle dazugekommen, wobei sich hier ein steigender Anteil von Rezidivtumoren beobachten läßt. Von diesen 108 in den Jahren 1967-1983 operierten Fällen handelt es sich um 38 Fälle, bei denen eine Exenteration als primäre Karzinomoperation durchgeführt wurde, in 14 Fällen handelte es sich um eine Rezidivoperation nach Radikaloperation, ohne daß eine zusätzliche Strahlentherapie vorab durchgeführt worden ist. Bei 56 der Patientinnen ist die Rezidivoperation nach vorausgegangener Operation und adjuvanter Strahlentherapie oder nach alleiniger Strahlentherapie erfolgt. Betrachtet man die Heilungsergebnisse in diesem Patientengut nach 3 Jahren (s. Tabelle 2), so zeigt sich insbesondere bei den 56 Patientinnen, bei denen eine Exenteration als Rezidivoperation nach Strahlentherapie durchgeführt wurde, eine Heilungsrate von 33%. Bei den 52 Patientinnen, bei denen eine Exenteration ohne vorausgegangene Strahlentherapie durchgeführt wurde, ist die 3-Jahres-Heilungsrate erwartungsgemäß mit 54% deutlich besser als

Tabelle 1: Zahl der Exenterationen an der UFK Mainz (1967 - 1988)

1967 - 1978		72 Fälle
	zus. 108	
1979 - 1983		36 Fälle
1984 - 1988		42 Fälle *

* Steigender Anteil von Rezidivtumoren

Tabelle 2: 3-Jahresheilungen nach Exenteratio (s. hierzu auch [15])

52 Exenterationen ohne Radiotherapie	54 %
56 Exenterationen nach Radiotherapie	33 %

in dem vorbestrahlten Kollektiv. Die Heilungsergebnisse zeigen, daß bei einer sehr strengen Patientenauswahl nach den genannten Kriterien mit diesem wenn auch sehr ausgedehnten operativen Eingriff je nach Vorbehandlung bei mindestens einem Drittel der Patientinnen zufriedenstellende Resultate erzielt werden können [15].

Intraarterielle Chemotherapie

Der systemische Einsatz chemotherapeutischer Kombinationstherapien beim Rezidiv des Zervixkarzinoms hat keine überzeugenden Resultate erbracht [10,19,30,42]. Dieses Ergebnis wird jedoch dadurch relativiert, daß es sich bei einem hohen Prozentsatz dieser so behandelten Patientinnen um Fälle handelt, die einerseits im Rahmen der Primärbehandlung sich einer hochdosierten Strahlentherapie im kleinen Becken unterzogen haben und damit die lokalen Durchblutungsverhältnisse für die Effektivität einer systemischen Chemotherapie eher ungeeignet sind. Darüber hinaus handelt es sich auch überwiegend um Fälle, bei denen die Chemotherapie als "Ultima ratio" bei ausgedehnten Tumorrezidiven zum Einsatz kam.

Überraschend ist dennoch, daß bei einer unter diesen Voraussetzungen durchgeführten systemischen Therapie Ansprechraten zwischen 25% und 60% in Abhängigkeit von der Patientenauswahl und den verabfolgten Zytostatikakombinationen beschrieben werden konnten (Übersicht bei [10,13,24,36]). Entscheidend ist jedoch, daß in den meist vorbestrahlten Gebieten mit einer systemischen Chemotherapie Tumorreduktionen nur dann erzielt werden können, wenn die chemotherapeutischen Substanzen in hoher Dosierung verabfolgt werden, die zu erheblichen toxischen Nebenwirkungen auf den Gesamtorganismus führen. Ausweg aus dieser Situation scheint uns der vermehrte Einsatz der intraarteriellen Infusion zytostatischer Substanzen zu sein.

Voraussetzung für die Durchführbarkeit einer solchen intraarteriellen Chemotherapie (Tabelle 3) ist einmal, daß die Angiographie im kleinen

Tabelle 3: Indikationen intraarterieller Chemotherapie beim Zervixkarzinomrezidiv

- tumorzuführende(s) Gefäß(e) mit erkennbarer Tumorperfusion
- umfassende und selektive Sondierbarkeit der tumorversorgenden Gefäße (entsprechende Äste der A. iliaca interna)
- ggf. Einsatz spezieller Kathetersysteme zur Perfusion auch kleinerer Tumoräste
- Aussparung der Perfusion gefährdeter Gefäßregionen, wie z.b. der Glutaealmuskelgefäße
- ggf. transistorische Gel-Schaumokklusion der proximalen Äste der A. glutaealis superior

Becken ein tumorzuführendes Gefäß oder mehrere tumorzuführende Gefäße mit erkennbarer Tumorperfusion zeigt. Die entsprechenden Äste der A. iliaca interna, die den Tumor versorgen, müssen umfassend und selektiv perfundierbar sein. Durch den Einsatz spezieller Kathetersysteme zur Perfusion auch kleinerer und kleinster Tumoräste, die gleichzeitig oder nacheinander sondiert und perfundiert werden können, läßt sich das Zytostatikum oder die Zytostatikakombination optimal an den Tumor plazieren, und zwar in Dosierungen, die für den lokalen Tumor toxisch, aber für den Gesamtorganismus weitgehend tolerabel sind. Wichtig ist, daß die Perfusion gefährdeter Gefäßregionen, wie z.B. der glutaealen Muskelgefäße ausgespart werden. Dies kann durch die Überprüfung der Lokalisation der Katheter im Angiogramm relativ genau festgestellt werden. Ggf. müssen vor der Perfusion transitorisch die proximalen Äste der A. glutaealis superior mit Gelschaumokklusion geschlossen werden, um eben diese Perfusion der glutaealen Muskelgefäße durch Zytostatika während der eigentlichen Tumorperfusion zu verhindern.

Wir haben an der Universitäts-Frauenklinik Mainz bislang bei 9 Patientinnen mit Rezidiven des Zervixkarzinoms mit diesem Therapiekonzept Erfahrungen sammeln können. Aus Sicherheitsgründen haben wir mit einer Monotherapie mit Epirubicin begonnen und die Dosis von 10 mg/Tag über einen Perfusor über 24 h kontinuierlich unter Zusatz von 5000 IE Heparin perfundiert (Tabelle 4).

Tabelle 4: Schema der intraarteriellen Chemotherapie

Medikament	Epirubicin Mono
Dosis	10 mg/Tag über Perfusor 24 h kontinuierlich +5000 I.E. Heparin (pro Katheterseite)
Dauer	bis 5 Tage
Wiederholung	4-6 Wochen

Bei beidseitiger Tumorperfusion wurde pro Katheter die genannte Dosis appliziert. Wir haben diese Perfusion über eine Dauer bis zu maximal 5 Tagen durchgeführt, den Katheter dann entfernt und die intraarterielle Chemotherapie nach 4-6 Wochen wiederholt. Insgesamt wurden 9 Patientinnen therapiert. Bei einer mittleren Beobachtungszeit von 9 Monaten haben wir in 2 Fällen eine partielle Remission und in 2 Fällen ein "no change" des Tumorwachstums feststellen können.

Vergleicht man diese Ergebnisse mit denen aus der Literatur (Tabelle 5), so zeigt sich, daß wir in etwa Resultate, die auch von anderen Arbeitsgruppen bisher publiziert werden konnten, nachvollzogen haben. Sicher kann durch eine bessere Auswahl der Zytostatika z.b. durch Einsatz von Cisplatin alleine oder in Kombination mit anderen Medikamenten, die Effektivität der arteriellen Chemotherapie noch gesteigert werden. Insgesamt erscheint uns die Methode bei strenger Einhaltung der vorgestellten Voraussetzungen insbesondere für Patientinnen, die nicht vorbestrahlt sind, gangbar und erfolgversprechend zu sein. Darüber hinaus scheint uns diese Methode auch zum "Down-staging" bei Rezidiven, die überwiegend zentral oder auch bis an die Beckenwand heranreichen, geeignet zu sein. Hier kann dann nach Chemotherapie ggf. eine Operationsebene gefunden und eine Exenteration durchgeführt werden.

Tabelle 5: Literaturübersicht: intraarterielle Chemotherapie beim Rezidiv des Zervixkarzinoms

Autor:	Jahr:	Fallzahl:	Therapie:	Resultate: (vorläufig)
Dziambor et al.	1988	6	MTX,FU i.a. CMFVP i.v.	1PR (OAS 7,5 Mon.)
Scarabelli et al.	1988	19	ADM,CDDP i.a.	1CR, 2PR, 8NC
Rettenmaier et al.	1988	5	CDDP i.a.	2NC (OAS 11 Mon.)
Romanini et al.	1986	9	MTX,BLEO, CDDP i.a.	Op möglich
Mainz	1989	9	Epirubicin Mono	2PR, 2NC
Gesamt		44		18/44 responder

Salvage-Brachytherapie von Beckenwandrezidiven

In allen Fällen, in denen eine intraarterielle Chemotherapie nicht effektiv oder nicht durchführbar ist und auch eine radikale operative Entfernung der Beckenwandrezidive nicht mehr möglich ist und bei Fällen, bei denen darüber hinaus eine nochmalige konventionelle perkutane und/oder intrakavitäre Bestrahlung mit einer tumorvernichtenden Dosis sich aus Gründen der Strahlentoleranz von benachbartem Beckengewebe bzw. Beckenorganen verbietet, erscheint uns ein neues experimentelles Behandlungskonzept gerechtfertigt, welches hier kurz vorgestellt werden soll:

Nach subtotaler Resektion des Rezidivtumors werden intraoperativ über dem Tumorbett bzw. dem Resttumor distante Führungshülsen für die Brachytherapie mit dem HDR-After-loading-Verfahren fixiert und mit einem Rectus-abdominis-Muskellappen oder mit einem deepithelisierten Muskelhautlappen gedeckt.

Vor Durchführung dieser Methode ist ebenfalls eine sorgfältige Patientenauswahl bezüglich Alter, Adipositas, internistischer Grunderkrankungen und selbstverständlich der allgemeinen Operationsfähigkeit notwendig. Darüber hinaus müssen Fernmetastasen oder paraaortale Lymphknotenmetastasen – wie bei den anderen Eingriffen – ausgeschlossen sein. Die Operation wird zunächst als Staging-Laparotomie mit selektiver paraaortaler Lymphonodektomie durchgeführt [15]. Bei beidseitiger breiter Tumorinfiltration der Beckenwände oder bei paraaortalem Lymphknotenbefall wird der Eingriff abgebrochen. Anderenfalls erfolgt die subtotale Resektion des Tumors bis zur Beckenwand. Die Absetzungsebene an der Beckenwand wird durch die Beckenmuskulatur, in den meisten Fällen des M. levator ani vorgegeben. Blutungen im Bereich der Tumorbettes werden umstochen, mit heißen Tupfern oder ggf. Fibrinkleber gestillt. Der Tumor wird in seiner gesamten Ausdehnung mit Hilfe von multiplen Schnellschnitt-Untersuchungen identifiziert und in seiner Ausdehnung mit inaktiven Gold- oder Silber-Seats markiert. Über dem Tumorbett werden dann die Führungshülsen, die in variablen Längen zwischen 7 und 17 cm zur Verfügung stehen, in einem Abstand von 2 cm fixiert und nach außen durch die Haut geleitet (Abb. 1). Zur Deckung des Tumorbettes und zur Distanzierung der Beckenorgane können der kontralaterale oder der ipsilaterale Rektusmuskel als reiner Muskellappen oder als deepithelisierter Myokutanlappen verwendet werden [2, 22, 26].

Die Dimension des Muskelhautlappens werden der Ausdehnung des Tumorbettes und der Größe des freien Beckenraumes angepaßt. Die Fixierung des Muskelhautlappens erfolgt im Becken so, daß keine

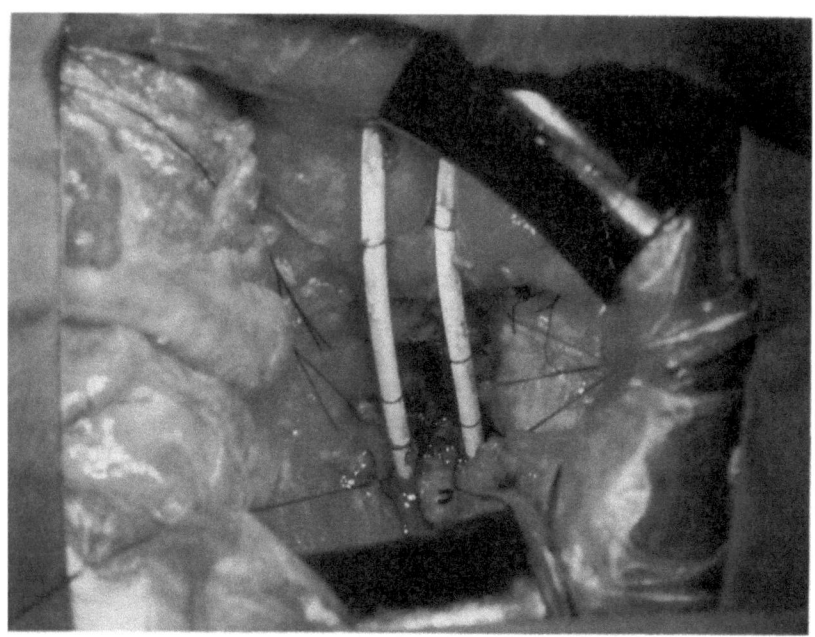

Abb.1: Einlegen von Führungshülsen zur Salvage-Brachytherapie mit dem HDR-Afterloading-Verfahren nach subtotaler Resektion eines linksseitigen Beckenwandrezidivs eines Zervixkarzinoms

Kompression von Gefäßen und keine Lücken als mögliche "Darmfallen" entstehen.

Die Brachytherapie des Tumorbettes bzw. des Resttumors erfolgt nach dem Afterloading-Verfahren, beginnend am 7. bis 10. postoperativen Tag unter Verwendung des HDR-Verfahrens mit einer oszillierenden 192 Ir-Quelle. Die Bestrahlung wird ein- bis zweimal wöchentlich durchgeführt. Pro Sitzung werden 6-8 Gy appliziert. Die gesamte Dosis richtet sich nach der Vorbelastung, wobei eine Brachytherapiedosis von 35-40 Gy HDR angesetzt ist.

Mit dem hier vorgestellten Therapiekonzept soll versucht werden, die aufgrund der Tumorbiologie des Zervixkarzinoms bestehende kurative Chance der Behandlung lokoregionaler Rezidive nach Bestrahlung auch bei Beckenwandlokalisation zu nutzen. Einerseits wird der Tumor durch die subtotale Resektion so weit verkleinert, daß ein möglichst geringes Strahlungsvolumen erreicht wird. Durch die intraoperative Plazierung der Führungshülsen für die postoperative Brachytherapie - in dem zumindest in

2 Ebenen eindeutig definierten Tumorbett - kann das Zielvolumen der Bestrahlung sehr genau festgelegt werden. Die besonders strahlungsempfindlichen Organe Dünndarm, Rektosigmoid, Harnblase und Ureter können durch die Interposition des Rectus-abdominis-Muskel oder Hautinsellappens abgeschirmt werden, so daß trotz einer Vorbestrahlung des Beckens damit eine lokale Zweitbestrahlung mit tumorvernichtender Dosis möglich erscheint. Die durch den Myokutanlappen zu erwartende Verstärkung der Blutgefäßneubildung im Tumorbett könnte zudem die evtl. bestehende hypoxisch bedingte Strahlenresistenz vermindern [7,11,27,29,35]. Wir führen diese hier beschriebene modifizierte Technik seit Mitte 1988 durch. Über die klinischen Ergebnisse kann erst zu einem späteren Zeitpunkt berichtet werden.

Zusammenfassung

Beckenrezidive von Zervixkarzinomen nach primärer oder adjuvanter Strahlentherapie haben eine schlechte Prognose, obwohl etwa bei der Hälfte der Fälle zum Zeitpunkt ihrer Diagnose offensichtlich noch keine Fernmetastasen bestehen. Ein Drittel dieser Patientinnen haben zentrale Rezidive, etwa 50% der Patientinnen haben parametrane Rezidive, die sich bis zur Beckenwand ausdehnen. Ein einheitliches Behandlungskonzept für diese Patientinnen, die sich bereits während der Primärtherapie überwiegend radikalen operativen und strahlentherapeutischen Zusatzverfahren unterzogen haben, existiert nicht. Wir haben in den vergangenen Jahren in der Universitäts-Frauenklinik Mainz versucht, verschiedene therapeutische Möglichkeiten in Abhängigkeit von der Rezidivlokalisation zum Einsatz zu bringen. Bei überwiegend zentralen Rezidiven, die gegenüber der Beckenwand zumindest einigermaßen beweglich sind und beim Ausschluß von Fernmetastasen oder paraaortalen Lymphknotenmetastasen haben wir bei einem streng ausgewählten Patientenkollektiv die Exenteration durchgeführt und 3-Jahres-Heilungsraten von über 30% erreicht. Bei Patientinnen mit Beckenwandrezidiven, die aufgrund der Angiographie ein tumorzuführendes, den Tumor erkennbar perfundierendes Gefäß aufwiesen, das sich umfassend und selektiv perfundieren ließ, haben wir eine intraarterielle Chemotherapie durchgeführt, wir haben um Erfahrung zu sammeln vorab mit einer Monotherapie mit Epirubicin im Sinne einer Phase-I/II-Untersuchung begonnen und möchten dieses Behandlungskonzept ggf. unter Einsatz spezieller Kathetersysteme und ggf. transitorischer Gelschaumokklusion der proximalen Äste der A. glutaealis superior zur Aussparung der Perfusion der gefährdeten Glutaealmuskelgefäße weiter ausbauen. Ob dann bei gleicher Methodik andere Chemotherapiekombinationen effektiver sein können, bleibt diesen Untersuchungen vorbehalten.

Als dritte Methode zur Behandlung von Beckenwandrezidiven des Zervixkarzinoms haben wir aus tumor- und strahlenbiologischen Überlegungen ein neues experimentelles Behandlungskonzept erarbeitet, daß seit kurzem klinisch geprüft wird. Nach subtotaler Resektion des Beckenwandrezidivs werden intraoperativ über dem Tumorbett bzw. dem Resttumor Führungshülsen für eine postoperative Salvage-Brachytherapie mit dem HDR-Afterloading-Verfahren fixiert und mit einem transponierten regionalen Muskellappen oder deepithelisierten Muskelhautlappen gedeckt. Damit werden benachbarte strahlensensible Beckenorgane distanziert und von der Bestrahlung abgeschirmt. Es ist darüber hinaus zu erwarten, daß durch die verbesserte Vaskularisation die Strahlentoleranz der im Bestrahlungsfeld liegenden Beckenwandgewebe verbessert und die Möglichkeit einer hypoxischen Strahlenresistenz des Resttumors verringert werden kann.

Alle drei genannten Methoden sind einzeln oder auch in der Kombination angewandt hilfreich in der Behandlung von Beckenrezidiven von Zervixkarzinomen nach primärer oder adjuvanter Strahlenbehandlung und können zumindest bei einem Teil der Patientinnen deren extrem schlechte Prognose verbessern helfen.

Literatur

1. Averette H.E., Lichtinger M., Sevin B.U. et al.: Pelvic exenteration: A 15-year experience in a general metropolitan hospital.Am. J. Obstet. Gynecol. 150 (1984), 179.
2. Bostwick J., Hill H.J., Nahai F.: Repairs in the lower abdomen groin, or perineum with mycotaneous or omental flaps. Plast.Reconstr.Surg.63 (1979), 186-194.
3. Bricker E.M.: The technique of ileal segment bladder substitution. Prog. Gynecol. 3 (1957), 695.
4. Brown R.G., Turkiewicz M.J.: Reconstructive surgery in the cancer patients. Curr. Probl. Cancer 2 (1977), 1.
5. Brunschwig A.: Complete excision of pelvic viscera for advanced carcinoma. Cancer 1 (1948), 117.
6. Buchsbaum H.J., Schmidt D.J.: Transverse colon conduit - the preferred technique for supravesical diversion in patients who have received radiation therapy. Gynecol. Urol. Soc. San Diego (1985), 6.-0.11.
7. Coleman C.N.: Hypoxia in tumors: A paradigm for the approach to biochemical and physiologic heterogeneity. JNCI80 (1988), 310-317.

8. Deckers P.J., Ketcham A.S., Sugerbaker E.V. et al.: Pelvic exenteration for primary carcinoma of the uterine cervix. Obstet.Gynecol.37 (1971), 647.
9. Deutsch M., Parsons J.A.: Radiotherapy for carcinoma of the cervix recurrent after surgery. Cancer 34 (1974), 2051-2055.
10. DiSaia P.J., Creasman W.T.: Clinical gynecologic oncology. Mosby, St.Louis (1984).
11. Duarte A., Valauri F.A., Bruncke H.J.: Creating a free muscle flap by neovascularisation. An experimental investigation. J.Reconstr.Micorsurg. 4 (1987), 15-18.
12. Dziambor U., Sarembe B., Richter P., Lotze W.: Intraarterielle Chemotherapie mit Methotrexat und 5-Fluorourazil bei ausgedehnten locoregionalen Rezidiven des Zervixkarzinoms. Zentralbl. Gynäkol. 110 (1988), 1138-1144.
13. Eiermann W., Kühnle H., Meerpohl H.G., Achterrath W., Lenarz L., Preusser P.: Phase II trial with carboplatin/ifosfamid in previously untreated patients with advanced squamous cell carcinoma of the cervix. Procc. Am. Soc. Clin. Oncol. 8 (1989), 159.
14. Friedberg V.: Die Funktionserhaltung nach Exenterationsoperationen. Gynäkologe 21 (1988), 315.
15. Friedberg V.: Ergebnisse von 108 Exenterationsoperationen bei fortgeschrittenen gynäkologischen Karzinomen. Geburtsh.Frauenheilk. 49 (1989), 423.
16. Friedman A., Pearlman A.W.: Carcinoma of the cervix: Radiation salvage of surgical failures. Radiology 84 (1965), 801-811.
17. Girtanner R.E., de Campo T., Alleyn J.N., Averette H.E.: Routine intensive care for pelvic exenterative operations. Surg.Gynecol.Obstet. 153 (1981),657.
18. Hohenfellner R.: Mainz-Pouch mit umbilikalem Stoma. Aktuel Urol. 18 (1987), I-IV.
19. Hoffmann M.S., Roberts W.S., Bryson S.C.P. et al.: Treatment of recurrent and metastatic cervical cancer with cis-platin, doxorubicin and cyclophosphamide. Gynecol.Oncol. 29 (1988), 32-36.
20. Käser O., Icklé F.A., Hirsch H.A.: Atlas der gynäkologischen Operationen. Theime, Stuttgart (1983).
21. Knapp R.C., Berkowitz S.C.: Gynecologic oncology. Macmillan, N.Y. (1986).
22. Knapstein P., Friedberg V.: Plastische Chirurgie in der Gynäkologie, 1. Aufl. Thieme, Stuttgart (1987).
23. Kraybill W.G., Lopez M.J., Bricker E.M.: Total pelvic exenteration as a therapeutic option in advanced malignant disease of the pelvis. Surg.Gynecol.Obstet. 166 (1988), 259-263.
24. Kreienberg R., Melchert F.: Grundsätze der Chemo-, Hormon- und Immuntherapie. In: Käser O., Friedberg V., Ober K.G., Thomsen K., Zander J. Gynäkologie und Geburtshilfe Bd. III/2.16., Thieme, Stuttgart (1988).
25. Lichtinger M. et al.: Pelvine Exenteration. Gynäkologe 19 (1986), 81.

26. Mathes S., Nahai F.: Clinical atlas of muscle and musculocutaneous flaps. Mosby, St.Louis (1979).
27. Montana G.S., Fowler W.C., Varia M.A. et al.: Carcinoma of the cervix stage III. Results of radiation therapy. Cancer 57 (1986), 148-154.
28. Moreley G.W., Lindenauer S.M., Young S.D.: Vaginal recontruction following pelvic exenteration: Surgical and physological considerations. Am. J. Obstet. Gyneccol. 116 (1973), 996.
29. Morrow C.P., DiSaia P.J., Mangan C.F. et al.: Continuous pelvic arterial infusion with bleomycin for squamous carcinoma of the cervix recurrent after irradiation therapy. Cancer Treat.Rep. 61 (1977), 1403.
30. Moulder J.E., Rockwell S.: Hypoxic fractions of solid tumors: Experimental techniques, methods of analysis, and a survey of existing data. Int. J. Radiat. Oncol. Biol. Phys. 10 (1984), 695-712.
31. Orr J.W.jr., Shingelton H.M., Hatch K.D.: Gastrointestinal complications associated with pelvic exenteration. Am. J. Obstet. Gyencol. 145 (1983), 325.
32. Perez C.A., Brady L.W.: Principles and practice of radiation oncology. Lippincott, Philadelphia (1987).
33. Perez C.A., Camel H.M., Walz B.J. et al.: Radiation therapy alone in the treatment of carcinoma of the uterine cervix: A 20-year experience. Gynecol.Oncol. 23 (1986), 127.
34. Petri E.: Urologische Probleme der Exenterationschirurgie. In: Petri E. (Hrsg.) Gynäkologische Urologie - Aspekte der interdisziplinären Diagnostik und Therapie. Thieme, Stuttgart (1983), 143.
35. Puthawala A.A., Syed A.M.N. Fleming P.A., DiSaia P.J.: Re-irradiation with interstitial implant for recurrent pelvic malignancies. Cancer 50 (1982), 2810-2814.
36. Rettenmaier M.A., Moran M.F., Ramsinghani N.F. et al.: Treatment of advanced and recurrent squamous carcinoma of the uterine cervix with constant intraarterial infusion of cisplatin. Cancer 61 (7) (1988), 1301-1303.
37. Romanini A., Moneta E., Villani L. et al.: Regional chemotherapy by a totally infusion pump preceding radiotherapy in advanced cervical carcinoma. A preliminary report. Eur. J. Gynecol. Oncol. 7 (2)(1986), 97-108.
38. Rutledge F.N., Smith J.P., Wharton J.T. O'Quinn A.G.: Pelvic exenteration: analysis of 296 patients. Am. J. Obstet. Gynecol. 129 (1977), 881.
39. Rutledge F.N., Boronow R.C., Wharton J.T.: Gynecology oncology. Wiley, New York (1976).
40. Scarabelli C., Tumolo S., Campagnutta E., Franchin G., Perin A., Grigoletto E.: Intra-arterial chemotherapy (IAC) in patients (PTS) with primary untreated (U) or recurrent (R) locally advanced cervical carcinoma (Meeting Abstract). Proc. Am. Soc. Clin. Oncol. 4 (1985), 114.
41. Scarabelli C., Tumolo S., DePaoli A. et al.: Intermittent pelvic arteria infusion with Peptichemio, Doxorubicin and Cisplatin (PAD) for primary (U) and recurrent (R) locally advanced cervical carcinoma (CC). (Meeting

Abstract). Second international congress on Neo-adjuvant Chemotherapy. Paris, February 19-21 (1988), 60.
42. Swenerton K.D., Evers J.A., White G.W., Boyes D.A.: Intermittent pelvic infusion with Vincristine, Bleomycin and Mitomycin C for advanced recurrent carcinoma of the cervix. Cancer Treat.Rep. 63 (1979), 1379-1381.
43. Symmonds R.E., Pratt J.H., Webb M.J.: Exenterative operations: experience with 198 patients. AM.J.Obstet.Gynecol. 121 (1975), 907.
44. Umbach G.E., Matthiesen H. von, Bender H.G.: Die Chemotherapie des fortgeschrittenen Zervixkarzinoms. Ein Überblick. Diagnostik 7,89 (1986).

Rezidivchirurgie beim Endometrium- und Zervixkarzinom

R. Winter, M. Lahousen und E. Petru

Einleitung

Unter der chirurgischen Behandlung von Rezidiven gynäkologischer Malignome wird meist die teilweise oder vollständige Exenteration des kleinen Beckens verstanden. Dieser Eingriff scheint nach strenger Indikation für etwa 50% der Patienten sinnvoll, bei welchen ein Rezidiv der Krebserkrankung an den Geschlechtsorganen nach primärer Strahlentherapie festgestellt wurde.

Die Anatomie des kleinen Beckens ist nach der Strahlentherapie weitgehend erhalten, so daß Schichten und Spatien chirurgisch aufgefunden werden können. Dies ermöglicht z.b. beim Rezidiv eines Zervixkarzinoms nach primärer Bestrahlung die radikale abdominale Hysterektomie als operative Maßnahme einzusetzen. Beim Auftreten von voluminösen Primär- oder Rezidivtumoren, die die Nachbarorgane wie Harnblase und Rektum befallen haben, ist nach strenger Selektion die exenterative Behandlung in Erwägung zu ziehen.

Aus einem anderen Blickwinkel ist die Rezidivtherapie zu sehen, wenn eine adäquate operative Behandlung als Initialtherapie vorausgegangen ist. Die anatomische Integrität des kleinen Beckens ist nach einer Radikaloperation nicht mehr gegeben. Der Uterus fehlt, die Parametrien sind entfernt und die Scheide ist teilweise reseziert. Der Verlauf der Ureteren ist disloziert, Harnblase und Rektum haben ihre Lage zueinander verändert. Nach erfolgter Lymphadenektomie fehlt das lockere Lymphfettgewebe, in das die großen Beckengefäße eingebettet sind. Narbenbildung und bindegewebiger Ersatz von bewußt gesetzten Defekten erschweren nun ein neuerliches operatives Vorgehen. In der vorliegenden Arbeit wird über die chirurgische Rezidivtherapie nach primär operativer Behandlung des Endometriumkarzinoms und des Zervixkarzinoms an der Grazer Frauenklinik berichtet.

Material und Methode

Alle Patienten, die wegen eines Malignoms im Genitalbereich operiert wurden, sind an der Grazer Frauenklinik in einer Nachsorgeambulanz erfaßt. Sie werden in den ersten 2 Jahren nach der Operation in 3monatigen Abständen bestellt. Neben der klinischen Untersuchung werden die Tumormarker CEA, TPA, Ca 125 und Ferritin bestimmt, die das Auftreten eines Rezidivs in einem hohen Prozentsatz noch vor der klinischen Manifestation erkennen lassen [3]. Als bildgebende Verfahren kommen zur Rezidiverkennung in den ersten 2 Jahren alle 6 Monate die Computertomographie oder die Ultraschalldiagnostik und einmal jährlich das intravenöse Pyelogramm zum Einsatz. Nach dem zweiten Beobachtungsjahr erfolgen die Untersuchungen in 6-monatigen Abständen. Diese lückenlose Kontrolle ermöglicht eine frühzeitige Erkennung des Rezidivs und seine Behandlung.

Endometriumkarzinom

Von 1980 bis 1988 sind an der Grazer Frauenklinik 214 Patientinnen mit einem Endometriumkarzinom operativ behandelt worden. 193 Frauen wurden als FIGO Stadium I und 21 Patienten als Stadium II klassifiziert.

Die Therapie des Stadium I bestand in einer totalen abdominalen Hysterektomie mit Scheidenmanschette. Im Stadium II wurde 13-mal eine totale abdominale Hysterektomie mit Scheidenmanschette durchgeführt. In 5 dieser Fälle erfolgte eine Nachbestrahlung, in 3 Fällen eine Gestagenbehandlung als adjuvante Maßnahme. Seit 1984 sind bei 4 Patienten nach totaler abdominaler Hysterektomie in einem zweiten Behandlungsschritt extraperitoneal die Lymphknoten des kleinen Beckens entfernt worden, wenn nach Auswerten des histologischen Befundes ein Eindringen des Karzinoms in das zweite Drittel des Myometriums nachgewiesen werden konnte.

Sieben der 21 Frauen im Stadium II wurden durch eine radikale abdominale Hysterektomie und eine durch eine radikale vaginale Hysterektomie behandelt. Bei allen Patienten, bei welchen ein Verdacht auf ein Rezidiv der Krebserkrankung bestand, ist die Diagnose vor einem neuerlichen chirurgischen Eingriff durch eine histologische Abklärung bestätigt worden. Als Rezidivort ist die vom Primärtumor entfernteste Stelle bezeichnet worden, an der Krebsgewebe nachgewiesen werden konnte.

Von 214 Fällen ist bei 20 Frauen ein Rezidiv des Endometriumkarzinoms festgestellt worden. Der Beobachtungszeitraum nach der operativen Primärbehandlung erstreckt sich auf 12-96 Monate. Die Rezidivlokalisation bei den verschiedenen Tumorstadien ist aus der Tabelle 1 ersichtlich. In 2 von 20 Fällen wurde das Krebsrezidiv chirurgisch behandelt. Die Therapie bestand beim ersten Patienten mit einem Blasenrezidiv mit Beckenwandbeteiligung nach einem Stadium I in einer Teilresektion der Harnblase mit pelviner Lymphadenektomie. Im zweiten Fall eines Stadium II wurde nach erfolgloser Radiotherapie ein paraaortal lokalisiertes Rezidiv durch eine Lymphadenektomie entfernt.

Tabelle 1: Endometriumkarzinom, Rez.-lokalisation bei 20 Patienten (1980-88)

Stadium	Scheidengrund	Beckenwand	Fernmetastasen
I (11)	1	1	9
II (9)	0	2	7
Gesamt (20)	1 (5%)	3 (15%)	16 (80%)

Zervixkarzinom

Von 1971 bis 1988 wurden 536 Patienten mit einem Zervixkarzinom des FIGO Stadiums Ib bis IIb durch eine radikale abdominale Hysterektomie behandelt. Fälle mit einem Mikrokarzinom oder mit vaginaler radikaler Hysterektomie sind nicht berücksichtigt worden.

Bei diesen 536 Patienten ist in 116 Fällen ein Rezidiv nach operativer Behandlung aufgetreten. Die Beobachtungszeit betrug 12-228 Monate. Die

Tabelle 2: Zervixkarzinom, Rezidivlokalisation bei 116 Patienten (1971-1988)

Stadium (n)	Scheidengrund	zentral	Beckenwand	Fernmetastasen
Ib (36)	3	1	25	7
IIa IIb (5/75)	14	0	42	24
Gesamt (116)	17 (14,6%)	1 (0,9%)	67 (57,8%)	31 (26,7%)

Lokalisation der Rezidive bei den verschiedenen Tumorstadien ist aus der Tabelle 2 ersichtlich. Bei 19 Patienten wurden insgesamt 16 Eingriffe mit dem Ziel der voll-ständigen Entfernung des Rezidives durchgeführt. In drei Fällen erfolgte als Zweitoperation eine explorative Laparotomie. Die unterschiedlichen chirurgischen Maßnahmen, die zur Therapie eingesetzt worden waren, gehen aus Tabelle 3 hervor.

Alle 16 Patienten sind im Anschluß an den rezidivchirurgischen Eingriff einer Nachbestrahlung unterzogen worden.

Tabelle 3: Zervixkarzinom, Operationsmodus bei 16 Patientinnen mit einem Rezidiv

Operation	n
Tumorexstirpation (Scheidengrund, Beckenwand,paravesikal, Vagina)	10
Teilresektion der Harnblase	3
Explorative Laparotomie	3
Adnexexstirpation	1
Paraaortale Lymphadenektomie	1
Inquinale Lymphadenektomie	1
Gesamt	19

Ergebnisse

Endometriumkarzinom

Ein Rezidiv nach operativer Behandlung trat bei 193 Patienten mit einem Endometriumkarzinom im Stadium I in 11 Fällen oder in 5,7% auf. Bei 21 operierten Patienten im Stadium II wurde in 9 Fällen oder in 42,8% das Wiederauftreten der Erkrankung registriert. In beiden Tumorstadien hatte das Rezidiv in 15% die Beckenwand erreicht und in 80% bereits Fernmetastasen hauptsächlich in parenchymatöse Organe gesetzt. Nur bei einer Patientin (5%) lag ein Scheidengrundrezidiv vor (Tabelle 1).

Bei insgesamt 20 Fällen, die ein durchschnittliches Lebensalter von 63,8 Jahren aufwiesen, schien nur bei 2 Patienten oder in 10% ein neuerlicher operativer Eingriff zur Behandlung des Rezidivs sinnvoll (Tabelle 4). Beide Frauen verstarben an den Folgen ihrer Krebserkrankung. Von diesen 20 Fällen hat nur eine von 11 Patienten oder 9,1% mit einem Stadium I das Wiederauftreten der Erkrankung bisher 17 Monate überlebt. In diesem Fall wurde die Brachytherapie als Rezidivbehandlung eingesetzt. Alle Fälle mit einem Rezidiv im Stadium II der Erkrankung sind unabhängig von der Behandlungsart verstorben. Die mittlere Überlebenszeit dieser 19 Patienten betrug 10,4 Monate von der histologischen Verifizierung des Rezidivs bis zu ihrem Ableben. Die kürzeste Überlebenszeit betrug 1 Monat, die längste 30 Monate. Von der Primäroperation bis zum Tode dieser Patienten vergingen im Durchschnitt 23,4 Monate. Die kürzeste Überlebenszeit betrug 5 Monate, die längste 48 Monate. Werden die 19 Verstorbenen in 9 Behandelte und 10 Unbehandelte unterteilt (Tabelle 4) so läßt sich für die Behandelten eine mittlere Überlebenszeit von 30,3 Monaten errechnen, während die Unbehandelten im Durchschnitt nach 17,4 Monaten verstarben.

Tabelle 4: Endometriumkarzinom, Rezidivtherapie bei 20 Patienten

Therapie	n
symptomatisch	10
Radiotherapie	2
Chemotherapie	6
Operation	2
Gesamt	20

Zervixkarzinom

Bei 214 Frauen mit einem Zervixkarzinom im Stadium Ib wurde nach radikaler abdominaler Hysterektomie in 36 Fällen oder in 16,8% ein Rezidiv nachgewiesen. Im Stadium IIa (n = 8) und im Stadium IIb (n = 314) ist bei insgesamt 322 Patienten in 80 (5/75) Fällen oder in 24,8% ein Rezidiv aufgetreten. Bei den Stadien Ib sowie IIa und IIb war in 57,8% die Beckenwand ergriffen. In 26,7% konnten Fernmetastasen nachgewiesen werden. In 84,5% hatte somit die Rezidiverkrankung Strukturen erreicht, die mit den heute zur Verfügung stehenden therapeutischen Maßnahmen kaum behandelt werden können. Das Lokalrezidiv am Scheidengrund trat unter 116 Fällen nur 14-mal oder in 14,6% auf, davon in 3 Fällen oder 8,3% im Stadium I und in 14 Fällen oder 17,5% im Stadium II. Ein zentrales Rezidiv,

Tabelle 5: Zervixkarzinom, Rezidivtherapie bei 116 Patienten

Therapie	n
symptomatisch	40
Radiotherapie	43
Chemotherapie	17
Operation	16
Gesamt	116

das zwischen Blase und Rektum gelegen war, ist nur einmal oder in 0,9% festgestellt worden.

In 16 von 116 Fällen mit einem durchschnittlichen Lebensalter von 45,3 Jahren oder in 13,8% sind operative Maßnahmen zur Behandlung des neuerlich aufgetretenen Krebsleidens eingesetzt worden (Tabellen 3 und 5). Vier Frauen, die in den Jahren 1980, 1981 und 1982 operiert worden waren, haben die Rezidiverkrankung bisher 7-9 Jahre überlebt. Die Rezidivlokalisation dieser 4 Patienten ist aus der Tabelle 6 zu ersehen. Die verbleibenden 12 Patienten lebten im Durchschnitt 20 Monate nach der histologischen Verifizierung des Rezidivs. Die kürzeste Überlebenszeit betrug 4 Monate, die längste 46 Monate. Von der Primäroperation bis zum Ableben dieser Patienten vergingen im Durchschnitt 39 Monate. Die kürzeste Überlebenszeit betrug 7 Monate, die längste 84 Monate. In beiden Kollektiven des Endometrium- und Kollumkarzinoms war keine Patientin an den Folgen der Rezidivbehandlung verstorben.

Tabelle 6: Zervixkarzinom, Rezidivlokalisation nach operativer Behandlung bei 4 überlebenden Patienten (>5 Jahre)

Lokalisation	n
Scheidengrund	1
Fernmetastasen (paraaortal, inquinal, Introitus vaginae)	3
Gesamt	4

Diskussion

Zur Behandlung eines Rezidivs nach einem Genitalkarzinom wird meist die totale oder partielle Beckeneviszeration eingesetzt. Barber [1], Rutledge et al. [5] und Morley [4] lehnen die Exenteration jedoch ab, wenn positive pelvine oder paraaortale Lymphknoten gefunden werden, der Beckenboden oder dessen Faszie von einem Karzinom ergriffen sind, eine Karzinose des Bekkenperitoneums vorliegt oder Fernmetastasen festgestellt worden sind. Stanhope u. Symmonds [6] hingegen vertreten die Meinung, daß die Exenteration auch aus palliativer Intention gemacht werden soll und geben eine 5-Jahres-Überlebensrate von 17% für 59 Patienten ihres Krankengutes an. Die Exenteration bleibt jedoch bei strenger Indikation nur etwa 40-50% der Erkrankten vorbehalten, die nach primärer Radiotherapie ein Rezidiv erlitten haben.

Weit weniger Patienten eignen sich nach adäquater chirurgischer Primärtherapie eines Endometrium- und Zervixkarzinoms für eine neuerliche chirurgische Behandlung.

Die Lokalisation und Ausdehnung des Rezidivs sowie der Modus der Metastasierung sind als limitierende Faktoren anzusehen. So waren im eigenen Krankengut nur 10% der Fälle mit einem Rezidiv nach einem Endometriumkarzinom und 13,8% der Patienten mit einem Rezidiv nach einem Zervixkarzinom neuerlich operiert worden. Diese Frequenz scheint vorerst sehr niedrig zu sein, ergibt sich jedoch aus den gegebenen Umständen. Das an der Grazer Klinik geübte Verfahren der Radikaloperation ist über Jahrzehnte standardisiert. So werden die Stadien I und II des Zervixkarzinoms in der gleichen radikalen Weise behandelt. Auch beim Stadium II des Endometriumkarzinoms wurde in 8 Fällen eine Radikaloperation durchgeführt und 4-mal in einem zweiten Behandlungsschritt eine extraperitoneale Lymphonodektomie gemacht. Tritt nun bei diesen radikal voroperierten Fällen ein Rezidiv auf, so ist meist der Beckenboden bzw. die Beckenwand involviert (Tabellen 1 und 2).

Ein spezielles Problem stellt der unterschiedliche Metastasierungsmodus der beiden Karzinome dar. Das Endometriumkarzinom breitet sich auf lymphatischem und hämatogenem Wege aus, so daß sehr rasch Strukturen außerhalb des Beckens erreicht werden. In 80% waren bei 20 eigenen Fällen Fernmetastasen nachgewiesen worden (Tabelle 1). Mit dem Befall der Beckenwand und entfernter Organe sind in 95% Strukturen vom Rezidiv involviert gewesen, die neben dem Durchschnittsalter der Patienten von 63,8 Jahren limitierte Faktoren für ein neuerliches operatives Vorgehen waren. Diese ungünstigen Voraussetzungen beeinflussen ganz wesentlich das schlechte Ergebnis beim Endometriumkarzinom. Die zwei Patienten, bei welchen der Versuch unternommen worden war das Rezidiv chirurgisch zu entfernen, starben an den Folgen ihrer Krebserkrankung. Über die Wertigkeit rezidivchirurgischer Maßnahmen beim Endometriumkarzinom kann auf Grund der geringen Fallzahl keine Aussage getroffen werden.

Ein anderes biologisches Verhalten zeigt das Zervixkarzinom. Das Rezidiv bleibt länger auf das Becken beschränkt. Doch auch bei diesen voroperierten Patienten waren in 26,7% Fernmetastasen festgestellt worden und in 57,8% die Beckenwand befallen. In 84,5% waren somit Strukturen von einem Karzinom ergriffen, die chirurgisch schwer zu behandeln sind. Das relativ niedrige Durchschnittsalter der Patienten mit 45,3 Jahren erleichtert jedoch die Entscheidung zu einem chirurgischen Vorgehen, das im Detail bei 16 Patienten aus der Tabelle 3 ersichtlich ist. Von diesen 16 Patienten leben vier oder 25% länger als 5 Jahre. Dies ist deshalb bemerkenswert, da bei drei Frauen Fernmetastasen vorgelegen hatten (Tabelle 6). Barber [2] führte bei 35 Patienten mit einem Rezidiv nach primär operiertem Zervixkarzinom eine Exenteration durch. Nur 8 oder 22,8% lebten länger als 5 Jahre. Bei diesem vergleichbaren Behandlungsergebnis ist die Frage nach der primären Mortalität und der Lebensqualität zu stellen. Im eigenen Krankengut war kein Todesfall nach rezidivchirurgischen Eingriffen zu beklagen. Die Exenteration hingegen ist jedoch auch heute noch mit einer Mortalität von 3-5% belastet. Der relativ kurze postoperative Krankenhausaufenthalt und die Erhaltung der Lebensqualität räumen den nichtexenterativen Maßnahmen, wie sie an der Grazer Klinik durchgeführt wurden, durchaus einen Platz bei der Behandlung des Rezidivs nach einem voroperierten Zervixkarzinom ein.

Zusammenfassung

Von 1980 bis 1988 sind an der Grazer Frauenklinik 214 Patienten mit einem Endometriumkarzinom operativ behandelt worden. Bei 20 Frauen trat ein Rezidiv auf. In 80% der Fälle lagen bereits Fernmetastasen vor, während in 15% die Beckenwand betroffen war. Nur bei 2 Patienten oder in 10% wurden chirurgische Maßnahmen zur Beseitigung des Rezidivs ergriffen. Beide Patienten starben an den Folgen ihrer Krebserkrankung.

Von 1971 bis 1988 wurden 536 Frauen mit einem Zervixkarzinom des Stadiums Ib bis IIb durch eine radikale abdominale Hysterektomie behandelt. In 116 Fällen trat ein Rezidiv auf. Bei 26,7% dieser Patienten lagen Fernmetastasen vor, während bei 57,8% der Frauen die Beckenwand befallen war. Bei 16 Patienten oder in 13,8% wurden chirurgische Eingriffe mit dem Ziel der vollständigen Entfernung des Rezidivs durchgeführt. In allen Fällen erfolgte eine Nachbestrahlung. Vier Patienten oder 25% leben länger als 5 Jahre. In keinem Fall wurde die Exenteration zur Rezidivbehandlung eingesetzt.

Literatur

1. Barber H.R.K. (1988): Pelvic exenteration. In: Femal genital cancer, Gusberg S.B., Shingleton H.M., Deppe G. (eds), Churchill Livingstone, New York, p 555.
2. Barber H.R.K., O'Neil W. (1971): Recurrent cervical cancer after treatment by a primary surgical program. Obstet. Gynecol 37:165.
3. Lahousen M., Stettner H., Pickel et al. (1987): The predictive value of a combination of tumour markers in monitoring patients with ovarian cancer. Cancer 60:2228.
4. Morley G.W., Lindenauer S.M.,Cerny J.C. (1971): Pelvic exenterative therapy in recurrent pelvic carcinomia. Am J Obstet Gynecol 109:1175.
5. Rutledge F.N., Smith J.P., Warton J.T., O'Quinn A.G. (1977): Pelvic exenteration: Analysis of 296 patients. Am J Obstet Gynecol 129:881
6. Stanhope C.R., Symmonds R.E. (1985): Palliative exenteration - What, when and why? Am J Obstet Gynecol 152:12

Das Rezidiv beim Endometriumkarzinom – Eine Einführung

W. Kleine, Th. Maier und A. Pfleiderer

Das Endometriumkarzinom zählt zusammen mit dem Karzinom der Cervix uteri zu den zweithäufigsten bösartigen Erkrankungen der Frau. Eine Zunahme der Häufigkeit des Endometriumkarzinoms, dessen Altersgipfel zwischen dem 60. und 70. Lebensjahr liegt, ist vor allem auf eine höhere Lebenserwartung der weiblichen Bevölkerung und z.T. auf sozialkulturelle Faktoren zurückzuführen. So gelten Adipositas, Diabetes mellitus und Hypertonie als typische Risikofaktoren dieser Erkrankung. Das Endometriumkarzinom wird allgemein für eine maligne Erkrankung mit relativ günstiger Prognose gehalten. Denn mehr als Dreiviertel der Patientinnen erkranken im Stadium I, das eine 5-Jahresüberlebensrate von mehr als 70% aufweist. Dies ist in Anbetracht des hohen Durchschnittsalters der Patientinnen ein relativ günstiges Ergebnis. Demgegenüber stellen Patientinnen in sehr ungünstigen Stadium IV mit 2,8% eine Seltenheit dar (Tabelle 1).

Angaben über Rezidive fehlen in größeren Sammelstatistiken wie dem Annual Report [4]. Rezidive, definiert als wiederauftretendes Karzinom nach einer symptomfreien Zeit von mindestens 6 Monaten, und "weiterwachsende" Karzinome werden häufig in Sammelstatistiken einzelner Klini-

Tabelle 1: 5-Jahres-Überlebensrate beim Endometriumkarzinom (Annual Report Vol. 16.-20.; n= 65214 Patientinnen)

Stadium	Relative Häufigkeit	5-Jahres-Überlebensrate Therapiezeitraum				
		62-68	69-72	73-75	76-78	79-81
I	(77,6%)	71,9	73,6	74,2	75,1	72,3
II	(13,4%)	49,7	55,7	57,4	57,8	56,4
III	(6,2%)	30,7	31,3	29,2	30,0	31,5
IV	(2,8%)	9,3	9,2	9,6	10,6	10,5
Gesamt		63,0	65,4	66,6	67,7	65,1

ken zusammengefaßt [2,5,7,8,9]. Im folgenden soll die Problematik des Rezidivs an den Erfahrungen der UFK Freiburg hinsichtlich Häufigkeit, Lokalisation, Therapie und Prognose als Einführung kurz aufgezeigt werden.

Häufigkeit

Legt man die Zahlen des Annual Reports [4] zugrunde, so versterben 21,8% aller Patientinnen mit einem Endometriumkarzinom an dieser Erkrankung (Tabelle 2). Der Tod ist Folge einer primär progredienten Erkrankung oder eines Rezidivs nach einer symptomfreien Zeit von mindestens 6 Monaten. Geht man davon aus, daß die seltenen Stadien III (6,2%) und IV (2,8%) häufig primär progredient sind, so läßt sich eine Rezidivrate für das Endometriumkarzinom von ca. 13% kalkulieren.

Tabelle 2: Therapieerfolg beim Endometriumkarzinom (Annual Report Vol. 20, 1979-1981)

5 Jahre überlebt	9697	65,1%
verstorben am Karzinom	3252	21,8%
keine Nachbehandlung	1059	7,1%
verstorben an anderen Erkrankungen	898	6,0%
Gesamt	14906	100,0%

Eine Analyse der Patientinnen, die zwischen 1979-1986 an der UFK Freiburg wegen Endometriumkarzinoms primär behandelt worden waren, zeigte folgendes: Im Beobachtungszeitraum bis Dezember 1988 wurde bei 48 von insgesamt 400 Patientinnen ein Rezidiv beobachtet. Dies entspricht einer Rezidivrate von 12%. Sie nahm entsprechend der Ausdehnung des Primärtumors bzw. dem Stadium bei der Primärtherapie zu. So stieg die Rezidivrate von 7% im Stadium I auf 36% im Stadium IV an (Tabelle 3). Zusätzlich ist darauf hinzuweisen, daß 40 von 48 Rezidiven in den ersten 2 Jahren nach der Primärbehandlung auftraten.

Tabelle 3: Rezidivhäufigkeit beim Endometriumkarzinom (UFK Freiburg 1979 - 1986; n = 400)

Zeitpunkt des Rezidives nach Primärtherapie n=400	Stadium			
	I n=251	II n=74	III n=39	IV n=36
1. Jahr	5	4	7	10
2. Jahr	6	2	4	2
3. Jahr	3	-	-	1
4. Jahr	3	-	1	-
Gesamt n=48 (12%)	17 (7%)	6 (8%)	12 (30%)	13 (36%)

Lokalisation

Die Entstehung eines Rezidivs hängt u.a. von der Ausdehnung des Primärtumors, der individuellen Aggressivität des Karzinoms und von der Art der Therapie ab. Hendrickson [3] konnte in einer Autopsiestatistik zeigen, daß die bevorzugten Organe für ein Rezidiv die Lunge und der Peritonealraum mit den Organen Ovar, Leber und Darm sind (Tabelle 4). Ob ein Vaginalrezidiv durch eine regelmäßig postoperativ durchgeführte vaginale Kontaktbestrahlung verhindert werden kann, ist eine häufig diskutierte Frage [1,5,7]. Von 1979-1988 wurden 117 Patientinnen mit einem Rezidiv

Tabelle 4: Metastasen/Rezidivlokalisation beim Endometriumkarzinom, Autopsiestatistik n = 188 (nach [3])

Organbefall	Relative Häufigkeit (in %)
Lunge	41
Peritoneum/Omentum	39
Ovar	34
Leber	29
Darm	29
Vagina	25
Harnblase	23
Wirbelkörper	20
Milz	14
Gehirn	5

eines Endometriumkarzinoms in der UFK Freiburg behandelt. Bei 29 Patientinnen fand sich das Rezidiv in der Vagina, bei 88 Patientinnen in anderen Organen in einer ähnlichen Verteilung wie von Hendrickson beschrieben. Im Rahmen der Primärtherapie hatten 65 Patientinnen eine vaginale Kontaktbestrahlung mit Radium, in späteren Jahren mit Iridium erhalten. Bei 52 Patientinnen wurde keine vaginale Bestrahlung durchgeführt. Die statistische Analyse dieses Kollektivs zeigt, daß nach vaginaler Kontaktbestrahlung bei der Primärtherapie signifikant weniger Vaginalrezidive aufgetreten sind (Tabelle 5). Es ist aber auch anzumerken, daß sich diese Rezidive durch eine Kontaktbestrahlung nicht völlig haben verhindern lassen.

Tabelle 5: Das Vaginalrezidiv beim Endometriumkarzinom und die vaginale Kontaktbestrahlung bei der Primärtherapie

Vaginale Kontaktbestrahlung		Rezidivlokalisation	
		Vagina	andernorts
ja	n = 65	10	55
nein	n = 52	19	33
			p 0,0085

Prognose

Das Schicksal einer Patientin mit einem Endometriumkarzinom hängt von zahlreichen Faktoren ab. Neben dem Alter und dem körperlichen Allgemeinzustand haben vor allem das Tumorstadium, der histologische Typ und Differenzierungsgrad, die Infiltration in das Myometrium sowie Metastasen in iliakale und paraaortale Lymphknoten eine entscheidende Bedeutung [2,7,9]. Diese Faktoren sind vor allem bei der Primärtherapie zu berücksichtigen, bei der Frage nach der Radikalität der Operation und nach adjuvanten Maßnahmen. Sie wurden von uns an anderer Stelle dargestellt [6].

Die Prognose einer Patientin mit einem Endometriumkarzinom kann man unterteilen in den Zeitraum von der Primärtherapie bis zum Auftreten des Rezidivs – dem rezidivfreien Intervall – und der Zeit vom Rezidiv bis zum Tod am Karzinom. Die Analyse der an der UFK Freiburg beobachteten 117 Patientinnen mit einem Rezidiv zeigt, daß das rezidivfreie Intervall im Stadium I durchschnittlich knapp doppelt so lang ist wie in den Stadien II-IV. Unterschiede zwischen der Rezidivlokalisation und dem therapiefreien Intervall wurden nicht beobachtet (Tabelle 6). Von den 117 Patientinnen

Tabelle 6: Rezidivfreies Intervall und mediane Überlebenszeit ab Rezidivdiagnose beim Endometriumkarzinom (n = 117; UKF Freiburg 1979-1988)

Rezidiv Lokalisation	Stadium bei Primärtherapie		Intervall in Tagen (median)	
			Primärth.-Rezidiv (n = 117)	Rezidiv-Tod (n = 92)
Vagina / Kl. Becken n = 42	I	(n=21)	585	357
	II-IV	(n=21)	307	302
Multiple Metastasen n = 75	I	(n=31)	525	226
	II-IV	(n=44)	316	147

mit einem Rezidiv waren 92 im Beobachtungszeitraum verstorben. Lag das Rezidiv ausschließlich in der Vagina oder im kleinen Becken, so war die mediane Überlebenszeit ein Drittel länger als bei einer multiplen Metastasierung. In beiden Gruppen fällt auf, daß die Überlebenszeit nach Diagnose des Rezidivs nicht mit dem ursprünglichen Stadium bei der Primärtherapie korreliert.

Therapie

Die Wahl der Therapie hängt stets vom Allgemeinzustand der Patientin, der Lokalisation des Rezidivs, der Operabilität und der Vorbehandlung ab. Bei der Entscheidung über eine erneute Operation oder Bestrahlung bzw. einer Hormon- oder Chemotherapie muß vom Einzelfall ausgegangen werden [1,2,8,9]. Wir haben versucht, die Überlebenszeit der 92 am Rezidiv des Endometriumkarzinoms verstorbenen Patientinnen zur Art der Rezidivtherapie in Beziehung zu setzen (Tabelle 7).

Diese Darstellung kann nicht als ein Maßstab für die Effektivität der jeweiligen Maßnahme gelten. Allein die minimalen und maximalen Überlebenszeiten geben die Relativität des Begriffes der medianen Überlebenszeit wieder. Neben dem methodischen Problem ist das Spektrum der Maßnahmen der Ausdruck einer gewissen Ratlosigkeit, im Einzelfall den richtigen therapeutischen Weg einzuschlagen. So hat eine Patientin mit einer solitären Vaginalmetastase, die vollständig exzidiert werden kann und eventuell noch nachbestrahlt wird, eine bessere Prognose als bei

Tabelle 7: Rezidivtherapie und mediane Überlebenszeit beim Endometriumkarzinom (UFK Freiburg 1979-1988; n = 92)

Therapieart		Intervall in Tagen (min-max) Rezidiv - Tod	
Op. und Strahlentherapie		(n=13)	511 (23-1700)
Hormontherapie			
	- allein	(n=27)	302 (17-2089)
	- in Kombination	(n=26)	145 (35-1015)
Chemotherapie		(n=20)	146 (52-1450)
keine Therapie		(n= 6)	32 (1- 96)

generalisierter Metastasierung. Die große Spannbreite der Überlebenszeit und die unterschiedlichen Therapiemodalitäten sollen vielmehr dazu anregen, im Einzelfall nach den bestmöglichen Maßnahmen zu suchen. Zusätzlich gilt es Faktoren herauszuarbeiten wie z.b. die Hormonrezeptoren, um noch gezielter behandeln zu können. Es soll den folgenden Beiträgen vorbehalten sein, näher darauf einzugehen.

Literatur

1. Greven K., Olds W.: Isolated vaginal recurrences of endometrial adenocarcinoma and their management. Cancer 60 (1987), 419-421.
2. Grigsby P.W., Perez C.A., Kuske R.R., Kao M.S., Galakatos A.E.: Results of therapy, analysis of failures, and prognosticfactors for clinical and pathologic stage III adenocarcinoma of the endometrium. Gynecol.Oncol. 27 (1987), 44-57.
3. Hendrickson E.: The lymphatic dissemination in endometrial carcinoma. A study of 188 necropsies. Am.J.Obstet.Gynelcol.123 (1975), 570-582.
4. Pettersson F.: Annual Report on the results of treatment in gynecological cancer, Radiumhemmet, S-10401 Stockholm,Sweden. Panorama Press AB, Stockholm (1988).
5. Pfleiderer A., Richter D., Thiessen P., Kissel U., Tibi B., Nowara P.: Aktuelle Probleme bei der Nachsorge von Patientinnen mit Karzinomen der Zervix und des Corpus uteri. Onkologie 2 (1979), 62-69.
6. Pfleiderer A., Kleine W.: "Surgical methods and significance of different prognostic criteria". In: Endometrial cancer. Schulz K.D., King R.J.B., Pollow K., Taylor R.W.(Hrsg). Zuckschwerdt, München (1987), 119-128.

7. Sommer H., Nöschel H., Kloetzer K.H., Kob D., Stech D.: Therapieergebnisse beim Endometriumkarzinom und Risikofaktoranalyse im Vergleich mit einer Kontrollgruppe. Arch.Geschwulstforsch. 59 (1989), 191-197.
8. Thigpen T., Vance R.B., Balducci L., Blessing J.: Chemotherapy in the management of advanced or recurrent cervical and endometrial carcinoma. Cancer 48 (1981), 658-665.
9. Tiitinen A., Forss M., Aho I., Vesterinen E., Nieminen U.: Endometrial adenocarcinoma: Clinical outcome in 881 patients and analysis of 146 patients whose deaths were due to endometrial cancer. Gynecol.Oncol. 25 (1986), 11-19.

Strahlentherapie bei Rezidiven des Endometriumkarzinoms

H.-A. Ladner *

Das Endometriumkarzinom als das zweithäufigste Karzinom der Frau wird in über 75% aller Fälle im FIGO-Stadium I entdeckt, von denen etwa 75% fünf Jahre überleben. Daneben gibt es eine Reihe sehr bösartiger Karzinomfälle, die häufiger als andere rezidivieren; daher ist man schon seit mehreren Jahren bestrebt, diese Patientinnen mit schlechter Prognose rechtzeitig zu erkennen und gezielter zu behandeln [11,15,18]. So hat man versucht, sogenannte Risikogruppen mit ungünstiger Tumorausbreitung (z.B. Myometriuminvasion, Befall pelviner oder paraaortaler Lymphknoten, histologischer Differenzierungsgrad III oder Tumoren mit fehlenden Östrogen- oder Progesteron-Rezeptoren) herauszuarbeiten, um bereits durch die Primärtherapie in Abhängigkeit von derartigen Prognosefaktoren das Rezidiv zu verhindern.

Bei der Berücksichtigung derartiger Risikogruppen in der Primärtherapie hat jedoch die Strahlentherapie, insbesondere die intrakavitäre oder perkutane Bestrahlung, im Vergleich zu früher an Bedeutung verloren. Weiterhin bleibt postoperativ eine intravaginale Lokalbestrahlung mit Afterloading-Verfahren bei Patientinnen mit histopathologisch ermittelten Risiken sinnvoll; dagegen wird an vielen Frauenkliniken in der Primärtherapie auf eine perkutane Hochvoltbestrahlung auch bei Vorliegen ungünstiger histopathologischer Prognosekriterien immer häufiger verzichtet bzw. einer Hormon- oder Chemotherapie der Vorzug gegeben. Diese Entwicklung wurde bisher nicht immer kritisch analysiert und hat die Erarbeitung sinnvoller Indikationen für die Strahlentherapie erheblich erschwert.

Derartige Prognosefaktoren haben somit die Primärtherapie des Endometriumkarzinoms im letzten Jahrzehnt erheblich beeinflußt [1,11,12, 13,15,18,19,22]; die Operation erfolgt jetzt meist zur Ermittlung histologischer Prognosefaktoren als Erstmaßnahme. Daran anschließend haben die Operateure die Indikationen zur Strahlentherapie variabel gestaltet bzw. die Strahlentherapeuten folgten den Vorschlägen der Gynäkologen häufig ohne kritische Stellungnahme. Dadurch gestaltete sich in den letzten Jahren der

---

* Herrn Prof Dr. med. L. Diethelm, Mainz, zum 80. Geburtstag gewidmet

Einsatz der Strahlentherapie uneinheitlich: Es wurden bei Vorliegen ungünstiger Prognosefaktoren zwar häufiger Vaginalbestrahlungen in der Primärtherapie durchgeführt, dagegen beschränkte sich der Einsatz der postoperativen Hochvoltbestrahlungen in der Primärtherapie auf diejenigen Patientinnen, bei denen pelvine Lymphknotenmetastasen nachgewiesen wurden. So variiert auch heute noch das Vorgehen einzelner Frauenkliniken und Behandlungszentren.

Nur anhand neuer Zahlen über Rezidivhäufigkeit, Lokalisationen und Therapieresultate ist jedoch zu prüfen, ob einheitliche Richtlinien für Indikationen zur Strahlentherapie aufgrund dieser Prognosefaktoren empfohlen werden können. Dabei wird offensichtlich, daß einige dieser Prognosefaktoren stärker als bisher auch bei den Indikationen zur Rezidivtherapie, insbesondere zur Strahlentherapie, zu berücksichtigen sind. So wird die Kenntnis von Prognosefaktoren unerläßlich für die Entscheidung, welche Therapieformen beim Rezidiv einzusetzen sind, zumal Höhe der Strahlendosis und Art der Strahlenanwendung wesentlich zum Erfolg einer Rezidivtherapie beitragen [11,13,15].

Zu beachten ist ferner, daß sich die Tumorausbreitung nach der primären Hochvoltbestrahlung ändert, d.h. weniger Rezidive im pelvinen Bestrah-

Tabelle 1: Literaturangaben zur Rezidivhäufigkeit (Endometriumkarzinom, alle FIGO-Stadien oder nur Stad.I) aus verschiedenen Beobachtungszeiträumen

Autoren	Beobachtungs-zeitraum	Pat.Zahl gesamt	Pat.Zahl mit Rez (n)	Art der Primärtherapie
Price et al. 1965	1955-1963	255	5,5% (14)	Op u. Str.-Ther. (Sarkom einschl.)
Aalders et al. 1984	1960-1976	3393	11,2% (379)	Op u. Str.-Ther.
Philipps et al. 1982	1950-1978	949		
Poulsen u. Roberts 1987	1969-1976	1005	14% (141)	
Kucera u. Weghaupt 1988	1981-1986	708		Op u. Str.-Ther.
Burke et al. 1990	1960-1982	520	10,7% (54)	
Eifel et al. 1983	1959-1975	256 (nur Stad.I)	10% (26)	
Stokes et al. 1986	1964-1978	304 (nur Stad.I)	9% (26)	Op u. Str.-Ther.
Bedwinek et al. 1984		83 (nur Stad.I) (Grad.III)	20,5% (17)	

lungsgebiet und bevorzugt Rezidive im Oberbauch auftreten, und daß auch die spätere Tumorausbreitung durch die Rezidivbestrahlung verändert wird. So sollte man bei einem Lokalrezidiv mit ungünstigen Prognosefaktoren die Strahlentherapie nicht grundsätzlich unterlassen; auch darf ein Verzicht auf eine Rezidivbestrahlung nicht mit zeitlichem Behandlungsaufwand, möglicher Frequenzerhöhung von Folgezuständen oder mit fehlender Akzeptanz durch die Patientin begründet werden. Gerade bei älteren Patientinnen haben wir in der Freiburger Frauenklinik überraschende Langzeiteffekte einer Rezidivbestrahlung besonders auch bei Vorliegen ungünstiger Prognosefaktoren beobachtet.

Die Tabelle 1 zeigt anhand von Daten aus einigen Publikationen eine Rezidiv-häufigkeit zwischen 5,5 und 20,5% (letztere Angabe gilt nur für FIGO-Stadium I, Grading 3) - im Mittel etwa zwischen 10 und 15% (meist nach Operation und Strahlentherapie). In diesen Arbeiten sind vorwiegend

Tabelle 2: Rezidiv-Patientinnen (Endometriumkarzinom): 5-Jahres-Überlebens-rate (%) bei unterschiedlicher Lokalisation (Zahl der Pat. (n)): nach Literaturangaben.

Autoren	n	nur Vagina	Suburethralregion	Vagina + kl.Becken
Rubin et al. 1963	-	20		
Salazar et al. 1977	-	31		
Aalders et al. 1984	-	24	14	0
Greven u. Olds 1987	18	33		
Curran et al. 1988	55	33,8	16	
	-	30	16	

		ob. Vag.	unt. Vag.	Vagina + Fernmet.
Philipps et al. 1982	81	28	44	12
	-	39	9	25
				Becken
Poulsen u. Roberts 1988	93	33	12,5	5,3
	-	24	12	57

vaginale Rezidive erfaßt, Beckenrezidive oder Fernmetastasen scheinen im Vergleich zum Zervixkarzinom seltener. Die Tabelle 2 gibt einige Angaben zur Effektivität der Therapiemethoden bei Rezidiven des Endometriumkarzinoms unterschiedlicher Lokalisationen. Hierbei wird deutlich, daß verschiedene Rezidivlokalisationen unterschiedlich gut einer effektiven Therapie zugänglich waren. Zusätzlich zu dieser Literaturübersicht möchte ich einige in den vergangenen Jahren in der Universitäts-Frauenklinik Freiburg erarbeitete Daten mit Angaben über das unterschiedliche Patientengut (Tabelle 3) schildern; diese Freiburger Erfahrungen können auch zur Diskussion über Änderungen der Therapiemodalitäten in der Primär- und Rezidivtherapie beitragen, zumal sich der Schwerpunkt der operativen Primärtherapie in den vergangenen 10 Jahren auf kleinere Krankenhäuser und Frauenkliniken verlagert hat.

Tabelle 3a: Daten zum Lebensalter, zur Rezidivhäufigkeit und zur 5-Jahres-ÜLR (Rez.)

Doktor arbeit	Behandl.-zeitraum	n	Durchschn.-alter (a)	Figostad. u.Rez.-häuf.	5a.ÜLR (Rez.)
Kirchberg 1982	1964-1977	451	68,0	I: 4,2%	Vagina
Vorgrimmler 1982	1964-1976	575	58,7	Ib: 10,3%	15%
Ulmann 1978	1965-1971	227	59,7	II: 26,8%	12%
Freudenberg 1990	1982-1986	258	65,6	8,5%	17%
		293	50% über 65a	6,5%	20%

Tabelle 3b: Endometriumkarzinom Univ.-Frauenklinik Freiburg i.Br.
5-Jahres-Überlebensraten in verschiedenen Zeiträumen
(inaug.-Dissertation Med.Fakult.Freiburg und Annual-Report-Daten

Veröffentl. Jahr	Behandlungs-Zeiträume	n	op/bestr	5a-ÜLR (%)
Aberle 1973	1953-1964			39,0
Kirchberg 1982	1964-1977	451		53,4
			575/451	
Vorgrimmer 1982	1964-1976	575		83,4
Ulmann 1978	1965-1971	227	227/-	84,6
A.R.-Nr. 17	1969-1972	360	157/203	60,8
A.R.-Nr. 18	1973-1975	208	123/84	70,2
A.R.-Nr. 19	1976-1978	346	101/243	60,4
A.R.-Nr. 20	1979-1981	147		61,2
Freudenberg 1990	1982-1986	258	212/43	

Welche Therapiemethode und welche Strahlendosis bei den unterschiedlichen Rezidivlokalisationen einzusetzen sind, bleibt heute weitgehend der Entscheidung des Strahlentherapeuten überlassen, die wiederum durch langjährige Erfahrung, Literaturkenntnis und durch Mut zum Risiko (bezüglich der Höhe der Strahlendosis) beeinflußt werden kann. Ähnlich wie bei der Primärtherapie sind drei Voraussetzungen für die Strahlentherapie beim Rezidiv zu erwähnen:

1. Erst nach einer gründlichen diagnostischen Abklärung sollte entschieden werden, ob bei einem Vaginalrezidiv auf die Hochvolttherapie verzichtet bzw. ob man sich auf eine Brachytherapie beschränken kann.

2. Allein kurative Gesichtspunkte entscheiden über die Höhe der Strahlendosis. Nach vorausgegangener Strahlentherapie (Zeitabstand: Mindestens 2 Jahre nach Abschluß der Primärtherapie) sollte die Frequenz möglicher Komplikationen vertretbar bleiben. Hierfür ist die bestmögliche Zusammenarbeit zwischen Gynäkologen und Radiologen anzustreben, da eine Komplikationsrate (mit einer Fistelfrequenz um 5%) in der Rezidivbestrahlung vom Gynäkologen "mitgetragen" werden muß; anderenfalls ist auf eine Rezidivbestrahlung zu verzichten.

3. Bei der Planung und Durchführung sollte eine optimale Anpassung von Brachy- und Hochvolttherapie gewährleistet sein; dabei darf die Brachytherapie nicht allein als "Boost" eingesetzt werden.

Auch wenn man sich an diese drei Voraussetzungen für eine Rezidivbestrahlung erinnert, zeigen die folgenden Literaturdaten vergangener Jahre bereits, wie schwierig es in der individuellen Situation für den Strahlentherapeuten sein kann, bisherige Literaturkenntnisse und eigene Erfahrungen in die moderne Rezidivbestrahlung des Endometriumkarzinoms einzubeziehen. Das Wissen um das klinische Bild, um die Rezidivlokalisation, um das Intervall zwischen Therapieabschluß und Auftreten des Rezidivs und um die Prognose einzelner Rezidivformen sind weitere Voraussetzungen, um die Therapie in Zukunft effektiver zu gestalten.

Im Mittelpunkt der Betrachtung - auch in den meisten früheren Publikationen - steht das <u>Vaginalrezidiv</u>: Allgemein muß das Vaginalrezidiv als eine Rezidivform mit schlechter Prognose angesprochen werden, zumal es häufig nur der Indikator für eine weitere Tumorausbreitung im kleinen Becken sein kann. Ohne weitere Therapie sterben diese Patientinnen an einer ausgedehnten, meist schmerzhaften Beckenmetastasierung. Auch heute noch ist bei isoliert nachgewiesenen Vaginalrezidiven die Strahlentherapie als die Methode der Wahl anzusprechen. Eigene Erfahrungen und

Literaturberichte zeigen, daß diese Strahlentherapie unter sehr individuellen Gesichtspunkten bezüglich der Strahlenart, -dosis und Fraktionierung erfolgen muß.

1. Offensichtlich können über eine klinische Einteilung und exaktere Beschreibung der vaginalen Rezidivausbreitung - ähnlich wie beim Zervixkarzinom-Rezidiv -, Therapie und ihre Ergebnisauswertung verbessert werden. Möglicherweise sind auf diese Weise auch übersichtlichere Therapieempfehlungen zu erarbeiten. Hierfür scheint die PEREZ-Modifikation der Stadieneinteilung von Vaginal-Karzinomen [5] besonders geeignet.

2. Angaben über die 5-Jahres-Überlebensraten nach Rezidivtherapie liegen zwischen 20-45%, wobei die Rezidive der unteren Vagina wesentlich günstigere 5-Jahres-Überlebenszahlen als die Beckenrezidive (nur ca. 24% [19]) aufweisen.

3. Die Rezidivhäufigkeit scheint abhängig von der Bestrahlungsart und der Höhe der Strahlendosis in der Primärtherapie zu sein: Hierzu gibt es bisher nur unvollständige Angaben. So konnten Grigsby u. Mitarbeiter [8] 1985 eine deutliche Abhängigkeit der Rezidivratenhöhe im FIGO-Stadium II von der lokalen Strahlendosis (im Uterus) und von der Höhe der extern eingestrahlten Dosis nachweisen. Auf den Wert einer zusätzlichen externen Bestrahlung des kleinen Beckens wiesen auch Kucera und Weghaupt [10,12] hin, allerdings war die angegebene Achsdosis mit 45 Gy (biaxiale Pendelung) im Vergleich zu anderen Autoren [1,12,13] nicht sehr hoch. Auch die von Aalders u. Mitarb. [1] angegebenen externen Strahlendosen mit 40 Gy in der Primärtherapie waren nicht hoch; so könnten mit einer Dosiserhöhung auf 50 Gy möglicherweise bessere Langzeitresultate erzielt werden. Die Höhe der Rezidivrate für alle Lokalisationen und alle FIGO-Stadien lag bei 17-35% [19]; bei Vaginalrezidiven nach intravaginaler primärer Kontakttherapie lag sie zwischen 0,9%-9% [16], (1,2% nur im Stad.I).

4. In der Literatur sind leider bisher nur wenige Behandlungsresultate bekannt, bei denen über längere Zeiträume histologische Prognosekriterien in die Auswertung einbezogen wurden. Di Saia u. Mitarb. [26] haben darauf hingewiesen, daß mit einer hohen Zahl von Rezidiven oder der an Rezidivfolgen Verstorbenen das histologische Grading 3 (mit 42 bzw. 29%) stärker als das Grading I (4 bzw. 5% Rezidiv- und Sterberate) beteiligt war; dieser Arbeit sind jedoch keine Behandlungsdetails zu entnehmen. Gerade bei der Rezidivanalyse wird es in Zukunft immer wichtiger, die Behandlungsresultate der einzelnen Frauenkliniken

hinsichtlich aller relevanten Risiko- und Prognosefaktoren zu analysieren. Ferner scheint mir wichtig, 10 Jahre nach Umstellung von Radium auf die High-dose-Kontakttherapie in der Primär- und Rezidivtherapie die Einflüsse der veränderten zeitlichen Dosisverteilung auf die Therapierate exakter als bisher zu analysieren.

5. Aus Langzeitresultaten ist zu folgern, daß trotz einer neuerdings zu beobachtenden Erhöhung des Durchschnittsalters die Primärtherapie weiterhin so umfangreich wie möglich erfolgen sollte. Dabei ist eine externe Rezidiv-Strahlentherapie im Lebensalter von 72 Jahren (z.B. 3 Jahre nach Primärtherapie) für die Patientin eingreifender als die externe Strahlentherapie mit 69 Jahren im Rahmen der Primärtherapie. Dies muß denjenigen Kollegen gesagt werden, die den Einsatz der externen Strahlentherapie für das Rezidiv "aufsparen" möchten. Die Analyse der in Freiburg beobachteten Rezidive zeigt eindeutig, daß trotz verbesserter Nachsorgemaßnahmen nur bei einem Drittel aller Patientinnen ein lokales und damit bestrahltes Rezidiv vorlag (Tabelle 3). Damit haben in den vergangenen Jahren diejenigen Rezidive des Endometriumkarzinoms eindeutig zugenommen, die zum Zeitpunkt der Rezidivdiagnose keiner kurativen Therapie mehr zuzuführen waren.

Abschließend ist grundsätzlich anzumerken, daß die FIGO-Stadieneinteilung operativ-histologische Kriterien bisher nicht einbezog. Daher muß in Zukunft klar herausgearbeitet sein, ob die Einteilung der Tumorstadien nach früheren oder neuen FIGO-Richtlinien erfolgte [4,12,14].

Schlußfolgerungen

Die Rezidivtherapie beim Endometriumkarzinom wurde bisher vorwiegend von operativ tätigen Gynäkologen festgelegt; die Strahlentherapeuten haben sich hierzu selten kritisch geäußert [12,13]. Die zunehmende Beachtung von Prognosefaktoren in der Primär- und Rezidivtherapie sollte jedoch das Interesse an einer verbesserten und damit gezielteren Strahlentherapie wecken. Sowohl über die Brachy-Kontakttherapie zur Vermeidung oder zur Behandlung des Vaginalrezidivs als auch über die Hochvolttherapie von fortgeschrittenen Tumorstadien bzw. von Becken- bzw. Abdominalrezidiven können in Zukunft bessere Behandlungsresultate als bisher erzielt werden.

Eine Therapie-Optimierung wird auch durch verbesserte Auswertung und Erfassung von Vaginal-Rezidiven (z.B. PEREZ-Einteilung) und durch eine Zuordnung einzelner Prognosekriterien zu bestimmten Rezidivformen zu erreichen sein [5]. Das Vaginalrezidiv beim FIGO-Stadium I, Grading 2, das nach einer Freiburger Rezidivanalyse häufiger bei auswärts operierten Patientinnen nachgewiesen wurde (Tabelle 3), dürfte in Zukunft häufiger als Indikation für eine vaginale Afterloadingtherapie in der Primärbehandlung anzusehen sein. Voraussetzung für eine verbesserte Therapie des Vaginal-rezidivs bleibt die frühzeitige Rezidivdiagnose; leider wurden in den letzten Jahren immer häufiger Patientinnen (mehr als zwei Drittel) in die Freiburger Frauenklinik überwiesen, bei denen keine effektive Rezidiv-therapie mehr möglich war. Die Resultate des Annual Reports Nr. 19 und 20 beim Grading 2 unterstreichen diesen Trend, da diese Ergebnisse weltweit an größeren Patientinnenkollektiven ermittelt wurden. Auch Ver-öffentlichungen von Rezidivanalysen [3,4,8,10,14,15,23,27] unterstützen diese Ansicht. Ähnlich wie beim Zervixkarzinomrezidiv ist anzustreben, durch Erhöhung der Strahlendosen und durch Einbeziehung der Lymphabfluß-gebiete (Vergrößerung der Bestrahlungsvolumina) in der Primär- und Rezidivtherapie die Effektivität der externen Strahlentherapie bei bestimmten Indikationen exakter zu ermitteln. Eine externe Strahlentherapie mit Dosen unter 40 Gy und nur im Beckenbereich sollte beim Rezidiv heute nur noch palliativ erfolgen. Mit einer gezielten Erhöhung von Lokaldosen bei Vaginaleinlagen (bei verbesserter Fraktionierung) wird sich die moderne Strahlentherapie an veränderte Ausgangsbedingungen (z.B. eines überwiegend postoperativen Einsatzes) anpassen, ohne die Grundtendenz außer Acht zu lassen, daß Strahlentherapie und Operation nur lokale Behandlungsmethoden sind.

Literatur

1. Aalders J.G., Abeler V., Kolstad P.: Reccurrent adenocarcinoma of the endometrium: a clinical and histopathological study of 379 patients. Gynecol.Oncol. 17 (1984), 85-103.
2. Bedwinek J., Galakatos A., Camel M., Kao M.-S., Stokes ST., Perez C.: Stage I, grade III adenocarcinoma of the endometrium treated with surgery and irradiation. Cancer 54 (1984), 40-47.
3. Brown J.M., Dockerty M.B., Symmonds R.E., Banner E.A.: Vaginal recurrence of endometrial carcinoma. Am.J.Obstet.Gynecol. 100 (1968), 544-549.
4. Burke T.W., Heller P.B., Woodward J.E., Dovadson S.A., Hoskins W.J., Park R.C.: Treatment failure in endometrial carcinoma. Obstet.Gynecol. 75 (1990), 96-101.
5. Curran W.J.jr., Whittingston R., Peters A.J., Fanning J.: Vaginal recurrences of endometrial carcinoma: the prognostic value of staging by a primary vaginal carcinoma system. Int.J.Radiat.Oncol.Biol.Phys. 15 (1988), 803-808.

6. Eifel P.J., Ross J., Hendrickson M., Cox R.S., Kempson R., Martinez A.: adenocarcinoma of the endometrium. Analysis of 256 cases with disease limited to the uterine corpus: treatment comparisons. Cancer 52 (1983), 1026-1031.
7. Greven K., Olds W.: Isolated vaginal recurrences of endometrial adeno-carcinoma and their management. Cancer 60 (1987), 419-421.
8. Grigsby P.W., Perez C.A., Camel H.M., Galakatos A.E.: Stage II carcinoma of the endometrium: Results of therapy and prognostic factors. Int. J. Radiat. Oncol. Biol. Phys. 11 (1985), 1915-1923.
9. Kauppila A., Grönross M., Nieminen U.: Clinical outcome in endometrial cancer. Obstet.Gynecol. 60 (1982), 473-480.
10. Kucera H., Weghaupt K.: Die postoperative Bestrahlung des Carcinoma corporis uteri mit der Iridium-Afterloading-Technik. Strahlenth.Oncol. 164 (1988), 501-507.
11. Kucera H., Weghaupt K.: Die Behandlung des inoperablen Endometriumkarzinoms mittels intrakavitärer High-dose-rate-Iridium-Bestrahlung. Strahlenth.Oncol. 164 (1988), 508-514.
12. Kucera H.: Therapieformen und -techniken bei der Bestrahlung des Korpuskarzinoms. Vortrag Symposium Univ.-Frauenklinik Würzburg am 25.11.1989.
13. Ladner H.-A.: Prognosefaktoren für die Strahlentherapie des Endometriumkarzinoms. Gynäkologe (1986).
14. Lybeert M.L.M., van Putten W.L.J., Ribot J.G., Crommelin M.A.: Endometrial carcinoma: high-dose-rate-brachytherapy in combination with external irradiation: a multivariate analysis of relapses. Radiother.Oncol. 16 (1989), 245-252.
15. Mandell L.R., Nori D., Hilaris B.: Recurrent stage I endometrial carcinoma: results of treatment and prognostic factors. Int.J.Radiat.Oncol.Biol.Phys. 11 (1985), 1103-1109.
16. Marchetti D.L., Piver S., Tsukada Y., Reese P.: Prevention of vaginal recurrence of stage I endometrial adenocarcinoma with postoperative vaginal radiation. Obstet.Gynecol. 67 (1986), 399-402.
17. Maruyama Y., Kryscio R., Wood C., van Nagell J.R., Donaldson E., Hanson M., Yoneda J.: Feasibility study: results of treatment of primary and recurrent adenocarcinoma of the corpus uteri with californum-252. Int. J. Radiat. Oncol. Biol. 11 (1985), 1199-1208.
18. Pfleiderer A.: Der heutige Stand der Therapie des Korpuskarzinoms. In: Künzel, Gips (Hrsg.) Gieß.Gyn.Fortb. (1987). Springer, Heidelberg, Berlin (1988).
19. Pfleiderer A., Kleine W.: Risk factors of endometrial carcinoma.
20. Philipps G.L., Prem K.A., Adcock L., Twiggs L.B.: Vaginal recurrence of adenocarcinoma of the endometrium. Gynecol.Oncol. 13 (1982), 323-328.
21. Podezaski E.S., Kaminski P., Mnetta A., Louk D., Andrews C., Larson J., De Geest K., Mortel R.: Stage II endometrial carcinoma treated with external-

beam radiotherapy, intracavitary application of cesium, and surgery. Gynecol.Oncol. 35 (1989), 251-254.
22. Poulsen M.G., Roberts S.J.: The salvage of recurrent endometrial carcinoma in the vagina and pelvis. Int.J.Radiat.Oncol.Biol.Phys. 15 (1988), 809-813.
23. Poulsen M.G., Roberts S.J.: Prognostic variables in endometrial carcinoma. Int. J. Radiat. Oncol. Biol. Phys. 13 (1987), 1043-1052.
24. Price J.J., Hahn G.A., Rominger C.J.: Vaginal involvement in endometrial carcinoma. Am. J. Obstet. Gynecol. 91 (1965), 1060-1096.
25. Reddy S., Lee M.-S., Hendrickson F.R.: Pattern of recurrences in endometrial carcinoma and their management. Radiology 133 (1979), 737-740.
26. Di Saia P.J., Greasman V.T., Boronow R.C., Blessing J.A.: Risk factors and recurrent patterns in stage I endometrial cancer. Am. J. Obstet. Gynecol. 151 (1985), 1009-1015.
27. Spanos W.J., Fletcher G.H., Wharton J.T., Gallager St.: Patterns of pelvic recurrence in endometrial carcinoma. Gynecol.Oncol. 6 (1978), 495-502.
28. Stockes St., Bedwinek J., Kao M.-S., Camel H.M., Perez C.A.: Treatment of stage I adenocarcinoma of the endometrium by hysterectomy and adjuvant irradiation: a retrospective analysis of 304 patients. Int. J. Radiat. Oncol. Biol. Phys. 12 (1986), 339-344.
29. Wolff J.P., Pejovic M.H., Michel G., Gebraulet A., Pradi M., George M.: New treatment procedure for stage I endometrial adenocarcinoma. Gynecol.Oncol 23 (1986), 51-58.

Rezidiverkennung beim Ovarialkarzinom durch Markerbestimmung

M. Lahousen

Als Tumormarker im eigentlichen Sinne werden biochemisch oder immunologisch meßbare und quantifizierbare Substanzen bezeichnet, die sich bei bestimmten malignen Tumoren in Körperflüssigkeiten oder Geweben mit möglichst weitgehender Spezifität und Sensivität nachweisen lassen. Die Spezifität und Sensivität eines Markers ist außer vom Tumorstadium und der histologischen Struktur bzw. Differenzierung des Tumors auch vom individuellen Tumorverhalten und unspezifischen Reaktionen abhängig. Im Idealfall sollten Tumormarker selektiv nur von Tumorzellen und nicht von Normalgeweben gebildet werden und je nach Tumortyp unterschiedlich struktuiert sein. Diesen Idealfall gibt es leider nicht. Vielmehr handelt es sich bei den sog. Tumormarkern um antigene Substanzen, die bei Ausbildung eines Tumors quantitativ im stärkeren Maße gebildet werden als bei Gesunden. Dieser Umstand erklärt, warum die Bedeutung der Tumormarker für die Therapiekontrolle größer ist als für die primäre Diagnostik.

Es wird eine große Zahl von Markern angegeben, die beim Ovarialkarzinom regelmäßig nachweisbar sein sollen. Eine besondere Sensivität und Spezifität von rund 80% wird dem CA 12/5 zugesprochen. Allerdings gibt es keinen Marker, und das gilt auch für das CA 12/5, der das ganze Spektrum der epithelialen Malignome des Ovars vollständig abdecken würde. Das bedeutet, daß eine prospektive Auswertung von Tumormarkerkurven auf Interpretationsschwierigkeiten stoßen muß. Dies beginnt schon bei den Normwerten, die für die einzelnen Marker angegeben werden, als auch für die Kriterien aufgrund derer bestimmte Kurvenverläufe von Tumormarkern definiert werden. Es ist daher nicht voraussehbar, welcher Marker mit welcher Spezifität oder Sensivität den einzelnen Fall anzeigen wird. Aus diesen Gründen war es naheliegend, pro Fall mehrere Markersubstanzen zu bestimmen, um aus der Summe der Ergebnisse sichere Rückschlüsse über den Verlauf der Erkrankung ziehen zu können.

Mit Hilfe geeigneter statistischer Verfahren sollte ein Zusammenhang zwischen dem zeitlichen Verhalten von mehreren simultan bestimmten Tumormarkern zu histopathologisch oder radiologisch verifizierten Verläufen hergestellt werden. Zu untersuchen war die Frage, ob das Ergebnis wiederholter Bestimmungen der Marker den Zustand der Patientin mit derartiger Genauigkeit widerspiegelt, daß das zur Grundlage weiterer therapeutischer Überlegung gemacht werden kann und auch, ob mit dem verwendeten Modell eine prospektive Aussage getroffen werden kann.

Die ersten Ergebnisse beruhten auf den Daten von 60 Patientinnen aus den Jahren 1979-1986, bei denen der Krankheitsverlauf postoperativ exakt verfolgt werden konnte und bei denen regelmäßige Messungen von CEA, TPA, Ferritin und CA 12/5 über einen Zeitraum von mindestens 6-48 Monaten möglich waren. Mit Hilfe der Diskriminanzanalyse wurde aus den Tumormarkerwerten ein Kennwert für jede einzelne Patientin berechnet und auf einen Zusammenhang mit den Parametern des Krankheitsverlaufes untersucht. Daraus wurde ein Trennwert errechnet. Kennwerte unter dem Trennwert sollten mit einem günstigen Krankheitsverlauf korrelieren und umgekehrt (Abb. 1). Tatsächlich konnten bei 55 Frauen (91,7%) mit diesem statistischen Modell die Behandlungsergebnisse aufgrund der Tumormarkerverläufe richtig beurteilt werden (ß = 6,3%).

In einer prospektiven Studie wurde bei 34 Patientinnen der Kennwert vor der Second-look-Operation berechnet. Der Kennwert wurde dem oben beschriebenen Trennwert zugeordnet und dementsprechend prognostisch beurteilt. Das histopathologische Ergebnis der Second-look-Operation korrelierte in 30 der 34 Patientinnen mit dem Kennwert (88%ige Korrelanz). Bei 4 Patientinnen zeigte der hohe Kennwert ein Tumorrezidiv an, ohne daß dieses trotz genauer intraabdomineller Exploration bestätigt werden konnte. Zwischen 4 und 6 Monaten nach der explorativen

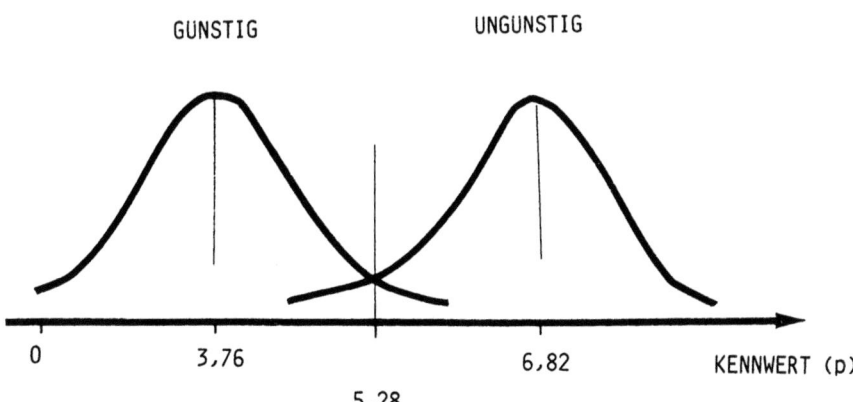

Abb. 1: Trennwert zwischen günstigem und ungünstigem Verlauf bei Patientinnen mit Ovarialkarzinom

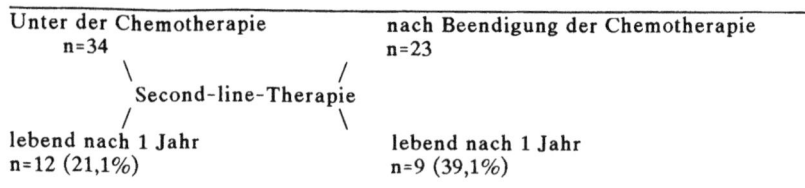

Abb 2: Ovarialkarzinomrezidiv (n=57) 1987-Juni 1989

Laparotomie wurde allerdings bei weiter steigenden Kennwerten das biochemisch vermutete Rezidiv in allen vier Fällen klinisch verifiziert. Das angeführte Resultat spricht dafür, daß mit den Ergebnissen einer kombinierten Tumormarkerauswertung zutreffende prognostische Schlüsse gezogen werden können.

Aufgrund der geschilderten Ergebnisse haben wir in Graz seit 3 Jahren auf die obligate Second-look-Operation verzichtet. Zwei Monate vor Beendigung der Chemotherapie wird der Kennwert aufgrund der bis dahin gewonnenen biochemischen Ergebnisse berechnet. Liegt dieser über dem Cutting-Score, so wird ohne weitere histologische Überprüfung eine Therapieänderung (Second-line-Therapie) eingeleitet. Insgesamt konnte

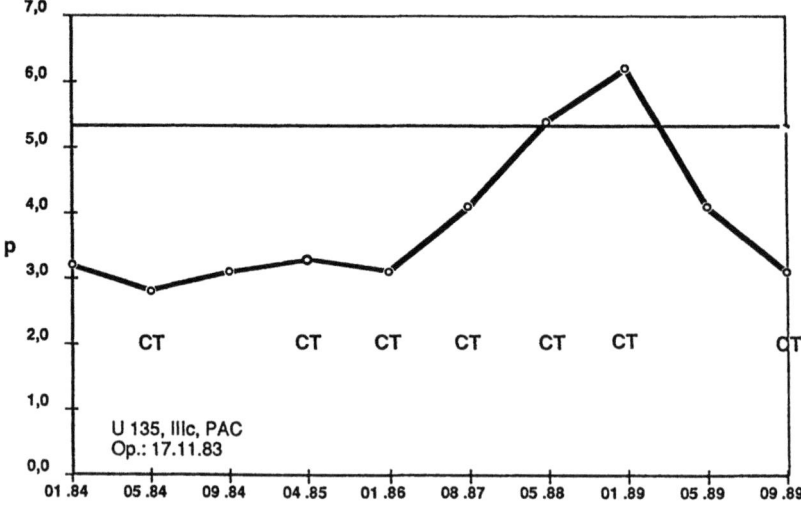

Abb. 3: Typischer Kurvenverlauf eines Rezidives bei Patientinnen mit Ovarialkarzinom

dies bei 34 Patientinnen in den letzten 2 Jahren durchgeführt werden, und wir konnten damit eine Überlebensrate von mehr als einem Jahr in 21,1% erzielen (Abb. 2). Ebenso erscheint es vertretbar, bei Kennwerten unter dem Cutting-Score auf eine operative Exploration zu verzichten und die Überwachung auch weiter biochemisch vorzunehmen. In solchen Fällen wird nach Beendigung der Chemotherapie im Rahmen der Tumornachsorge der Kennwert halbjährlich bestimmt (Abb. 3). Mit Hilfe einer von uns entwickelten Software ist die Auswertung leicht zu handhaben. Bei ansteigendem Kennwert wird auch in solchen Fällen nicht erst auf den klinisch-morphologischen Nachweis eines Rezidivs gewartet, sondern möglichst frühzeitig eine weitere Behandlung eingeleitet. Bei insgesamt 23 Patientinnen, bei denen nach Beendigung der Chemotherapie ein Rezidiv biochemisch verifiziert werden konnte, wurde nach Einleitung der second-line-Therapie, eine 1-Jahres-Überlebensrate von 39,1% erreicht.

Wir glauben, daß die Aussagekraft unserer Tumormarkerkombination bei Patientinnen mit Ovarialkarzinomen jedem einzelnen Marker überlegen ist. In der Therapieüberwachung und Tumornachsorge sollten neben den klinischen und radiologischen auch biochemische Methoden eingesetzt werden, die aufgrund der Aussagekraft das klinische Verhalten der Erkrankung mit hoher Sicherheit vorhersagen können.

Chemotherapie beim rezidivierenden Ovarialkarzinom

H. Kühnle, H.H. Günter, C. Jakobi, H.J. Lück, D. de Masi, G. Toboll

Der Begriff "Rezidiv" beim Ovarialkarzinom ist nicht streng definiert. Während man von einem Rezidiv beim Zervixkarzinom erst nach einem therapie- und tumorfreien Intervall von mindestens 6 Monaten redet, fehlt beim Ovarialkarzinom dieser Zeitfaktor. Dies ist deswegen wichtig zu bemerken, weil zumindest bei diesen beiden Karzinomen der Effekt der Rezidivtherapie u.a. auch von der Dauer des vorangegangenen therapiefreien Intervalls abhängt.

Wir unterscheiden daher heute bei der Beurteilung der Second-line-Therapie beim Ovarialkarzinom zwischen den Patientinnen, bei denen mit der Primärtherapie keine Vollremission erreicht werden kann, die also therapieresistent sind, und denen, die nach einer vermuteten Vollremission und der sich anschließenden mehr oder weniger langen therapiefreien Zeit schließlich mit einem Rezidiv wiederkommen. Eine Überschlagsrechnung zeigt, mit wieviel Rezidivpatienten wir rechnen können bzw. müssen: Wenn wir eine gute Diagnostik betreiben, befinden sich unter 100 Patienten mit einem Ovarialkarzinom etwa 20% Frühstadien. Der Wert irgendeiner postoperativen Therapie für diese Patientinnen konnte bisher auch in umfangreichen randomisierten Studien nicht gesichert werden. Sie erhalten daher bei uns derzeit keine Therapie. Etwa 25% werden ein Rezidiv erleiden. Bei den 80% Spätstadien werden wir mit einer Kombination aus Operation und Chemotherapie etwa 25% Komplettremissionen erreichen. Von diesen werden wiederum 50% nach einem mehr oder weniger langen Intervall ein Rezidiv erleiden. Bei Zugrundelegung der o.g. Definition beträgt die Rezidivrate beim Ovarialkarzinom somit rund 15% (Tabelle 1).

Tabelle 1: 100 Ovarialkarzinom-Patientinnen

20 Frühstadien	-->	25% Rezidive	= 5
80 Spätstadien	-->	25% Komplette Remissionen	
	-->	50% Rezidive	= 10
	= 15% Ovarialkarzinom-Rezidive		

Die Rezidivtherapie bei den 5 Patientinnen aus der zytostatisch nicht vorbehandelten Gruppe ist relativ unproblematisch: Bei ihnen kann die für Spätstadien in der Primärtherapie eingesetzte Kombination von einem Platinderivat mit einem Alkylans mit guter Erfolgsaussicht eingesetzt werden.

Bei den Patientinnen, die nach einer platinhaltigen Primärtherapie innerhalb eines Jahres mit einem Frührezidiv wiederkommen, zeigt die Erfahrung, daß sie nur selten auf eine platinhaltige Second-line-Therapie ansprechen, jedenfalls nicht in der üblichen Dosierung. Dagegen ist nach einem längeren therapiefreien Intervall der erneute Einsatz der in der Primärtherapie erfolgreichen Kombination gerechtfertigt.

Bevor wir nun über die Therapie des sog. Frührezidivs nachdenken, sollten wir nach den möglichen Ursachen für das Rezidiv forschen. Diese sind zum einen in einer suboptimalen Primärtherapie, zum anderen in der inhärenten oder erworbenen Resistenz gegen die Primärtherapie zu suchen. (Tabelle 2).

Tabelle 2: Ursachen für das Rezidiv

---

1. suboptimale Primärtherapie
   a Dosis
   b Intervall
   c Therapiedauer
   d Kombination
   e Applikationsmodus
   f Applikationszeitpunkt

2. Resistenz
   a inhärent
   b erworben

Unter der Voraussetzung, daß die richtigen, d.h. für das jeweilige Karzinom aktiven Zytostatika eingesetzt werden, kann es bei der für viele Zytostatika, z.B. die Platinderivate, nachgewiesenen Dosiswirkungsrelation durch Unterdosierung zu einem Therapieversagen kommen. Entsprechendes gilt für zu lange Intervalle zwischen den einzelnen Applikationen. Beides zusammengenommen ist unter dem Begriff "dose-intensity" in der Literatur ausführlich behandelt worden. Während zur Therapiedauer beim Ovarialkarzinom u.W. keine verläßlichen Daten vorliegen, scheint eine 12monatige adjuvante Therapie beim Mammakarzinom zu lang, eine 3monatige dagegen zu kurz zu sein. Man wird auch beim Ovarialkarzinom die optimale Therapiedauer durch entsprechende Studien herausfinden müssen. Die Anzahl aktiver Kombinationspartner ist zwar im erheblichen Umfang für die Verträglichkeit der Therapie bestimmend, ein Einfluß auf das Rezidivgeschehen konnte u.w. aber bisher nicht nachgewiesen werden. Ob schließlich, jedenfalls bei Patientinnen ohne postoperativen Tumorrest, die intraperitoneale Applikation des Zytostatika zu einem verlängerten rezidivfreien Intervall führt, ist unbekannt. Bei dem Begriff "Applikationszeitpunkt" kann man sowohl an das Intervall zwischen Primäroperation und Zytostatikatherapiebeginn als auch an den Tageszeitpunkt denken. Unsere eigenen Untersuchungen haben entgegen unserer Theorie keinen Vorteil für die Patienten, die wir unter Inkaufnahme zusätzlicher Nebenwirkungen innerhalb von 7 Tagen nach der Operation, gegenüber denen, die wir erst nach 3-4 Wochen behandelten, ergeben. Bezüglich des Tageszeitpunkts gibt es Untersuchungen, daß einige Zytostatika, wie z.B. Cisplatin und Adriamycin, zu verschiedenen Zeitpunkten appliziert, unterschiedlich wirksam sind.

Nach den Überlegungen zur Ursache des Rezidivs können wir über mögliche Rezidivtherapien nachdenken (Tabelle 3). Erste klinische Untersuchungen zeigen, daß es möglich ist, zumindest drei wichtige Resistenzmechanismen zu überwinden: So kann die gesteigerte Zellmembranpermeabilität, die zu einem unerwünschten Efflux der Zytostatika aus der Tumorzelle führt, durch Verapamil aufgehoben werden. Eine weitere Ursache für die multi-drug-resistance (MDR) ist eine hohe intrazelluläre Glutathionkonzentration, die zur Entgiftung des Zytostatikums führt. Durch Gabe von Buthioninsulfoximin (BSO) kann die Synthese von Glutathion vermindert werden. Schließlich entwickeln subletal geschädigte Zellen gesteigerte DNA-Repairmechanismen. Dies kann durch eine Hemmung der DNA-Polymerasesynthese verhindert werden. Weitere Resistenzursachen, insbesondere auch genetisch bedingte, sind also Gegenstand intensiver Forschungsprojekte, und man wird abwarten müssen, ob hieraus klinisch brauchbare Therapiekonzepte entwickelt werden können (Tabelle 4).

Tabelle 3: Strategien der Rezidivtherapien

1. Aufhebung der Resistenz
2. Erhöhung der Substanzkonzentration am Tumor
3. Einsatz anderer wirksamer Substanzen
4. Beachtung zirkadianer Rhythmen

Tabelle 4: Aufhebung der Resistenz

1a Veränderung der Zellmembranpermeabilität
1b Aufhebung durch Verapamil

2a Hohe intrazelluläre Glutathionkonzentrat
2b Synthesehemmung durch BSO

3a Gesteigerte DNA-Repair-Mechanismen
3b DNA-Polymerasesynthesehemmung (Aphidicolin)

Zur Erhöhung der Substanzkonzentration am Tumor kann man unterschiedliche Wege gehen. Die einfache Dosissteigerung zur Hebung des Serum-spiegels wird zu z.T. nicht tolerierbaren Nebenwirkungen führen. Eine Reihe dieser Nebenwirkungen kann aber heute durch entsprechende Gegenmaßnahmen begrenzt werden: So kann die Myelosuppression durch eine autologe Knochenmarktransplantation (ABMT) oder Gabe von GM-CSF überwunden bzw. gemindert werden. Auch wurden gegen Übelkeit und Erbrechen eine Reihe von hochwirksamen Substanzen entwickelt. Als Antidot der bei Cisplatin gefürchteten Nephrotoxizität haben sich bereits Natriumthiosulfat und Glutathion bewährt. In klinischer Erprobung schließlich befindet sich ORG 2766, ein ACTH-Analogon gegen die Neurotoxizität des Cisplatin.

Die Verwirklichung einer naheliegenden Vorstellung, nämlich Zytostatika ausschließlich und direkt durch Bindung an monoklonale Antikörper zur Tumorzelle zu bringen, scheitert bisher an der mangelnden Spezifität der monoklonalen Antikörper.

Für den kombinierten Einsatz gleichartiger Substanzen mit unterschiedlichem Nebenwirkungsspektrum bieten sich eigentlich beim Ovarialkarzinom Cisplatin und Carboplatin an. Gleichwohl erwies sich diese Kombination in ersten Studien als zu toxisch. Eine Änderung des Applikationsweges, z.B. intraarteriell, bietet sich beim i .a. ja über die ganze Bauchhöhle verbreiteten Rezidiv des Ovarialkarzinoms weniger an als z.B. beim an der Beckenwand lokalisierten Rezidiv des Zervixkarzinoms. Hier bleibt eigentlich nur die intraperitoneale Gabe, die aber wegen der minimalen Penetrationsfähigkeit des Zytostatikums, wenn überhaupt, nur bei mikroskopisch kleinen Tumorresten sinnvoll ist (Tabelle 5).

Eine große Anzahl von Studien wurde durchgeführt, um die Wirkung neuer und älterer Substanzen nach einer heute üblichen cisplatinhaltigen

Tabelle 5: Erhöhung der Substanzkonzentration am Tumor

---

1. Dosiserhöhung
   Myelotox. GM-CSF, ABMT
   Emesis BRL 43694
   Nephrotox. Glutathion, Na2S2O3
   Neurotox. ORG 2766

2. Kopplung an MAK

3. Kombination gleichartiger Substanzen mit unterschiedlichen Nebenwirkungen

4. Änderung des Applikationsweges z.B. intraperitoneal, intraarteriell

---

Primärtherapie beim Ovarialkarzinom zu prüfen. Letztlich haben sich nur Platinderivate in höherer Dosierung – diese Problematik wurde bereits oben abgehandelt – und Etoposid als wirksam erwiesen. Interessant ist aber, daß eine beim Ovarialkarzinom sonst nicht eingesetzte Substanz, nämlich Cytosinarabinosid, intraperitoneal gegeben, wirksam war. Die hierfür erforderliche hohe Konzentration, die bei intravenöser Gabe zu toxisch wäre, ist durch die Entgiftung bei der Leberpassage möglich. Dieses Beispiel sollte zumindest ein Denkanstoß für unkonventionelle neue Wege sein.

In Ovarialtumoren wurden nicht nur Östrogen- und Gestagen-, sondern auch Gonadotropinrezeptoren nachgewiesen. Während die Ergebnisse der auf die ersteren Rezeptoren zielenden Hormontherapie unbefriedigend sind, konnten durch Gabe von LHRH-Analoga (Decapeptyl, Buserelin, Goserelin) in einigen Studien Remissionen beim Ovarialkarzinomrezidiv erreicht werden.

Aus unserer Sicht noch sehr experimentell, da vom Wirkungsmechanismus letztlich bisher nicht erklärt, ist die intraperitoneale Gabe der sog. Biokine, wie z.B. Interleukin 2 (IL 2), Tumornekrosisfaktor (TNF) und Interferon Alpha (IFN Alpha). Überzeugende Studienergebnisse stehen aus.

Als ebenfalls rein experimentell muß die Gabe des an monoklonale Antikörper gekoppelten Immunotoxins Ricin-A, sowie, als Beispiel für ein neues Therapieprinzip angeführt, die Gabe von Suramin, einem Antagonisten des PDGF (platelet-derived growth factor), bezeichnet werden (Tabelle 6).

Tabelle 6: Einsatz anderer wirksamer Substanzen

1. Etoposid
   Cytosinarabinosid
2. LH-RH Agonisten
3. IL-2 i.p.
   TNF i.p.
   IFN-Alpha i.p.
4. Ricin-A + MAK
5. Suramin i.p.

Die Therapiergebnisse beim Ovarialkarzinom haben nach Einführung der Platinderivate in den vergangenen Jahren ein bezüglich der Tumorwirksamkeit, aber auch der Lebensqualität der Patientin hohes Plateau erreicht. Eine deutliche Verbesserung ist in letzter Zeit nicht erkennbar. In der vorangegangenen Darstellung sollten Möglichkeiten aufgezeigt werden, wie durch rationale Modifizierung bereits eingeführter Chemotherapiemethoden denkbare Verbesserungen erarbeitet werden können, und welche präklinischen Forschungsrichtungen z.Z. eingeschlagen werden, um völlig neue Konzepte für die klinische Therapie zu erarbeiten.

Rezidivchirurgie bei malignen Ovarialtumoren

G. Teufel, M. Nicolai, U. Aisslinger, H. Simonis, H.-G. Meerpohl, A. Pfleiderer

Einleitung

Der Zeitpunkt, zu dem eine Progression eines malignen Ovarialtumors entdeckt wird, hängt von mehreren Faktoren ab. So spielen die Ausdehnung der primären Operation, Lokalisation und Größe des nach der Primäroperation verbliebenen Resttumors sowie die eingesetzten diagnostischen Hilfsmittel eine Rolle. Insbesondere bei primär radikal operierten Patientinnen lassen sich das weitere Tumorwachstum und das Ansprechen auf postoperative Maßnahmen ohne invasive Eingriffe nur ungenau verfolgen [12]. Eine Unterscheidung zwischen primärer Progression und Rezidiv (sekundäre Progression) erscheint daher künstlich und häufig in der Praxis nicht möglich.

Hinzu kommt, daß Tumoren vielfach aus unterschiedlichen Zellpopulationen bestehen, so daß das beobachtete Tumorwachstum nur als Summe des Wachstumsverhaltens der einzelnen Subpopulationen zu verstehen ist. Theoretisch ist mit primär bzw. sekundär resistenten, genetisch instabilen sowie primär und sekundär sensiblen Zellgruppen zu rechnen. Dies bedeutet, daß eine systemische Therapie zur Elimination sensibler Zellen führen wird, während resistente Zellpopulationen gleichzeitig weiterwachsen. Überwiegen spontaner Zellverlust und Elimination sensibler Zellen, wird man klinisch eine Remission diagnostizieren. Überwiegt das Weiterwachsen resistenter Zellpopulationen, wird eine Progression nachweisbar, auch wenn sensible Teilpopulationen zugrunde gehen.

In Ermangelung eines besseren, allseits akzeptierten Begriffes haben wir Operationen bei Patientinnen mit Tumoren, die nach Beendigung der Primärtherapie weiterwuchsen, ohne Berücksichtigung der Einzelheiten der Vorgeschichte subsumiert unter der Bezeichnung "Rezidivoperation". Gemeint sind damit allgemein Operationen bei progredienten Ovarialkarzinomen.

Ergebnisse

Insgesamt wurden 847 Patientinnen wegen eines malignen Ovarialtumors in den Jahren 1975-1988 in der Universitäts-Frauenklinik Freiburg behandelt, davon 575 primär. Die restlichen Patientinnen waren zum Zeitpunkt der Einweisung vorbehandelt. Im gesamten Krankengut fanden sich 120 Patientinnen, die sich nach Abschluß der Primärbehandlung einer operativen Therapie wegen eines weiterwachsenden malignen Ovarialkarzinoms (Rezidiv bzw. Progression) unterzogen. Eine zweite derartige Rezidivoperation wurde bei 29, eine dritte bei 10 und eine vierte sogar bei 4 Patientinnen durchgeführt (Abb. 1).

Histologisch handelt es sich um 109 Ovarialkarzinome, 1 Borderlinetumor und 10 nichtepitheliale Malignome. Der Anteil der nichtepithelialen Tumoren bei der 2., 3. und 4. Rezidivoperation scheint überproportional häufig. Die kleineren Fallzahlen erlauben jedoch keine abschließende Bewertung.

Die Rezidivoperationen wurden in der Univ.-Frauenklinik (58%), in der Chirurgischen Universitätsklinik (35%) und in anderen auswärtigen Kliniken (7%) durchgeführt. Bei den außerhalb des Klinikums operierten Patientinnen sind die erreichbaren Informationen über den Operationsverlauf und den Krankenhausaufenthalt z.T. ungenau. Die Überlebens-

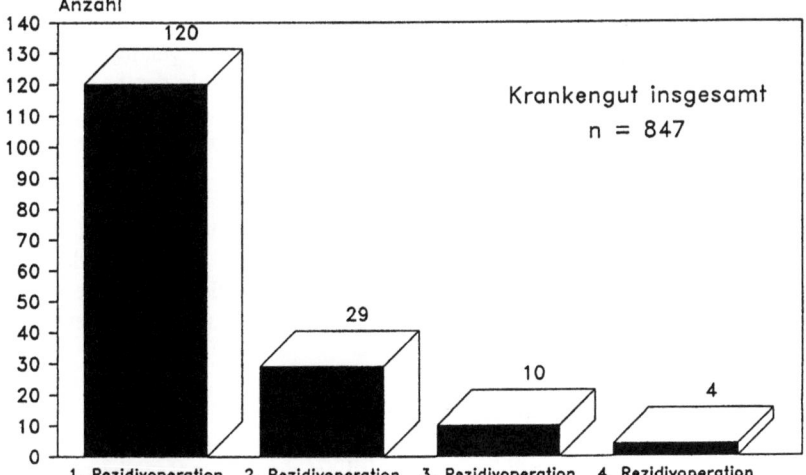

Abb. 1: Rezidivoperationen bei malignen Ovarialtumoren

kurven wurden nach der Methode von Berkson und Gage errechnet, ihr Vergleich nach der Methode von Lee Desu durchgeführt.

Systemische Therapien und Bestrahlungen bei Rezidiven

Der 1. Rezidivoperation war eine Behandlung mit einer Cisplatin-(Kombinations)-therapie (37,5%, n=45), eine Chemotherapie ohne Cisplatin (30%, n=36) oder überhaupt keine Chemotherapie (9%, n=11) vorausgegangen. Eine Bestrahlung vor der 1. Rezidivoperation hatten 23% (n=28) der Patientinnen erhalten. Unter ihnen finden sich 13, die zusätzlich eine Cisplatinbehandlung und 7, die eine zytostatische Therapie ohne Cisplatin erhalten hatten.

Bei der Bewertung der Bedeutung der Rezidivoperation für die Überlebenswahrscheinlichkeit darf nicht übersehen werden, daß sie meist nur eine unter mehreren Maßnahmen bei der Behandlung des Rezidivs darstellt. Die Vielfältigkeit der kombinierten Therapien steht einer genauen Analyse ihrer Wirksamkeit im einzelnen im Wege.

Dies wird deutlich, wenn man beispielsweise die Modalitäten der "Zweittherapie" einer genaueren Betrachtung unterzieht. Innerhalb des berichteten Zeitraumes wurden die angewandten Zytostatika bzw. Zytostatikakombinationen insgesamt 36fach variiert. Bei einem Teil der Patientinnen wurde eine dritte, eine vierte, ja sogar eine fünfte Therapie durchgeführt, wobei die zunächst benutzten Zytostatika im weiteren Verlauf der Erkrankung mehr und mehr durch hormonale Therapien, d.h. vor allem durch Gestagene oder Antiöstrogene ersetzt wurden (Abb. 2). Je häufiger die postprimäre systemische Therapie gewechselt wurde, um so seltener gelang es rückblickend, ihren Erfolg zu beurteilen. So war z.B. der Erfolg der 5. Therapie in 55% der Fälle nicht zu beurteilen und eine konsequente Durchführung nur in 33% zu belegen. Remissionen waren bei keiner der Fünft-Therapien beobachtet worden.

Bei der Bewertung solcher Folgetherapien wird man nicht umhin können, neben somatischen auch psychische Wirkungen zu bedenken, da der Verzicht auf jedwede Therapie in aussichtslosen Fällen nur selten von Patientinnen ertragen wird. Hier ist der Schritt zu alternativen Therapien nicht mehr weit.

Operationen und Komplikationen

Die Lokalisation der "Rezidivtumoren" wird bei der ersten Rezidivoperation überwiegend im Abdomen oder im kleinen Becken, seltener in den

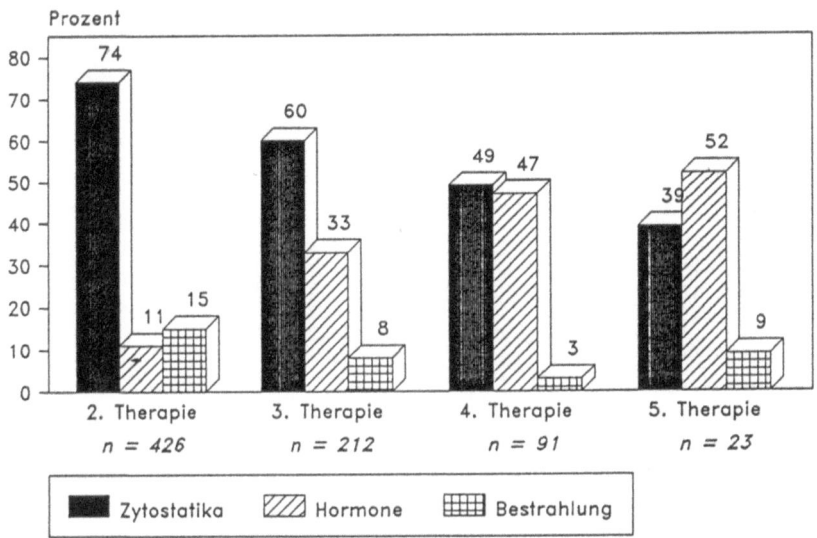

Abb. 2: Postprimäre Therapie bei malignen Ovarialtumoren

retroperitonealen Lymphknoten oder außerhalb des Abdomens beschrieben (Tabelle 1). Wahrscheinlich würde man ein etwas anderes Bild von der Tumorausdehnung gewinnen, wenn sie bei diesen Operationen stets genau abgeklärt würde. Dies verbietet sich jedoch oftmals wegen der operativ-technischen Probleme und des Allgemeinzustandes der Patientinnen.

Die pelvinen und paraaortalen Lymphknoten dürften in Wirklichkeit erheblich häufiger befallen sein als aus den Operationsberichten zu entnehmen ist. Die Erfassung der lymphogenen Ausdehnung der Tumoren kann technisch schwierig sein. Häufig sind die retroperitonealen Regionen nicht zugänglich oder induriert. Auch unter optimalen Bedingungen kann die Palpation nur einen Anhaltspunkt geben, die histopathologische Aufarbeitung aber nicht ersetzen. Die operative Entfernung der pelvinen und paraaortalen Lymphknoten erfolgte in unserer Klinik nur gezielt in ausgewählten Fällen.

Da das Weiterwachsen der malignen Ovarialtumoren sich erfahrungsgemäß zumeist in der Abdominalhöhle manifestiert, stehen bei den sog. Rezidivoperationen die abdominalen Eingriffe insbesondere am Darm ganz im Vordergrund. Bei 29 Patientinnen (25%) mußte die Operation erfolglos als Inspektionslaparotomie beendet werden. In 24 Fällen wurde wegen eines

Tabelle 1: Lokalisation des Rezidivs bei der 1. Rezidivoperation

Kleines Becken	
Vaginalstumpf	8
Kleines Becken	34
Beckenwand links	12
Beckenwand rechts	11
Douglas	10
Ovar (3), Uterus (1)	4
Harnblase, Ureter	4
Abdomen	
oberes Abdomen: kl. Netz (3), Magen (2), Milz (4), andere (11)	20
Großes Netz	21
Leber	19
Dickdarm	30
Dünndarm	28
Diffuse Karzinose	44
Zwerchfellkuppeln	12
Bauchwand, Nabel	7
Lymphknotenbefall	
LK pelvin	3
LK paraaortal	13
LK supraklavikulär	1
LK andere	3

drohenden Ileus ein Anus praeter angelegt und bei 21 Patientinnen mit unterschiedlicher Zielsetzung eine Darmresektion durchgeführt.

Das Ziel der sog. Rezidivoperationen war neben der Linderung von Beschwerden vor allem die Zytoreduktion, möglichst die komplette Entfernung aller Tumoren. Sie gelang in 18% aller Fälle. Eine Teilreduktion war in 17% möglich. Ohne nennenswerte Teilreduktion mußten 43% der Operationen beendet werden. Hinreichend genaue Angaben fehlen bei 22% der Fälle. Bei ihnen ist davon auszugehen, daß eine nennenswerte oder gar komplette Tumorreduktion nicht erfolgte (Abb. 3).

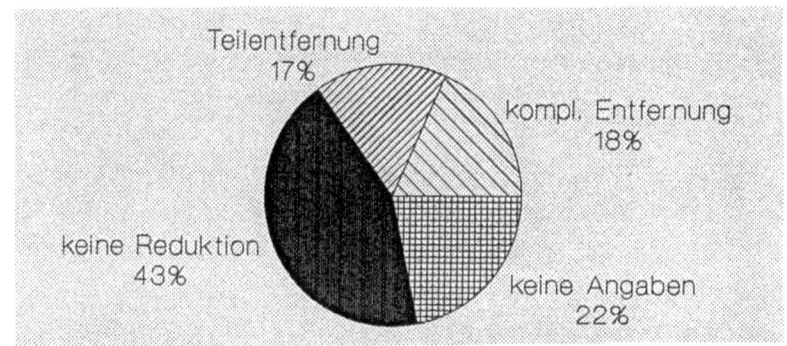

Abb. 3: Tumorreduktion bei progredienten, malignen Ovarialtumoren

Eine makroskopisch komplette Tumorentfernung war vor allem beim Vorliegen solitärer Metastasen möglich (19/22). Diese Metastasen waren überwiegend im kleinen Becken, z.T. aber auch im Abdomen und in Lymphknoten lokalisiert. In den restlichen 3 Fällen fanden sich intraoperativ mehrere Tumoren (Tabelle 2).

Tabelle 2: Lokalisation bei der 1. Rezidivoperation komplett entfernter Tumoren (n=22)

Lokalisation	n	solitär/multipel	
Kleines Becken	11	S	
Abdomen			
Abdomen	3	M	
Milz / Oberbauch	1	S	
Mesenterium	1	S	
Nabel	1	S	
Lymphknoten			
Axilla	1	S	
Leiste	1	S	
Leiste u. pelvin	1	M	
Paraaortal	1	S	

Bei 28 Eingriffen, die mit palliativer Zielsetzung begonnen wurden, gelang in keinem Fall eine komplette Tumorreduktion. Bei den 70 mit kurativer Zielsetzung durchgeführten Eingriffen war dagegen die makroskopisch komplette Tumorentfernung in 31% der Fälle möglich.

Der operative Aufwand ist vielfach beträchtlich. So dauerte der Eingriff in 23% (27/120) mehr als 2 h. Der Aufenthalt auf der Wach- und Intensivstation überstieg in 39% der Fälle (31/79) mehr als 4 Tage. Außerdem war bei 44% der Patientinnen (44/100) ein stationärer Aufenthalt von mehr als 21 Tagen notwendig. Diese Daten machen deutlich, daß es sich bei Patientinnen, bei denen Rezidivoperationen durchgeführt werden, vielfach um schwerkranke Menschen handelt, deren Betreuung einen großen Aufwand erfordert.

Bei den operativen Komplikationen stehen Darmprobleme und Wundheilungsstörungen im Vordergrund. Eindrucksvoll waren die Erfahrungen mit einer Dünndarmfistel im Gefolge einer Dünndarm-resektion bei tumorbedingter Stenose. Solche Erfahrungen haben zu größter Zurückhaltung bei der Planung von Darmoperationen bei ausgedehnter intraabdominaler Metastasierung beigetragen.

Prognose

Die Prognose der Patientinnen mit rezidivierenden malignen Ovarialtumoren hängt nur in sehr geringem Maße von den weiteren Folgetherapien ab. Ein Vergleich der Wirksamkeit der einzelnen Folgetherapien ist kaum möglich, da die Patientinnen in der Regel einer Vielzahl von Behandlungen ausgesetzt waren.

Stellt man den an einem Rezidiv operierten Patientinnen die Patientinnen gegenüber, die nicht operiert wurden, so zeigt sich, daß unabhängig davon, ob der Schwerpunkt der Folgetherapien auf der zytostatischen Therapie oder der Bestrahlung lag, die Prognose bei allen Gruppen gleich schlecht ist. Die 5-Jahres-Überlebenswahrscheinlichkeit liegt zwischen 21 und 29% (Abb. 4). Bemerkenswert ist jedoch, daß sich die Prognose nach dem 5. Jahr nur noch geringfügig verschlechtert, so daß nach 10 Jahren immer noch eine Überlebenswahrscheinlichkeit von 11%, 15% bzw. 20% besteht. Allerdings sind unter den Langzeit-Überlebenden nur wenige rezidivfrei. Der überwiegende Teil dieser Patientinnen scheint in einem gewissen Gleichgewicht mit dem Tumor über längere Zeit zu leben.

Die weitere Frage, ob bei Patientinnen, die wegen eines Rezidivtumors operiert wurden, eine zusätzliche Chemo- oder Strahlentherapie das weitere Schicksal zu beeinflussen vermag, wird man wahrscheinlich verneinen müssen. In unserem Krankengut schneidet die Gruppe, die im Rahmen der Rezidivtherapie keine Zytostatika erhielt (n=43) mit einer 5-Jahresüberlebensrate von 30% besser ab, als die zytostatisch therapierte (n=56) mit einer Rate von nur 20%. Die Unterschiede sind nicht signifikant und

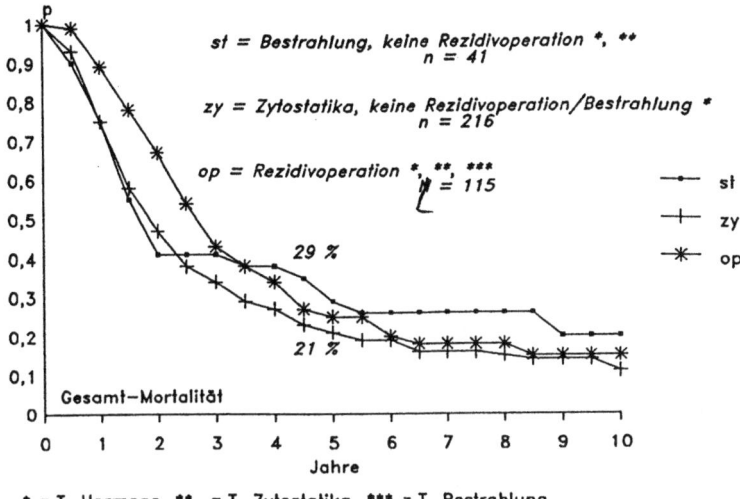

Abb. 4: Prognose rezidivierender maligner Ovarialtumoren abhängig von der Rezidivtherapie

dürfen nicht überbewertet werden, da die Fallzahlen nicht sehr groß sind. Zudem ist das Krankengut heterogen, insbesondere auch hinsichtlich der endokrinen Therapien. Dennoch ist bemerkenswert, daß offensichtlich eine Zytostatika-therapie in dieser Situation keine Verbesserung der Überlebenswahr-scheinlichkeit bewirkt, so daß die Indikation zu ihrer Anwendung wohl überlegt sein sollte (Abb. 5).

Betrachtet man die Prognose in Abhängigkeit von der Indikation zur ersten Rezidivoperation, so wird deutlich, daß von den 28 palliativ operierten Patientinnen unabhängig von der sonstigen Behandlung nach 6 Monaten noch 25% und nach 22 Monaten keine mehr am Leben ist. Anders dagegen bei den aus kurativer Zielsetzung Operierten. Hier leben nach 36 Monaten noch 12 von 70 entsprechend einer Überlebenswahrscheinlichkeit von 23%.

Die Analyse dieser 12 Fälle zeigt, daß 5 Patientinnen inzwischen verstorben sind, 5 mit einem Rezidiv leben und nur eine derzeit ohne Rezidiv ist. Eine weitere Patientin ist verschollen. Als Bilanz ergibt sich damit aus unseren Untersuchungen, daß im günstigsten Fall 2 der insgesamt 120 Patientinnen eine Chance haben definitiv geheilt zu werden, möglicherweise aber auch keine einzige (Abb. 6).

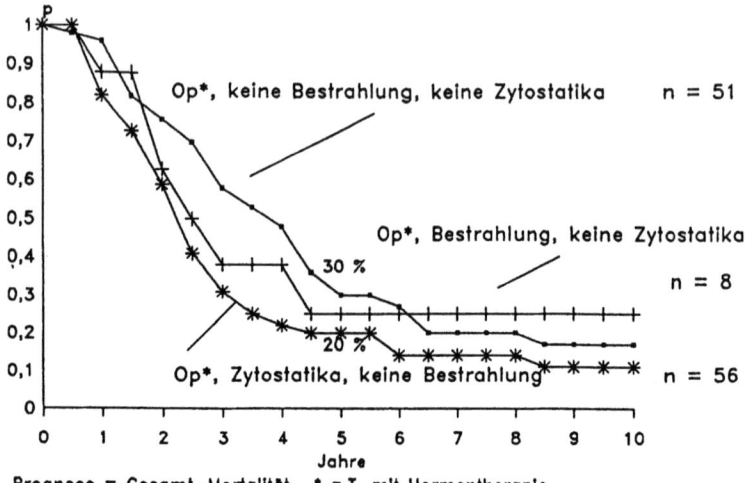

Abb. 5: Operationen bei progredienten Ovarialmalignomen und Prognose

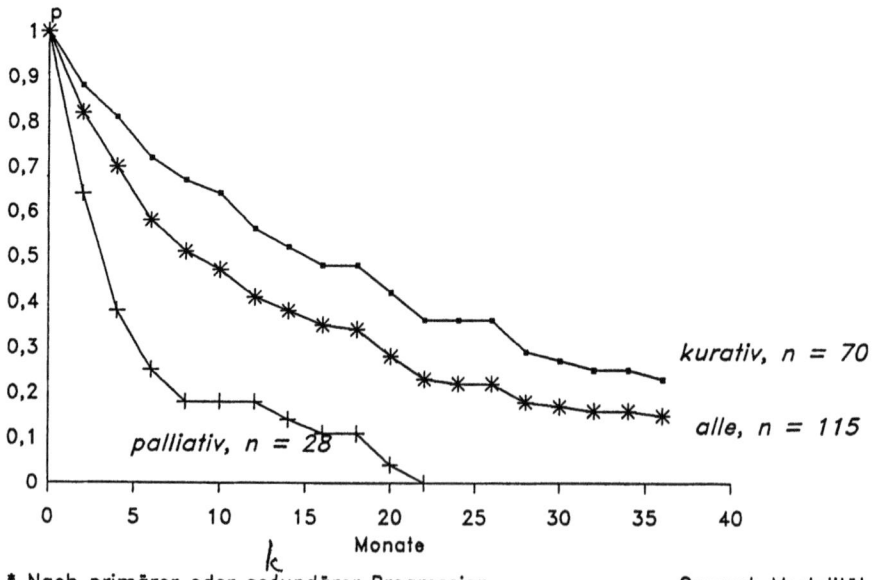

Abb. 6: Prognose nach 1. Rezidivoperation* bei malignen Ovarialtumoren abhängig von der Indikation * Nach primärer oder sekundärer Progression

Multiple Operationen

Multiple Rezidivoperationen wurden bei nichtepithelialen Tumoren verhältnismäßig häufiger durchgeführt als bei epithelialen. Die kleineren Fallzahlen erlauben jedoch keine abschließende Bewertung. Insgesamt besteht der Eindruck, daß ein kleiner Teil der Tumoren in den Jahren nach der Primärtherapie zu einem sehr langsamen und umschriebenen Weiterwachsen neigt. Sie entziehen sich fast immer einer systemischen Folgetherapie oder Bestrahlung. Solche Patientinnen sind Kandidatinnen für multiple Rezidivoperationen. Bei ihnen kann man davon ausgehen, daß eine wiederholte, möglichst vollständige Tumorreduktion einen lebensverlängernden Effekt hat.

Diskussion

Die Prognose von Patientinnen, bei denen eine chirurgische Therapie bei weiterwachsenden Ovarialmalignomen durchgeführt wird, ist sehr schlecht. Nur zwei der von uns behandelten 120 Patientinnen haben noch eine Chance, definitiv geheilt zu werden. Der operative Aufwand ist z.T. erheblich und die postoperative Behandlung aufwendig. In manchen Fällen gelingt eine Linderung der Beschwerden, insbesondere bei Tumorschmerz und Ileussymptomatik [2,3,5,9,11]. In anderen Fällen leben Patientinnen trotz mehrfacher Rezidivoperationen über viele Jahre hin ohne gravierende körperliche Beschwerden. Dies sind vor allem Patientinnen mit umschriebenen und sehr langsam wachsenden Tumoren, bei denen es gelingt, den rezidivierenden Tumor immer wieder operativ zu entfernen.

Der Begriff "Rezidiv" ist sehr unscharf und beschreibt das Tumorwachstum nur ungenau. Eine Abgrenzung gegen die "primäre Progression" ist in der Praxis oft nicht möglich [12]. Den hier erfaßten Tumoren ist gemeinsam, daß die primäre Therapie abgeschlossen war. Diese bestand in den allermeisten Fällen in einer Primäroperation mit nachfolgender Chemotherapie.

Während die Bedeutung der primären zytoreduktiven Chirurgie für die Kuration und die Überlebenszeit derzeit sehr hoch eingeschätzt wird, deutet die Erfahrung bei der Zytoreduktion nach Beendigung der primären Chemotherapie im Rahmen der sog. Second-look-Operation darauf hin, daß eine solche Chirurgie nicht kurativ ist und allenfalls die mittlere Überlebenswahrscheinlichkeit um wenige Monate verbessert, ohne an dem schicksalhaften Ablauf etwas zu ändern [1,4,6,10,13,14,15]. Wenn man nach Erklärungen für die unterschiedliche prognostische Bedeutung der primären und der postprimären zytoreduktiven Chirurgie sucht, so muß man feststellten, daß die jeweiligen operativen Maßnahmen bei unterschiedlichen Patientenkollektiven durchgeführt werden.

Während die primäre zytoreduktive Chirurgie bei einem nichtselektierten Krankengut durchgeführt wird, sind die nach Abschluß der Primärtherapie operierten Patientinnen nahezu durchweg einer Chemotherapie unterzogen worden. In dieser Gruppe findet man nahezu ausschließlich Tumoren, die die Attacken einer aggressiven Chemotherapie überlebt haben. Sie haben damit ihre Chemoresistenz unter Beweis gestellt. Diese Tumoren bestehen aus chemoresistenten Zellpopulationen, die kaum jemals in toto entfernt werden konnten. Deshalb ist eine weitere Progression oder ein erneutes Rezidivieren bei einer sekundären oder tertiären zytoreduktiven Operation mit größter Wahrscheinlichkeit zu erwarten, wenn man die gegenwärtigen Überlegungen zur Interventionschirurgie außer acht läßt, die als Teil der Primärbehandlung zu verstehen ist.

Bei primären Operationen haben wir es mit einem nichtselektierten Patientengut zu tun, d.h. mit Tumoren mit primärer Chemoresistenz und solchen, die unter der Therapie eine sekundäre Resistenz entwickeln. Darüberhinaus dürfen Tumoren vorkommen, die eine komplett chemosensible Zellpopulation aufweisen. Diese Gruppe wird man anteilsmäßig mit maximal 10-15% kalkulieren können aufgrund der derzeit bekannten Langzeitüberlebensraten in den Stadien III und IV. Denkbar ist, daß neben primär sensiblen Tumoren eine Gruppe von Tumoren vorhanden ist, die infolge der primären Zytoreduktion und nachfolgend vermehrtem Recruitment von einer zunächst chemoresistenten in eine chemosensible Zellpopulation überführt wird. Wie häufig dieses Phänomen eine Rolle spielt, ist derzeit noch unklar. Dosierung und Art der angewandten Zytostatika spielen bei der Frage nach der Chemosensibilität natürlich eine zusätzliche Rolle.

Bei der Second-look-Operation nach Chemotherapie treffen wir im Prinzip nur auf zwei Gruppen von Patientinnen. Entweder handelt es sich um tumorfreie Patentinnen, bei denen der Tumor primär radikal operativ bzw. durch die nachfolgende Chemotherapie entfernt wurde oder um Tumoren, die ihre Chemoresistenz (seit 1980 zumeist gegen Cisplatin) unter Beweis gestellt haben. Vielfältige Untersuchungen zeigen, daß eine operative Entfernung oder Verkleinerung solcher Tumoren allenfalls zu einer geringfügigen Lebensverlängerung führt, das Schicksal der Patientin jedoch nicht zu wenden vermag [1,8,10,12].

Bei Rezidivoperationen trifft man - abgesehen von Einzelfällen - nur auf Tumoren, die nach einer zumeist aggressiven Chemotherapie progredient sind. Insofern handelt es sich hier um eine Situation, die dem Tumornachweis bei einer Second-look-Operation vergleichbar ist. Da solche Tumoren nachweislich weder durch die primäre Operation noch durch die nachfolgende primäre Chemotherapie kurativ behandelt werden konnten, wird man auch von weiteren Rezidivoperationen keine Heilung, sondern allenfalls einen lebensverlängernden Effekt erwarten dürfen. Diese Situation wird sich wohl erst ändern, wenn andere Therapien zur Verfügung stehen, die unabhängig von den derzeit bekannten wirken. Die vorliegenden Erfahrungen legen eine restriktive Indikationsstellung für Operationen bei weiterwachsenden Ovarialmalignomen nahe. Dennoch dürfen die palliativen Aspekte und die Möglichkeiten einer gewissen Lebensverlängerung vor allem bei makroskopisch solitär erscheinenden Metastasen nicht außer acht gelassen werden, auch wenn eine definierte Heilung allenfalls in 1-2% zu erwarten ist.

Zusammenfassung

Als Bilanz ergibt sich, daß im günstigsten Fall 2 der insgesamt 120 Patientinnen, bei denen Rezidivoperationen durchgeführt wurden, eine Chance haben definitiv geheilt zu werden, möglicherweise aber auch keine einzige. Trotz der insgesamt sehr schlechten Langzeitprognose, des oftmals großen operativen Aufwandes und der z.T. langdauernden postoperativen Behandlung scheint es nicht gerechtfertigt, auf Rezidivoperationen völlig zu verzichten. In manchen Fällen gelingt eine Linderung der Beschwerden, insbesondere des Tumorschmerzes oder der Ileussymptomatik. In anderen Fällen leben Patientinnen trotz mehrfacher Rezidivoperation über viele Jahre hin ohne gravierende körperliche Beschwerden. Dies sind vor allem Patientinnen mit umschriebenen und sehr langsam wachsenden Tumoren, bei denen es gelingt, den rezidivierenden Tumor immer wieder operativ zu entfernen.

Literatur

1. Berek J.S., Hacker N.F., Lagasse L.D., Nieberg R.K., Elashoff R.M. (1983): Survival of patients following secondary cytoreductive surgery in ovarian cancer. Obstet Gynecol 61: 189-193.
2. Castaldo T.W., Petrilli E.S., Ballon S.C., Lagasse L.D. (1981): Intestinal operations in patients with ovarian carcinoma. Am J Obstet Gynecol 139: 80-84.

3. Clarke-Pearson D.L., Chin N.O., DeLong E.R., Rice R., Creasman W.T. (1987): Surgical management of intestinal obstruction in ovarian cancer. Gynecol Oncol 26: 11-18.
4. Hoskins W.J., Rubin S.C., Dulaney E. et al. (1989): Influence of secondary cytoreduction at the time of second-look laparotomy on the survival of patients with epithelial ovarian carcinoma. Gynecol Onkol 34: 365-371.
5. Larson J.E., Podczaski E.S., Manetta A., Whitney C.W., Mortel R. (1989): Bowel obstruction in patients with ovarian carcinoma: Analysis of prognostic factors. Gynecol Oncol 35: 61-65.
6. Morris M., Geshenson D.M., Wharton J.T., Copeland L.J., Edwards C.L., Stringer C.A. (1989): Secondary cytoreductive surgery in epithelial ovarian cancer. Gynecol Oncol 34: 334-338.
7. Morris M., Gershenson D.M., Wharton J.T. (1989): Secondary cytoreductive surgery for recurrent epithelial ovarian cancer: Nonresponders to first-line-therapy. Gynecol Oncol 33: 1-5.
8. Meerpohl H.G., Giese E., Teufel G., Pfleiderer A. (1987): Die sekundäre Tumorreduktion bei Patientinnen mit fortgeschrittenen Ovarialkarzinomen. Arch Gynecol Obstet 242: 411-412.
9. Piver M.S., Barlow J.J., Lele S.B., Frank A. (1982): Survival after ovarian cancer induced intestinal obstruction. Gynecol Oncol 13: 44-49.
10. Pfleiderer A., Meerpohl H.G. (1988): Die Remission beim Ovarialkarzinom. In: Löffler H.: Die Remission. 3. Freiburger onkologisches Kolloquium, S. 53-69.
11. Rubin S.C., Hoskins W.J., Benjamin I., Lewis J.L. (1989): Palliative surgery for intestinal obstruction in advanced ovarian cancer. Gynecol Oncol 34: 16-19.
12. Teufel G., Meerpohl H.G., Pfleiderer A. (1985): Kontrolle des Ansprechens von Ovarialkarzinomen auf die zytostatische Therapie und Stellenwert der Second-look-Operation. Onkologie 8: 356-363.
13. Tunca J.C., Buchler D.A., Mack E.A., Ruzicka F.F., Crowley J.J., Carr W.F. (1981): The management of ovarian-cancer-caused bowel obstruction. Gynecol Oncol 12: 186-192.
14. Vogl S.E., Seltzer V., Calanog A., Mouthar M., Camacho F., Kaplan B.H., Greenwald E. (1984): "Second-Effort" surgical resection for bulky ovarian cancer. Cancer 54: 2220-2225.
15. Wiltshaw E., Raju K.S., Dawson I. (1985): The role of cytoreductive surgery in advanced carcinoma of the ovary: An analysis of primary and second surgery. Br J Obstet Gynecol 92: 522-527.

Die Effektivität von Platin als Mono- und Kombinationstherapie bei primär resistenten oder rezidivierendem Ovarialkarzinom

J. Schlosser

Im folgenden wird eine prospektive, randomisierte Studie vorgestellt, die vom 01.01.1984 bis zum 31.12.1987 gelaufen ist.

Das Therapieprotokoll sah die Anwendung von Cisplatin allein und in Kombination Cyclophosphamid und Adriamycin vor.

Therapie-2a DDP   100 mg/m²/d 1 nach entsprechender Hydradation mit einer anschließenden Pause von 4 Wochen
Therapie-2b CPM+DDP+ADM   DDP: 70 mg/m²/d 1
ADM: 30 mg/m²/d 2
CPM: 500 mg/m²/d 3 mit einer anschließenden Pause von 4 Wochen.

Die Zuordnung der Patientinnen erfolgte nach Losentscheid. Voraussetzung für die Aufnahme von Patientinnen in die Studie waren folgende:
- Alter nicht höher als 70 Jahre,
- noch ausreichender Allgemeinzustand (Karnofsy-Index nicht unter 50%),
- suffiziente Nierenfunktion (Kreatininbestimmungen, Elektrolytstatus),
- Zumutbarkeit einer Tumorchemotherapie,
- Einverständnis der Patientin, die beabsichtigte Tumorchemotherapie zu akzeptieren.

Die Therapiedauer betrug vorerst 6 Monate. Die Sicherung der prätherapeutischen Diagnose erfolgte durch Second-look-Operation, Laparoskopie, durch den klinischen Befund oder sonographisch im Rahmen der Verlaufskontrolle. Die histologische Diagnose bezog sich auf die bei der Primäroperation durchgeführte feingewebliche Diagnostik. Die Tabelle 1 zeigt die Beteiligung der einzelnen Einrichtungen an der Studie.

In die Studie wurden 135 Patientinnen aufgenommen, 132 konnten ausgewertet werden (Tabelle 2).

Tabelle 1: Patientenangebot der einzelnen Einrichtungen

01 Klinik und Poliklinik für Gynäkologie und Geburtshilfe der Medizinischen Akademie Erfurt	29 (21%)
02 Zentralinstitut für Krebsforschung Robert-Rösle-Klinik	11 (8%)
03 Klinik und Poliklinik für Gynäkologie und Geburtshilfe der Friedrich-Schiller-Universität Jena	8 (6%)
04 Klinik und Poliklinik für Gynäkologie und Geburtshilfe des Bezirkskrankenhauses Karl-Marx-Stadt	30 (22%)
05 Klinik und Poliklinik für Gynäkologie und Geburtshilfe der Medizinischen Akademie Dresden	31 (23%)
06 Klinik und Poliklinik für Gynäkologie und Geburtshilfe am Städtischen Klinikum Berlin-Buch	12 (9%)
07 Geschwulstklinik der Charité Berlin	12 (9%)
08 Bezirkskrankenhaus Plauen	2 (1%)
Gesamtanzahl der Patienten	135

Tabelle 2: DDP-Studie 1/1984-12/1987 Chemotherapie der zweiten Reihe

30 Rezidive	135 Patienten Losentscheid	105 persistierende Tumoren
Gr. 2A		Gr. 2B
DDP		DDP/CPM/ADM
69 Patienten		66 Patienten
(12 Rezidive)		(18 Rezidive)
68 Patienten	auswertbar	64 Patienten
24-72 Jahre	Alter	18-75 Jahre
54 Jahre	Mittelwert	54 Jahre

Die Vorbehandlung der Patientinnen sec. line Th. wird in Tabelle 3 dargestellt, die verwendeten Zytostatika in Tabelle 4.

Tabelle 3: Vorbehandlung der Patienten second line Therapie

Primäre Therapie:	
Operative Therapie	135 Patienten
Zusatztherapie:	
Alleinige Strahlentherapie	3 Patienten
Strahlen- und Chemotherapie	10 Patienten
Alleinige Chemotherapie	127 Patienten

Tabelle 4: Vorausgegangene Chemotherapie

n = 127 Patienten (100%)

Zytostatikum M/ADM	Gesamt	(%)	Gr.	AGr. B DDPDDP/CP
CPM	124	(98%)	62	62
ADM	33	(26%)	23	10
5 FU	57	(46%)	33	24
Ftorafur	17	(14%)	7	10
MTX	29	(25%	16	13
VBL	11	(14%)	9	2
VCR	13	(14%)	12	1
Andere	14	(8%)	7	7

Die Effektivität der Therapie ist aus der Tabelle 5a ersichtlich.

Für die Kombinationstherapie wurden Responsraten von 39% im Gegensatz zu 32% für Platin allein erreicht, es konnte aber keine Signifikanz zwischen beiden Therapieformen festgestellt werden. Mittlere und mediane Lebenszeit unterscheiden sich nicht. Für die komplette Remission liegen die Überlebenszeit bei beiden Behandlungen deutlich höher als bei den partiellen Remissionen (Tabelle 5b).

Ein weiterer klinischer Eindruck wird sichtbar, wenn man die Überlebenszeit der Patientinnen betrachtet, bei denen der Tumor nicht wesentlich beeinflußt werden konnte. Sie liegen in beiden Gruppen bei 52 bzw. 46 Wochen. Bei progredienten Tumoren war noch eine Überlebenszeit von 39 bzw. 20 Wochen zu verzeichnen. Die Tumorhistologie und der chemotherapeutische Effekt sind aus der Tabelle 6 abzulesen.

Tabelle 5a: Übersicht über die Dauer der therapeutischen Effektivität

(Therapie der 2. Reihe)	Therapieform A (DDP)			B (DDP/CPM/ADM)	
Mittlere Lebenszeit (Wochen)	63			62	
Mediane Lebenszeit* (Wochen)	53			52	
	Durchschnittliche Dauer der besten Therapieergeb.	Mittlere Lebenszeit		Durchschnittliche Dauer der besten Therapieergeb.	Mittlere Lebenszeit
CR	85	103	CR	78	108
PR	39	80	PR	31	63
SD	29	52	SD	20	46
P	23	39	P	20	20

* Mediane Lebenszeit. 50% überleben diesen Zeitraum

Tabelle 5b: Übersicht der Effektivität der Tumorchemotherapie der 2. Reihe

Therapieform Patienten	A(DDP) 68 %	B(DDP/CPM/ADM) 64 %
CR	5 (7)	13 (20)
PR	17 (25)	12 (19)
CR+PR	22 (32)	25 (39)
NC	41 (60)	35 (55)
P	5 (7)	4 (6)
verstorbene Patienten	48	45

92 Tumoren waren in der Gruppe der serös-papillären Ovarialkarzinome einzuordnen. Durchschnittlich kann man die Überlebenszeit des seröspapillären Karzinom als die günstigste ansehen, die etwa auf ein Jahr beschränkt ist. Die Nebenwirkungen und deren Schweregrad in Abhängigkeit von der Form und Tumorchemotherapie sind in Abbildung 1 dargestellt.

Betrachtet man zuerst die Gesamtsumme, dann sieht man, daß die Nebenwirkungen in beiden Gruppen etwa gleich häufig auftreten. Eine Ausnahme

Tabelle 6: Tumorhistologie und chemotherapeutischer Effekt (sec.line Th.)

n = 132 Patienten

Histologische Diagnose		Effektive Überlebenszeit	
		Gr A DDP	Gr B DDP/CPM/ADM
	n	nWoch.	nWoch.
Serös papilläre Ovarialkarzinome	92	52 (57)	40 (70)
Musinöse Ovarialkarzinome	6	6 (81)	0 0
Endometroide Ovarialkarzinome	15	5 (63)	10 (41)
Adenoide Ovarialkarzinome	8	2 (34)	6 (38)
Hypernephroide Ovarialkarzinome	4	2 0	2 (28)
Maligner Brennertumor	1	0 0	1 (106)
Entdifferenzierte Karzinome	6	2 (88)	4 (48)

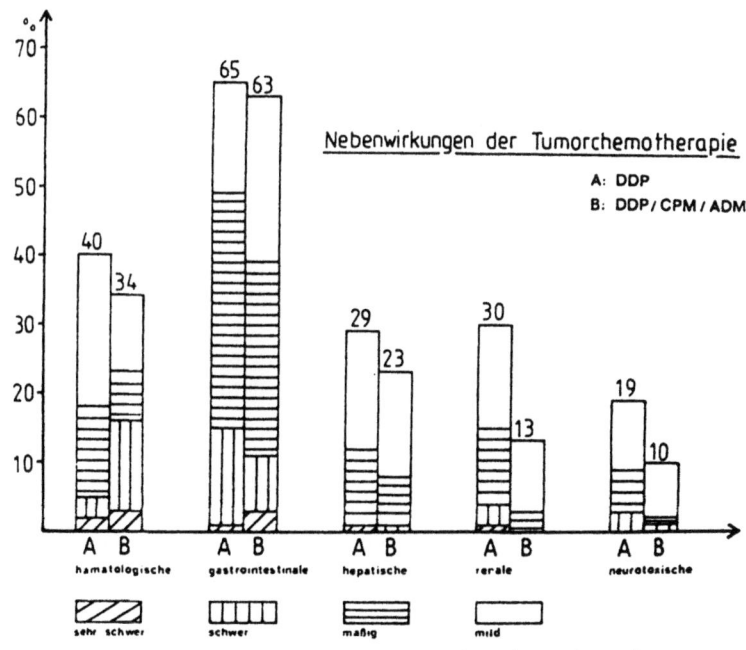

Abb. 1: Häufigkeiten und Art der Nebenwirkungen der Chemotherapie

bilden die renalen und neurotoxischen Nebenwirkungen, die in der Gruppe A (Platin-Mono-Therapie) in einer Dosierung von 100 mg/m² häufiger nachweisbar sind, als in der Gruppe B, in welcher Platin nur in einer Dosis von 70 mg/m² KOF angewandt worden ist. Da die beiden anderen Zytostatika Adriamycin und Cyclophosphamid nicht neurotoxisch bzw. nephrotoxisch wirken, erklärt sich daraus, daß die neurotoxische bzw. nephrotoxische Nebenwirkung von der Platindosis abhängig ist. Betrachtet man den Grad der Nebenwirkung, so sieht man, daß die hämatologischen Nebenwirkungen zweifellos von den beiden Zytostatika Adriamycin und Cyclophosphamid hervorgerufen werden. Die unangenehmsten und kaum zu beherrschenden Nebenwirkungen der Chemotherapie sind die gastrointestinalen, die wir zwar in Grenzen halten konnten, die aber die größte Abneigung der Patienten gegen die Chemotherapie hervorgerufen haben. Alle uns zur Verfügung stehenden Antiemetika haben die gastrointestinalen Nebenwirkungen nicht kompensieren können. Die hepatischen Nebenwirkungen machten sich hauptsächlich an den Veränderungen der Transaminasen und der alkalischen Phosphatase bemerkbar. Kritisch mußte bemerkt werden, daß den renalen Nebenwirkungen offensichtlich eine unzureichende Hydration zugrunde lag. Neurotoxische Nebenwirkungen traten meistens nach dem 3. oder 4. Therapiezyklus auf. In einzelnen Fällen zwangen sie, insbesondere bei unzureichendem therapeutischen Effekt, zum Abbruch der Tumorchemotherapie. Es waren die sowohl ototoxische Nebenwirkungen, die audiometrisch bestätigt worden sind, als auch periphere Nebenwirkungen, die sich in Sensibilitätsstörungen und Parästhesien äußerten. Sie persistierten bis zu einem halben Jahr und länger nach Abschluß der Therapie.

Die Life-table-Darstellung gibt einen synoptischen Überblick über die Effektivität der beiden Therapiegruppen (Abb. 2). Die Kombinationstherapie zeigt keine Überlegenheit; jedoch wurde mit ihr in 13 von 64 Fällen eine komplette Remission erreicht, während für die Monotherapie nur bei 5 von 64 Fällen dieser Effekt eintrat. So scheint die Kombinationstherapie doch favorisiert. Die Darstellung des Allgemeinzustandes der Patientinnen (Karnofsky-Index) relativiert die tumorchemotherapeutischen Effekte (Tabelle 7).

Trotz effektiver Chemotherapie verschlechterte sich bei beiden Gruppen der Allgemeinstatus. Das hat zwei Gründe, zum einen sind Nebenwirkungen der Kombinationstherapie gravierender, zum anderen zeigt die weitere Beobachtung nach Abschluß der Chemotherapie auf der Basis einer Tumorprogression den körperlichen Verfall.

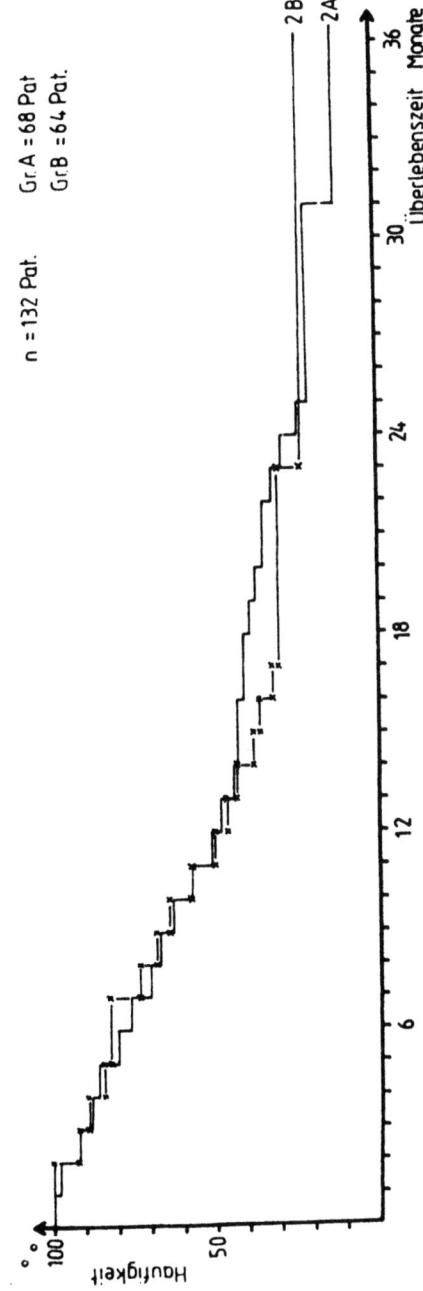

Abb. 2: Darstellung der Effektivität der Chemotherapie anhand der Überlebenschance (Life-table-Methode) nach Cutler und Ederer. Die beiden Therapieformen unterscheiden sich nicht signifikant voneinander.
2A - DDP alleine   2B - DDP,CPM,ADM

Tabelle 7: Karnofsky-Index bei effektiver Chemotherapie

	Therapie-DDP		Therapie-DDP/CPM/ADM	
	prä	post	prä	post
90-100%	19	10	20	8
70%	2	4	3	3
40%	0	5	0	6
ohne Angaben	1	3	2	8
	22 Patienten CR+PR		25 Patienten CR+PR	

Der lebensverlängernde, zytostatische Effekt im Einzelfall ist immer mit einer Besserung des subjektiven Befindens verbunden. Sinkt der Allgemeinzustand, so muß man Nutzen und Nebenwirkungen der Chemotherapie wirklich kritisch abwägen. Der Abbruch einer Chemotherapie bei sich verschlechterndem Allgemeinzustand ist unter dem Gesichtspunkt der heutigen begrenzten Möglichkeiten ärztlich ehrlicher, als eine Fortführung der Therapie bei unzureichender Lebensqualität.

Anthroposophische Konzepte in der Tumortherapie

J. Hoffmann

In der gesundheitspolitischen Diskussion und zeitkritischen Analyse werden über die richtige Medizin oftmals wahre Richtungs- und Glaubenskriege ausgetragen. So werden nicht selten die sog. ganzheitliche Medizin und die überwiegend naturwissenschaftlich orientierte Schulmedizin als Antipoden, oder zumindest als weit auseinanderliegende Welten apostrophiert. Die Vertreter der verschiedenen Richtungen innerhalb der Medizin begegnen sich häufig mit Mißtrauen, Mißdeutung und auch mit Mißverständnissen. Hieraus resultiert ein recht schwer durchschaubares, emotionsgeladenes Gestrüpp von Fehlmeinungen, bloßen Vorurteilen, von Einseitigkeiten und insbesondere unfruchtbaren Ausschließlichkeitsanspüchen, sowohl auf der einen wie auf der anderen Seite.

In diesem Spannungsfeld befindet sich nun auch was man üblicherweise "anthroposophische Krebstherapie" nennt mitten darin und wird, da sie weder zu dem einen noch zu dem anderen Lager gerechnet werden kann, nicht selten von beiden Seiten attackiert. Andererseits ergibt sich aber gerade aus dieser besonderen Position auch die Möglichkeit des Brückenschlages, wobei dieser Brückenschlag von uns mehr in Richtung der Schulmedizin gesucht wird als zu dem weiten Feld der nicht-konventionellen Therapieverfahren in der Onkologie, das was üblicherweise "Alternativmedizin" genannt wird. Dies hat verschiedene Gründe. Der Hintergrund wird darin zu sehen sein, daß die Schulmedizin mit allen ihren therapeutischen Möglichkeiten, insbesondere aber auch ihren diagnostischen Verfahren, voll in unsere ärztlichen Überlegungen miteinbezogen werden, da sie letztlich ja auch die Basis unserer Aus- und Fortbildung darstellen. So versteht sich die anthroposophische Medizin eben auch nicht im Gegensatz zur offiziellen Medizin stehend, sondern als eine Erweiterung derselben.

Es gibt durchaus immer wieder Enttäuschungen darüber, daß in der Lukas-Klinik in Arlesheim, die sich als Spezialklinik für Tumorerkrankungen zum Ziel gesetzt hat, die Möglichkeiten der anthroposophisch erweiterten Medizin einzusetzen und zu prüfen, nicht die Palette der sog. biologischen Krebstherapien angeboten wird, von: Breuss-Kur, Kumin'scher Diät, Ozonbehandlung, hochdosierten Vitamingaben, Zelltherapie usw., aber sehr wohl auch Chemotherapie, hormonelle Maßnahmen und Radiatio, soweit wirklich sinnvoll, mit einbezogen werden. Dieses gilt für die Lukas-Klinik. Da es in der anthroposophischen Medizin aber keine wie immer geartete Lehrmeinung gibt, kann es auch kein verbindliches Konzept darüber geben, was ein sich der anthroposophischen Medizin verbunden fühlender Arzt zu tun und zu lassen hat. Insofern muß der Titel meiner Ausführung etwas relativiert werden.

Aus Platzgründen ist es nicht möglich in ein paar griffigen Sätzen das anthroposophische Menschenbild im allgemeinen und die sich hieraus ergebenden Gesichtspunkte zur Krebsbehandlung im besonderen darzulegen. Nur einige ihrer Früchte möchte ich aufzeigen. Es soll aber wenigstens darauf hingewiesen werden, daß für die anthroposophische Medizin die reduktionistische Anschauung der Krebserkrankung als ein "Zellunfall" bestenfalls die untere Ebene eines sehr komplexen und vielseitigen Vorganges darstellt. Anders formuliert: Der Mensch als eine Einheit von geistigen, seelischen und körperlichen Anteilen durchläuft bereits vor der klinischen Manifestierung der Erkrankung mehrere Stufen sowohl auf somatischer wie auf psychischer Ebene. Diese wird man nicht immer und in jedem Fall aufzeigen können, ihnen nachzuspüren gibt aber nicht selten die Möglichkeit, auch für das therapeutische Vorgehen Hinweise zu bekommen.

So läßt sich bei Tumorpatienten in der Anamnese nicht selten feststellen, daß bis in die Kindheit zurückgehend keine oder nur abgeschwächt entzündliche Erkrankungen aufgetreten sind. Die Polarität von Entzündungen und Tumorerkrankungen ist ein reizvolles Thema, welchem in der anthroposophischen Medizin besondere Bedeutung zukommt, auf das hier aber nur hingewiesen werden kann. Zum Behandlungskonzept unserer Therapie gehört es nun, diese fehlende "Entzündungsbereitschaft" des Tumorpatienten durch die Injektion des Mistelpräparates Iscador zu provozieren. Hierdurch wird im üblichen Sprachgebrauch ein immunmodulierender Effekt hervorgerufen. Es mangelt heute immer noch an einer größeren Zahl von kontrollierten Studien über die Bedeutung eines guten Immunstatus für den Verlauf einer Tumorerkrankung. Es gibt aber genügend Hinweise darauf, daß bei Tumorpatienten, und zwar in Abhängigkeit vom Schweregrad der Erkrankung, die immunkompetenten Zellen vermindert sind gegenüber Normalpersonen. Zu nennen sind hier – neben den Makrophagen – die Large Granular Lymphocytes (abgekürzt LGL-Zellen) und die Natural Killer Cells. Weiterhin bedeutungsvoll sind die Phagozytoseaktivität der Granulozyten, die Tumornekrosefaktoren, der Quotient von Z-Helper Cells zu T-Suppressorzellen und das C-reaktive Protein mit seiner Möglichkeit, aktivierte Makrophagen zur Interleukinsynthese zu stimulieren. Alle diese genannten Zellen und Faktoren können nun nachweislich durch eine richtig dosierte Iscador-Therapie z.T. dramatisch erhöht werden.

In den letzten Jahren hat die Erforschung der Wirkungskomponenten der Mistelpräperate große Fortschritte gemacht. Die Untersuchungsergebnisse ergeben neue Möglichkeiten in der pharmakologischen Forschung. Obwohl mit großer Wahrscheinlichkeit die Interaktionen zwischen mehreren Mistelkomponenten für die immunmodulierende Wirkung verantwortlich sind, sprechen neue Resultate dafür, daß das Mistellektin I eine entscheidende Rolle spielt. Diesbezügliche Untersuchungen werden von uns in Verbindung mit dem Max-Planck-Institut Göttingen durchgeführt. Die Wirkung der Mistel ist für uns aber mehr als eine Summe der Wirkung ihrer einzelnen Komponenten. Wenn auch die Gefahr besteht, daß entsprechende Untersuchungen überinterpretiert werden, so passen sie doch recht gut zu den vielerorts gemachten klinischen Erfahrungen eines günstigen Tumorverlaufes unter einer Iscador-Therapie im allgemeinen und im besonderen auch in Kombination mit Zytostatika oder auch einer Bestrahlung.

Bei rezidivierenden gynäkologischen Tumoren besteht nicht selten das Problem der malignen Ergüsse sowohl im Bauchraum wie in der Pleura. Insbesondere wenn es sich um Pleuraergüsse handelt, gelingt es in einem hohen Prozentsatz durch Instillation von Iscador, diese vollständig oder zumindest vorübergehend auszutrocknen. Nach einer Zusammenstellung von Prof. Salzer am Ludwig-Boltzmann-Institut für Klinische Onkologie in Wien, sind hierfür im Durchschnitt 3½ Punktionen bei wöchentlich einer Punktion erforderlich. Nicht so erfolgreich sind die Ergebnisse bei der Peritonealkarzinose mit Aszites, obwohl auch hier eine Iscador-Instillation, da meist völlig ohne Nebenwirkungen, versucht werden sollte.

Deutlich unterschiedlich ist wohl gegenüber den meisten Kliniken unser Konzept der Schmerztherapie bei Tumorpatienten. Nicht selten wird in letzter Zeit geradezu anklagend dargestellt, wie relativ wenig Morphium bei Tumorpatienten in der Schweiz und Deutschland gegenüber Ländern wie England, Frankreich und USA eingesetzt wird. Wir erleben im Gegensatz hierzu immer wieder, daß Patienten mit ungerechtfertigt hohen Dosen Morphium zu uns kommen. Das völlige Zudecken des Patienten mit Schmerzmitteln, insbesondere mit den scheinbar leicht zu handhabenden Morphium-Retard-Tabletten, scheint mir gelegentlich mehr dem Arzt als dem Patienten zu nützen. Selbstverständlich gibt es nicht selten Situationen, wo man nicht umhin kann, auch stärkste Schmerzmittel einzusetzen. In vielen Fällen genügt es bei uns aber, eine Einreibung zu verordnen oder Umschläge mit Kamille, Oxalis oder Borago durchzuführen. Auch durch

Iscador selbst wird immer wieder ein analgetischer Effekt beobachtet. Häufig ist die Angabe von Schmerz auch nur Ausdruck für die Bitte um Zuwendung. Immer wieder sind es dann gar nicht so sehr somatische Schmerzen, sondern eine tiefverwurzelte Angst, so daß ein therapeutisches Gespräch und evtl. die Verabreichung der z.T. erstaunlich potenten Phytotherapeutika zur Schmerzbekämpfung ausreichen, um den Patienten in eine für ihn akzeptable Verfassung zu bringen. Das nichtberechtigte Zudecken mit starken Schmerzmitteln, die immer ja auch eine auf die Psyche wirkende Komponente haben, verhindert nicht selten, daß sich der Patient in adäquater Weise mit seiner Erkrankung auseinandersetzen kann und nimmt ihm die Möglichkeit, z.B. die Beziehung zum Ehepartner in einer für beide Seiten befriedigenden Form neu zu gestalten. Nicht selten erlebt man, daß durch eine inkurable Krankheit Ehepartner, aber auch Kinder und Eltern, welche sich völlig auseinandergelebt haben, durch diesen Schicksalsschlag wieder zusammenfinden und bestehende Knoten auflösen können, wenn ihre seelische Verfassung nicht zu stark durch medikamentöse Abschirmung beeinträchtigt ist.

Zusammenfassend darf ich noch einmal darauf hinweisen, daß die von uns vertretene Medizin sich einerseits nicht als Alternative zur offiziellen Medizin versteht, daß sie insbesondere für sich auch nicht in Anspruch nimmt, generell dem Patienten mehr bieten zu können als hierzu andere Ärzte, welche ihren Beruf ernstnehmen, in der Lage sind. Andererseits wird den Patienten durch die anthroposophische Medizin, wie sie in der Lukas-Klinik gehandhabt wird, sicher keine der üblichen wirklich indizierten Therapien vorenthalten.

Es kann aber als gesichert angesehen werden, daß bei vielen Tumorlokalisationen und Stadien keine wirklich verbindliche Therapie existiert. Das Problem der zytostatischen Übertherapie wird nicht nur von uns mit Sorge beobachtet. Es gibt mehrere Ursachen dafür, warum zunehmend Patienten mit aggressiven Therapieverfahren übertherapiert werden. Eine davon ist sicher der Umstand, daß man bei ehrlicher Bilanzziehung dem Patienten aus dem gewohnten therapeutischen Spektrum keine sinnvolle Therapie mehr anbieten kann, dieses aber dem Patienten und auch sich selber nicht eingestehen will, wodurch dann doch letztlich aus einer Ohnmacht heraus wieder zur Chemotherapie gegriffen wird. Diese Gefahr der zytostatischen Übertherapie ist man in der anthroposophischen Medizin sicher nicht ausgesetzt, da ihr darüber hinaus vielgestaltige Therapien zur Verfügung stehen, wobei neben den medikamentösen Therapien, in deren Mittelpunkt die Iscador-Therapie steht, besonders auch das große Gebiet der künstlerischen Therapien, die den seelisch-geistigen Anteil des Menschen ansprechen, eine große Rolle spielt. Auch wir erleben aber immer wieder schmerzlich unsere Grenzen.

Literatur

1. Hajto T., Hostanska K. (1989) Immunmodulierende Effekte der Misteltherapie. Therapeutikon 3 (6): 361-368.
2. Leroi R. (1987) Misteltherapie - eine Antwort auf die Herausforderung Krebs, Verlag Freies Geistesleben, Stuttgart
3. Salzer G. (1986) Pleura carcinosis - Cytomorphological findings with the mistletoe preparation iscador and other pharmaceuticals. Onkologie 43 (Suppl 1): 66-70.

Alternative Therapieansätze bei gynäkologischen Malignomen aus der Sicht des niedergelassenen Arztes

B. Köhler

Immer wieder passiert es, daß Krankheitsverläufe einen völlig anderen Weg nehmen, als zu erwarten wäre. Wir können viele Krebspatienten vorweisen, die - statistisch gesehen - schon längst nicht mehr unter uns weilen dürften, die sich aber guter Gesundheit erfreuen und voll arbeitsfähig sind.

Handelt es sich hier um die oft strapazierten "Spontanheilungen" oder kann man wirklich von Therapieerfolgen sprechen?

Unterstellen wir dies, stellt sich die Frage, was in der alternativen Krebstherapie anders gemacht wird. Man muß bei der Beurteilung zunächst unterscheiden zwischen vier Gruppen:

1. Patienten, die nur operiert werden
2. Patienten, die operiert und nachbestrahlt werden oder Chemotherapie bekommen
3. Patienten, die nicht operiert, sondern nur bestrahlt werden und / oder Chemotherapie bekommen
4. Patienten, die weder das eine noch das andere bekommen und nur biologisch behandelt werden. (Biologisch heißt, mit rein natürlichen unterstützenden Verfahren.)

Um es vorwegzunehmen - die besten Erfolgsaussichten in der alternativen Behandlung bestehen bei Gruppe 1, also operiert, aber ohne Chemotherapie oder Radiatio, die schlechtesten bei Gruppe 3.

Die vierte Gruppe ist stadiumabhängig und fehlt in der klinischen Statistik völlig. Es sind jene, die schulmedizinische Maßnahmen völlig ablehnen und sich nur alternativ behandeln lassen möchten. Das sind in meiner Praxis nicht wenige.

Als niedergelassener Arzt wird man durch das Stellen der Diagnose "Krebs" viel mehr gefordert als in der Klinik. Die Patientin wird vom Hausarzt ständig begleitet - zum guten wie zum schlechten Ende. Man kann als

Hausarzt in verzweifelten Fällen nicht einfach auf Statistiken verweisen mit der Bemerkung, daß diese oder jene Methode "wissenschaftlich nicht abgesichert" sei und deshalb keine Anwendung finde. Man wird persönlich durch das tiefe, jahrelang erworbene Vertrauen gefordert und muß dann den Mut haben, auch zu ungewöhnlichen Maßnahmen zu greifen.

Jeder Mensch ist ein Einzelindividuum!

Mit globalen Statistiken lassen sich individuell wirksame Therapieverfahren nicht erfassen. Nur die Einzelfallbeobachtung kann hier verwertbare Ergebnisse liefern. Das bedeutet gleichzeitig, daß jede Patientin ihr eigenes, auf ihre Person abgestimmtes Therapieprogramm braucht.

Es zeigt sich immer wieder, daß ein und dasselbe Therapeutikum in einem Falle hervorragend wirkt, dafür in vier weiteren Fällen überhaupt keine Wirkung zeigt. Dies berechtigt aber nicht dazu, von vornherein eine nur 20%ige Wirksamkeit zu unterstellen. Damit wäre die individuelle Ansprechbarkeit nicht erfaßt. Man muß hier herausfinden, welche Voraussetzungen erfüllt sein müssen, damit es wirken kann. Professor Smith (Salford Universität, GB) konnte in umfangreichen Arbeiten detailliert nachweisen, daß jedes Einzelindividuum bei der gleichen Erkrankung eine andere Therapie braucht. Besonders interessant dabei ist, daß seine Untersuchungen mit elektromagnetischen Therapiesignalen durchgeführt wurden. *In jedem Einzelfalle muß also immer wieder aufs Neue der Versuch unternommen werden, eine optimal aufeinander abgestimmte Therapiestrategie zu finden.*

Das unterscheidet uns wesentlich vom Kliniker. Dieser kann zwar aufgrund des größeren Patientenkollektivs umfassendere Statistiken vorweisen, die Individualität geht dabei aber völlig verloren. Zehn Patientinnen mit Ovarialkarzinom sind eben zehn grundsätzlich verschiedene Individuen. Wir haben es also immer nur mit Einzelfällen, die statistisch nicht relevant sind, zu tun, dafür aber nicht nur nach Überlebensrate, sondern auch Wohlbefinden, subjektiven Beschwerden (also Lebensqualität) und natürlich auch Verzögerung des Tumorwachstums, Stop oder Remission gemessen werden.

Die Effizienz der ambulanten Krebstherapie hängt deshalb ganz entscheidend davon ab, ob es gelingt, sich in jedem Einzelfall an die individuellen Gegebenheiten der Patientin anzupassen (Abb. 1).

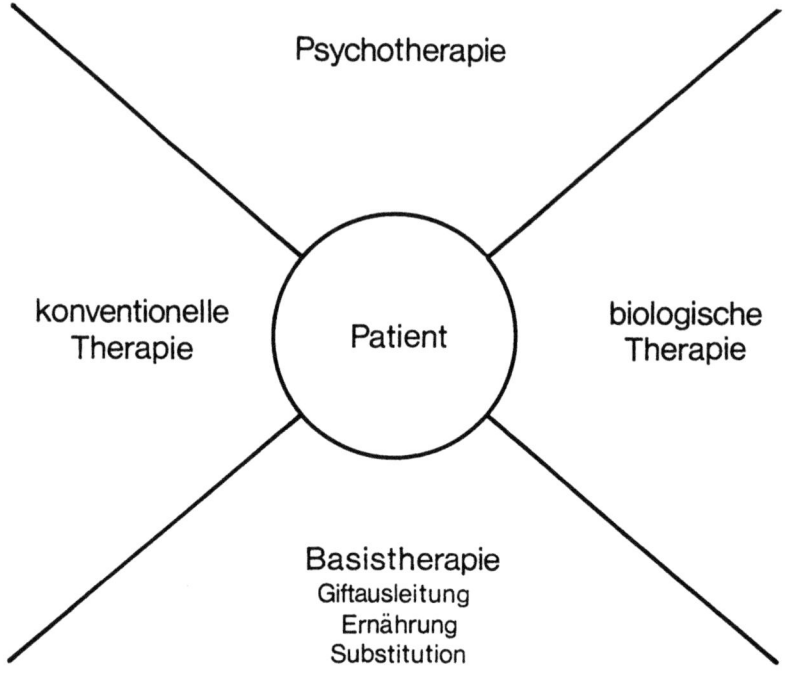

Abb. 1: Vier Säulen der Krebstherapie

Dazu gehört auch das Erfassen der Kranken in ihrer Ganzheit, d.h. der kompletten Entstehungsgeschichte (die Krebsentwicklung geht meist über viele Jahre hinweg), der Konstitution (die angeborenen Schwachpunkte im Organismus), der psychischen Situation einschließlich des psychosozialen Umfeldes und des kompletten körperlichen Status.

Nach unserer Auffassung ist Krebs (genauso wie jede andere Erkrankung auch) eine Allgemeinerkrankung. Das heißt, der gesamte Organismus wird davon erfaßt, wobei der Tumor selbst nur ein lokales Symptom am schwächsten Punkt des Organismus ist.

"Locus minoris resistentiae est locus majoris reactionis!"

Mir ist klar, daß diese Auffassung leicht Widerspruch hervorruft, aber wer das Beobachten nicht verlernt hat, bekommt dies täglich in der Praxis bestätigt.

Die Frage bleibt: Was löst die Krebserkrankung aus?

Ich glaube, daß es kaum noch Wissenschaftler gibt, die bezweifeln, daß es sich hier um ein Problem unserer körpereigenen Abwehr handelt, die von den entarteten Zellen überrannt wurde. Es wird zwar in Wissenschaftskreisen ebenso diskutiert, daß es genüge, wenn sich eine Zelle zur Krebszelle transformiert. Der weitere Prozeß läuft dann lawinenartig ab. Dagegen sprechen aber ganz klar Untersuchungen an Krebspatienten, die diese entarteten Zellen in sich tragen, aber nicht erkranken, weil sie von der Abwehr in Schach gehalten werden.

Interessant sind die Arbeiten bei der CML. Es gelang, Zellreihen in vitro zu züchten. Diese produzierten unentwegt Leukämiezellen. Bei einigen Patienten mit CML waren diese Zellen in vivo nachweisbar, jedoch ohne daß diese unkontrollierte Produktion von Leukozyten stattfand! Andere aber erkrankten.

Was bewirkt nun in einem Falle das Krebswachstum, im anderen jedoch nicht?

Es muß logischerweise eine Steuerung vorhanden sein, die die Ordnung im Organismus aufrechterhält. Bei Versagen derselben bricht Chaos aus. Der Krebs kann wachsen.

Was kann Schuld sein am Versagen dieser Steuer- und Regelvorgänge?

Regelvorgänge sind energetische Prozesse, die wie der Stoffwechsel von normal funktionierenden Zellfunktionen abhängig sind. Diese wiederum sind auf ihr normales Ladungspotential von 70-90 mV angewiesen. Sinkt diese Zellspannung ab, verarmt der Zellstoffwechsel, und es versagen auch die Regelvorgänge.

Das Absinken der Zellspannung als energetischer Vorgang ist an das Redoxpotential des Zytochroms a/3, das Warburg-Ferment gebunden.

Der Zusammenbruch der Spannung dieses Fermentes und der Katalase, die bei beiden +200 mV beträgt, ist der Beginn eines jeden pathologischen Geschehens. Der Stoffwechsel wird dadurch von aerob auf anaerob umgeschaltet, was Gärung bedeutet.

Das trifft nicht nur bei Krebs, sondern in unterschiedlichem Ausmaß bereits bei anderen chronischen Krankheiten zu. Der Organismus versucht auf der hormonellen Ebene durch Kortisolausschüttung (wirkt katabol) gegenzusteuern, weshalb ein Merkmal chronischer Krankheiten der permanent erhöhte Kortisolspiegel ist, bis es zur Nebenniereninsuffizienz kommt. Nun ist aus der Physiologie (nicht zuletzt durch die Arbeiten vom Freiburger Institut unter Professor Fleckenstein) bekannt, daß das Zellpotential von krebskranken Zellen bis auf 10 mV absinken kann. Aber wodurch eigentlich?

Wir nennen diesen Auslöser "Dauerstreß". Darunter ist nun nicht allein das zu verstehen, was gemeinhin dem Streß zugeordnet wird. Der Begriff beinhaltet viel mehr. An erster Stelle steht Psychostreß, also Ärger, Enttäuschung, Depression. Hierzu gehören bei der Frau auch Partnerprobleme. Diese Alterationen führen tatsächlich zu einer Schwächung des Immunsystems (wie u.a. Professor Douwes in seinen Arbeiten zeigen konnte) und als Dauerstreß zu einer Dauerdepolarisation der Zellen, dadurch zu einer lokalen Azidose und wegen der geöffneten Anastomosen zur lokalen Anämie durch Mikrozirkulationsstörung. Also entstehen genau jene Verhältnisse, die wir auch bei Tumoren finden.

Als weitere Verursacher von Dauerstreß mit all seinen o.g. Folgen sind neben der Psyche außerdem noch Allergien, Schwermetallbelastungen, chronische Infektionen, interne Mykosen (Candida), schwerwiegende Intoxikationen (hierher gehören auch die Karzinogene) anzusehen (Abb. 2).

Wenn man sich dieses Modell zur Arbeitsgrundlage macht, leitet sich der therapeutische Ansatz als logische Konsequenz von selbst ab: Wiederherstellung der normalen Zellfunktionen durch Normalisierung des Zellpotentials und damit Restitution der lebensnotwendigen übergeordneten Regelfunktionen. Dazu sind folgende Einzelschritte nötig:

1. Abbau des Dauerstreß durch
- psychotherapeutisch gestützte Problembewältigung
- Allergieausschaltung
- Ausschaltung von Noxen und Erregern
- Ausschaltung von Entzündungsherden
2. Ankurbeln der natürlichen Entgiftungsfunktionen (Fieber, Schwitzen, Leber, Darm, Nieren)
3. Aktivierung der Lymphe
4. spezielle Diät
5. Stimulation des Immunsystems
6. Unterstützung des Hormonsystems (endokrine Erschöpfung)

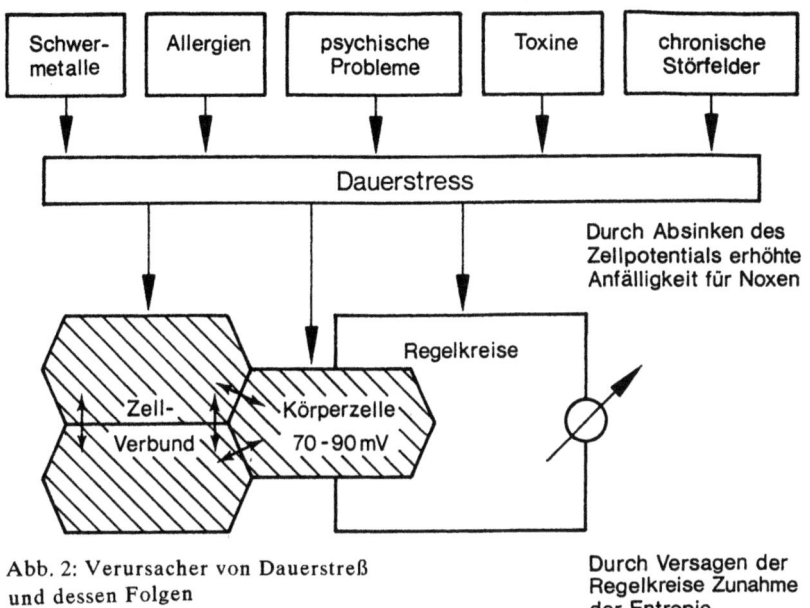

Abb. 2: Verursacher von Dauerstreß und dessen Folgen

7. Ausgleich von Defiziten an Spurenelementen, Vitaminen, Katalysatoren und Enzymen

Der Hauptunterschied zur konventionellen Therapie besteht darin, daß sich die alternative Krebsbehandlung nicht auf die Bekämpfung des Tumors konzentriert (dieser stellt nach unserer Auffassung nur ein Symptom dar), sondern in Entlastungsmaßnahmen und unterstützender Behandlung besteht.

Um nun dieses allgemeine Therapiekonzept in der Praxis erfolgreich umzusetzen, müssen neue Wege eingeschlagen werden. Wenn wir das gesamte Spektrum neuester Forschung im Reich der Naturwissenschaften ausloten, stößt man auf sehr interessante Erkenntnisse in der Grundlagenforschung, aber auch auf eklatante Widersprüche gegenüber dem bisherigen wissenschaftlichen Stand.

Es zeigt sich, daß das bisherige lineare logische Denken zugunsten eines komplexen Denkens in vernetzten Strukturen verlassen wird, was auch

Paradoxa einschließt (z.B. Wellen- und Korpuskelcharakter des Lichtes, was sich in der Logik eigentlich ausschließt!). Die neue wissenschaftliche Auffassung wird aber den physiologischen Gesetzmäßigkeiten biokybernetischer Regelkreise im Organismus wesentlich besser gerecht. Sie erklärt auch, daß alle Teile eines lebenden Systems miteinander verbunden sind und sich gegenseitig beeinflussen.

Bemerkenswert ist auch die Tatsache, daß die Naturwissenschaft bisher den Begriff "Natur" völlig ausgeklammert hat, weil er subjektiv und deshalb unwissenschaftlich sei. Inzwischen wandelt sich die Auffassung, da erkannt wurde, daß in unserer polaren Welt im Ganzen immer Teile seines Gegenteils enthalten sein müssen, sonst kann der Anspruch einer vollständigen Wahrheit nicht erhoben werden. Dies bedeutet für die Wissenschaft, daß sie immer einen Teil Unwissenschaftlichkeit einschließen muß (d.h. Subjektivität), sonst ist sie nicht wissenschaftlich.

Im gleichen Zusammenhang wurde festgestellt, daß das Objekt das Subjekt immer mit einschließt. Das heißt für uns, daß der Beobachter, z.B. bei einer Studie, selbst ein Teil der Studie ist! Dies hat natürlich Auswirkungen, wenn wir uns den Teil der Medizin betrachten, der auf Doppelblindstudien basiert (s. auch unten).

Was läßt sich aber nun konkret für die Medizin aus den neuesten wissenschaftlichen Erkenntnissen ableiten?

Wir kommen dabei nicht umhin, uns näher mir der modernen Physik und speziell der Quantenphysik zu beschäftigen. Ich kann aus Platzgründen leider nur einige interessante Fakten herausgreifen.

Welche Relevanz hat die physikalische Grundlagenforschung für
die Medizin?

1. Makrokosmos = Mikrokosmos (Pars-pro-toto-Gesetz). Was die hermetische Philosophie schon immer postuliert hat, wurde jetzt wissenschaftlich bestätigt. Das bedeutet für uns, daß die physikalischen Gesetzmäßigkeiten im atomaren Bereich auch auf unsere makroskopischen Verhältnisse übertragbar sind.

2. Die Unschärferelation nach Heisenberg gewinnt aus o.g. Gründen etwas Frappierendes, nämlich dadurch wird der Standpunkt des Beobachters relativiert. Diese Theorie sagt aus, daß das Verhalten der Elementar-

teilchen oder Quanten sich nach der Annahme richtet, die der Beobachter vorausschickt. Z.B. verhält sich ein Elementarteilchen als Elektron, wenn es auf seine Negativladung hin untersucht wird. Es verhält sich aber als Positron, wenn es auf seine Positivladung hin untersucht wird!

Bemerkenswert ist dabei die Tatsache, daß dann die Zeit ein negatives Vorzeichen bekommt, also rückwärts läuft! Für die Naturwissenschaft bedeutet das, daß die jeweilige Erwartung, die der Beobachter hat, das Ergebnis der Untersuchung in eine bestimmte Richtung lenken wird. Das heißt auch, daß sowohl das eine wie das andere richtig sein kann, je nachdem, von welchem Standpunkt aus es betrachtet wird. Somit gibt es in Wirklichkeit nicht die Dualität mit der Feststellung JA oder NEIN, sondern auch das SOWOHL ALS AUCH. Damit wird der bisherige Absolutheitsanspruch der Wissenschaft relativiert, und es kommt unserer Individualität endlich die ihr angemessene Bedeutung zu.

3. Durch die Physiker Muheim, Dröscher u.a. konnte gefunden werden, daß die Materie durch energetische Wechselwirkungskräfte gesteuert wird und in ihrem Verhalten von diesen abhängig ist! Diese Kräfte sind der Materie übergeordnet und bewirken ihre Formen und Strukturen.

4. Eine bedeutsame, von Prof. Carlo Rubbia (Nobelpreis 1984) gefundene Naturkonstante besagt, daß das Verhältnis der Photonen (Energiequanten) zu Nukleonen (Masseteilchen) etwa 1 Milliarde : 1 beträgt.

Somit zeigt sich, daß energetische Zusammenhänge wesentlich bedeutsamer sind als die reine Betrachtung der Materie durch Messen, Wiegen usw. Wer nur die Materie untersucht, betrachtet damit nur einen verschwindend geringen Teil der Wirklichkeit.

5. Die allgemeine Quantenfeldtheorie des deutschen Physikers Burkhard Heim, die im DASY in Hamburg auf ihre Richtigkeit überprüft wurde, sagt ganz klar aus, daß sich biologische Prozesse nur in sechs Dimensionen vollständig beschreiben lassen! (Neben den drei Raumdimensionen ist die Zeit die vierte Dimension. Die fünfte Dimension – entelechiale Koordinate – sagt etwas über die Wechselbeziehung bestimmter Strukturen mit der Umgebung aus. Die sechste, die äonische Koordinate, trifft die Auswahl, was aus den vielen vorhandenen Möglichkeiten tatsächlich realisiert wird.)

Da von einem Detail niemals auf das Ganze geschlossen werden darf, sind Fehlinterpretationen unserer heutigen Naturwissenschaft und

Medizin quasi vorprogrammiert, solange sie sich auf das drei- bzw. vierdimensionale Weltbild stützt.

6. Durch den deutschen Physiker F.A. Popp konnte nachgewiesen werden, daß Stoffwechsel- und Wachstumsvorgänge durch kodierte Photonenemissionen aus der DNS gesteuert werden, also quantenmechanisch.

Entscheidend ist auch die Feststellung, daß es sich bei Krankheiten um dynamische Prozesse handelt, die mit einem Status praesens nicht vollständig erfaßt werden können.

Eine funktionelle Medizin, die die Dynamik mit einschließt, muß also folgendes berücksichtigen:

1. Die der Materie übergeordneten Wechselwirkungskräfte
2. Die Regulationsvorgänge im Organismus
3. Die Existenz der "Transkoordinaten" x5 und x6 (B. Heim)
4. Die Existenz höherer Seinsschichten, die der Materie übergeordnet sind.

Das heißt gleichzeitig, daß sich die Medizin allen anderen Sparten der Naturwissenschaften, aber auch Bereichen der Philosophie öffnen muß, um Antworten auf so komplexe Fragen wie das Krebsgeschehen finden zu können.

Wiederum aus der Physik wissen wir heute, daß das Leben sich vom Unbelebten durch einen exponentiell höheren Ordnungsgrad auszeichnet, wobei die Erhaltung und Wiederherstellung der Ordnung z.B. nach Krankheiten, ein fundamentales Prinzip darstellt. Dieses Ordnungsprinzip schlägt sich auch im Verhalten der Moleküle unseres Organismus nieder, die beispielsweise als Eiweißkörper Strukturen, Zellen und Organe bilden.

Da nun jedes Molekül sog. Plasmaschwingungen aufweist, die sich durch spezifische elektromagnetische Abstrahlungen äußern, haben die im Organverbund befindlichen Zellen ebenfalls ihr eigenes Frequenzspektrum, das keinesfalls chaotisch ist, sondern dem Lebensprinzip folgend einen hohen Ordnungsgrad und damit Spezifität aufweist. Die elektromagnetischen Frequenzen sind zwar sehr schwach, aber sie sind meßbar und können durch sog. Frequenzanalyser abgeleitet und aufgezeichnet werden (Abb.3).

Siemens baut derzeit bereits einen Tomographen, der auf dem "Biomagnetismus" basiert.

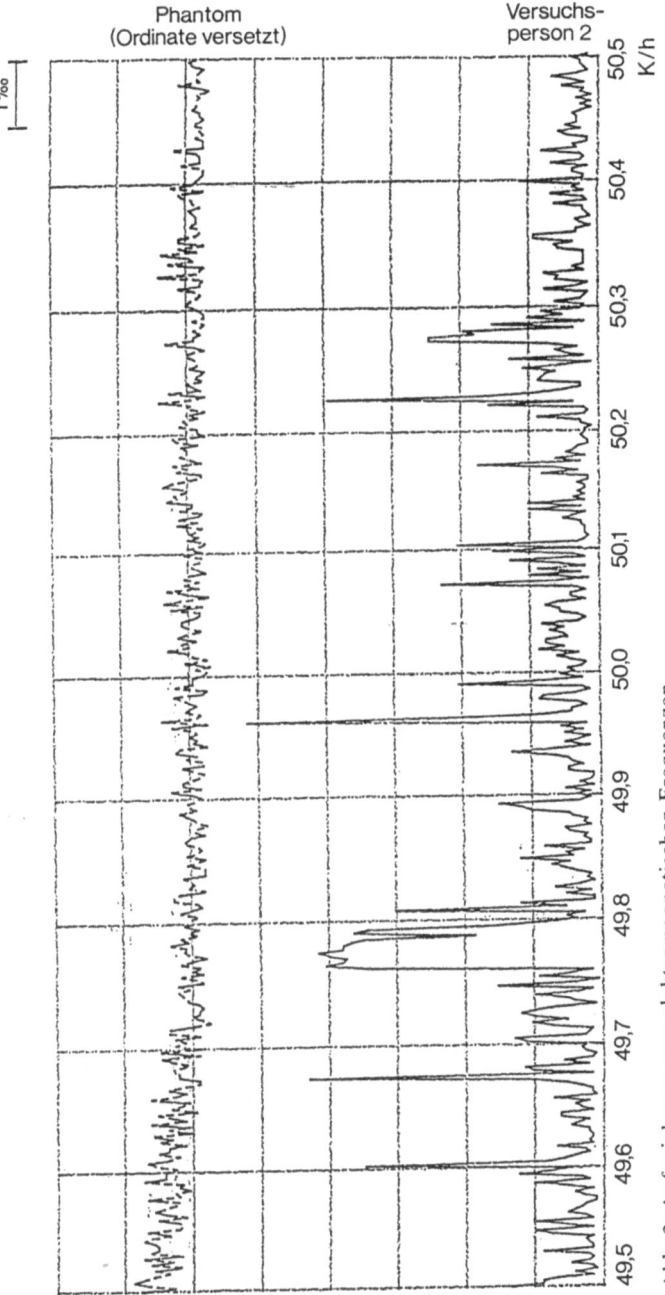

Abb. 3: Aufzeichnung von elektromagnetischen Frequenzen

Es ist heute viel zu wenig bekannt, daß sich diese elektromagnetischen Abstrahlungen auch zur Therapie nutzen lassen, indem sie durch eine Phasendrehung von 180° (Invertierung) als sog. Löschfrequenzen dem Organismus über Elektroden wieder zugeführt werden. Diese treten dann in Resonanz mit den vorhandenen Schwingungen im Organismus und entlasten dadurch den Körper von negativen energetischen Einflüssen (pathologischen Frequenzen) (Abb.4).

Das Verfahren nennt sich Bioresonanztherapie. Es wird heute bereits weltweit in Tausenden von Praxen mit den dazu nötigen elektronischen Geräten durchgeführt (DIA). Die Schwierigkeit im Verständnis dieser Methode besteht meist darin, daß es zunächst schwer nachvollziehbar ist, zu

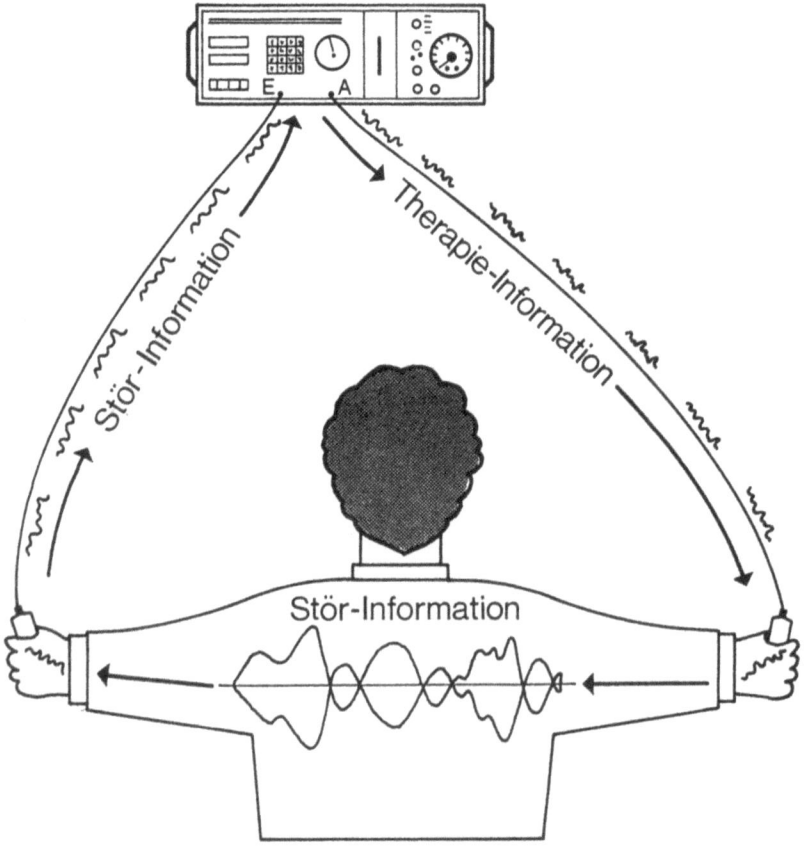

Abb. 4: Therapie mit patienteneigenen Schwingungen (nach Prinzip Dr. Morell)

welchen materiellen Veränderungen es kommt, wenn das energetische Wechselwirkungsfeld beeinflußt wird. Inzwischen konnte durch mehrere Studien nachgewiesen werden, daß sich neben der Wiederherstellung eines gesunden Energiefeldes der Zellen das Immunsystem auf diese Weise stimulieren läßt, und daß Toxinentlastungsreaktionen erfolgen.

Die Auswirkungen der Bioresonanztherapie im Organismus lassen sich wie folgt darstellen (Abb. 5):

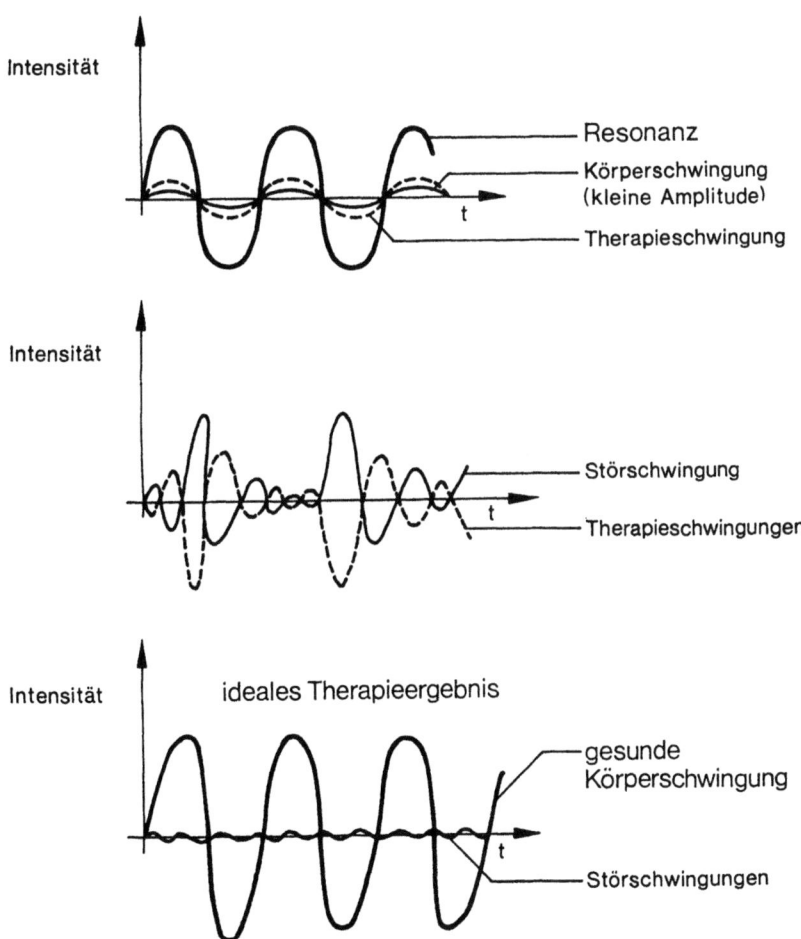

Abb. 5: Resonanzentwicklung

A: Das normale Zellpotential von 70-90 mV wird wieder aufgebaut indem
1. Durch Resonanz mit gleichphasigen physiologischen Schwingungen energetisch geschwächte Areale gestärkt werden.
2. Durch Löschung pathologischer Frequenzen Entlastungsreaktionen stattfinden, die nachweislich zu einer vermehrten Toxinausleitung führen.

B: Gestörte Regelkreise werden durch diese "Befreiung" wieder reaktiviert.

C: Es kommt zu einer direkten Stimulation des Abwehrsystems.

Aufgrund des einfachen technischen Prinzips dieser Methode können die notwendigen therapeutischen Frequenzen sich immer voll den individuellen Gegebenheiten des Patienten anpassen. Wir haben es hier also mit einer optimal adaptierten Behandlungsmethode zu tun. Aus diesem Grund nimmt dieses Therapieverfahren einen zentralen Stellenwert in der Behandlung chronischer Krankheiten und Tumoren ein.

Zusammenfassend läßt sich nun folgendes therapeutisches Konzept entwerfen (Abb. 6):

1. Aufarbeitung psychischer Probleme und Konfliktsituationen, evtl. in Zusammenarbeit mit Psychotherapeuten.

2. Individuell angepaßte Ernährung mit Ausschaltung evtl. vorhandener Nahrungsmittelallergene. Die Austestung kann hier nur zuverlässig über die sog. bioelektronische Diagnostik erfolgen. Übliche Allergietests versagen.

3. Ausschaltung von Noxen, chronischen Virusinfektionen und sonstigen Entzündungsherden. Die Austestung erfolgt mit der Elektroakupunktur nach Voll, die Behandlung mit Bioresonanztherapie, evtl. in Verbindung mit Nosoden und auch Neuraltherapie. In Einzelfällen ist die chirurgische Intervention erforderlich (Zahnherde, Tonsillen usw.).

4. Die natürlichen Entgiftungswege werden aktiviert. Darmreinigung auch in Verbindung mit Darmeinläufen, Symbioselenkung, Aktivierung der Leber, Nieren und Lymphe mit Phytotherapeutika oder Homöopathika. Zusätzliche Gabe von proteolytischen Enzymen hoch dosiert (Wobe-Mugos-Einläufe).

5. Stimulation des Immunsystems durch Immunmodulatoren (z.B. Thymus oder andere Präparate).

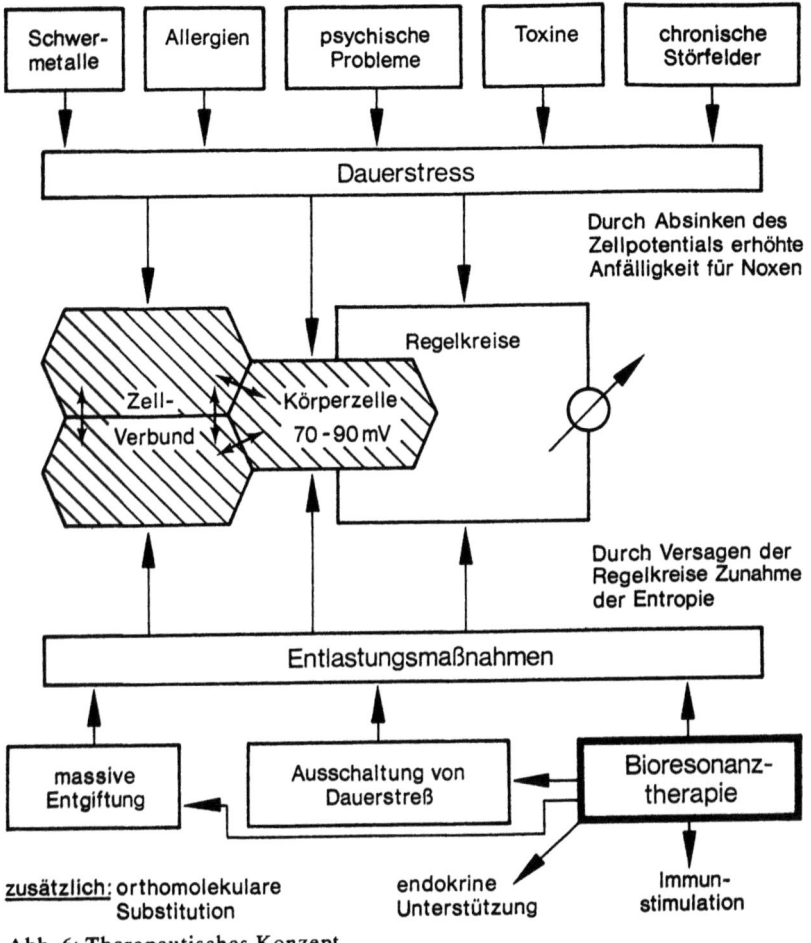

Abb. 6: Therapeutisches Konzept

6. Ausgleich von Defiziten an Spurenelementen, Vitaminen, Katalysatoren und Enzymen nach entsprechenden Analysen, d.h. orthomolekular

7. Unterstützung des Hormonsystems wegen der bei chronischen Krankheiten immer anzutreffenden endokrinen Erschöpfung. Dies kann sowohl durch Phytotherapeutika erfolgen als auch mit Neuraltherapie.

Die Bioresonanztherapie ist in allen Bereichen regulierend und ausgleichend wirksam. Trotz dieses umfassenden Konzeptes gibt es immer noch genügend Mißerfolge. Woran kann das liegen?

Speziell bei Krebserkrankungen haben wir es in einem hohen Maße mit einer besonderen Form der Selbstaufgabe zu tun. Ein weiser Mann hat es einmal so formuliert: "Irgendwann in seinem Leben hat der Patient beschlossen zu sterben".

Wenn also die Lebensfreude verlorengegangen ist, wenn das seelische Trauma zu tief sitzt, wenn die unterschwellige Aggression, die sich gegen den eigenen Körper gerichtet hat, nicht überwunden werden kann, dann werden wir auch bei einer noch so ausgeklügelten Krebsstrategie nicht erfolgreich sein.

Zusammenfassung

Für den niedergelassenen Arzt besteht, im Gegensatz zur Klinik, noch eher die Möglichkeit, sich intensiv mit dem Einzelschicksal krebskranker Patienten auseinanderzusetzen und auch ganzheitliche Verfahren in der Behandlung einzusetzen, wenn sie erfolgversprechend sind.

Das Wesen einer alternativen Krebstherapie besteht nicht in einer Bekämpfung des Tumors, sondern in Entlastungsmaßnahmen des gestreßten Organismus und einer Aktivierung des Immunsystems. Dies wird erreicht in genau aufeinander abgestimmten Einzelschritten, die sich am einzelnen Individuum orientieren. Hierzu gehören Psychotherapie, Bioresonanztherapie, Immunmodulation, Substitution und Entgiftungsmaßnahmen. Der Tumor selbst wird nur als Symptom, einer den Körper als Ganzes erfassenden Allgemeinerkrankung angesehen. Die Therapieerfolge lassen sich allerdings nur durch Einzelfallbeobachtungen verifizieren. Eine statistische Egalisierung des Patientengutes würde dem Gesamtkonzept widersprechen.

Lebensqualität aus medizin-psychologischer Sicht

M. Heinisch, M. Ludwig und E. Pöppel

Einleitung

Seit Mitte der 70er Jahre findet das Konstrukt "Lebensqualität" zunehmend Verwendung in der Medizin. So gibt es seit 1976 über 4.000 Arbeiten mit dem Schlüsselwort "Lebensqualität" allein im englischsprachigen Raum. Begonnen hat diese Entwicklung in der Onkologie. Ausgehend von der WHO-Definition für Gesundheit als physischem, psychischem und sozialem Wohlbefinden wurde versucht neben, den Überlebenszeiten und den Erkrankungsraten, zusätzliche Kriterien zur Beurteilung von Therapien zu erhalten. Es galt, die vielfältigen Beeinträchtigungsmöglichkeiten durch Krankheit und Therapie aus der Patientenperspektive zu erfassen [6]. Auch angesichts der Tatsache, daß gerade die klassischen Zielkriterien eine Stagnation bei der Krebsbekämpfung anzeigen [7], wurde es immer wichtiger, nach Kriterien zu suchen, die Fortschritte für den Patienten im Rahmen seiner Krebskrankheit darstellen können, um die einzelnen Stadien der Erkrankung und Phasen der Behandlung optimiert gestalten zu können. Diese Kriterien sind auch notwendig zur differenzierten Beurteilung alternativer Behandlungsstrategien, da nach den klassischen Zielkriterien wie Mortalität und Morbidität die verschiedenen Maßnahmen häufig eine vergleichbare Effizienz aufweisen, und die z.T. nur geringen Unterschiede in der Überlebenszeit nicht generell evtl. massive Lebensqualitätsdefizite rechtfertigen.

Operationalisierung des Konstrukts "Lebensqualität"

Ungeachtet 15jähriger Forschungsarbeit auf diesem Gebiet muß sich dieses Feld erst etablieren. Obwohl noch einige konzeptionelle, methodische und praktische Probleme bei den Versuchen zur Erfassung von Lebensqualität bestehen, wird der Begriff Lebensqualität z.B. in der pharmazeutischen Werbung schon umfangreich eingesetzt und droht so zum Schlagwort zu degenerieren [3]. Es gibt eine Vielzahl unterschiedlicher Ansätze, jedoch keine verbindliche Definition oder Theorie zur Lebensqualität. Dies erschwert natürlich sowohl den Vergleich als auch die Bewertung von Forschungsergebnissen. Unabhängig davon, ob eine allgemeingültige Definition überhaupt möglich ist, besteht eine vordringliche Aufgabe daher in einer Konsensbildung über die Bedeutung des Begriffes "Lebensqualität", der für Lebensqualitätsbestimmungen relevanten Bereiche und über die je nach Fragestellung zu verwendenden Meßinstrumente.

Einigkeit herrscht inzwischen weitgehend über vier grundlegende Komponenten der Lebensqualität [1,8]:
1. die physische Komponente umfaßt u.a. das Beschwerdebild und das Ausmaß der körperlichen Leistungsfähigkeit;
2. die psychische Komponente betrifft z.B. das Ausmaß an Depressivität und Ängstlichkeit;
3. die soziale Komponente umfaßt u.a. die Anzahl und Qualität der sozialen Beziehungen;
4. die Funktionsfähigkeit im Alltag bezieht sich auf die Möglichkeit des Individuums seinen alltäglichen Verpflichtungen in Beruf, Freizeit und Haushalt nachzukommen.

Einigkeit besteht inzwischen ebenso darüber, daß der Patient selbst die entscheidende Auskunftsquelle darüber ist, wie seine Lebensqualität ist [2,5]. Dies schließt natürlich nicht aus, daß die Urteile von Ärzten und Verwandten bei vielen Fragestellungen wertvoll sein können.
Eine Reihe weiterer Fragen werden jedoch weiterhin kontrovers diskutiert:
- Welche Meßinstrumente sind für die Erfassung der vier Basiskomponenten geeignet?
- Sind die vier oben angeführten Basiskomponenten der Lebensqualität weiter zu differenzieren?
- Wie und mit welchen Methoden sind die so identifizierten Bereiche zu messen?
- Kann man (und wenn ja, wie?) die Einzelergebnisse zu globaleren Bewertungen zusammenfassen?
- Wie hängen die "objektiven" Lebensbedingungen und die individuellen Bewertungen zusammen?
- Welchen zeitlichen Veränderungen unterliegen Bewertungen zur Lebensqualität auch unabhängig von medizinischen Interventionen?
- Kann/soll die Lebensqualität krankheitsübergreifend oder krankheitsspezifisch bestimmt werden?
- Soll man Fragebögen, Interviews oder Tagebücher verwenden?
- Wie lang darf/muß ein Meßinstrument zur Bestimmung der Lebensqualität sein?

Viele dieser offenen Fragen bedeuten nicht notwendigerweise sich widersprechende Standpunkte. So können je nach Fragestellung und Design einer Studie lange oder kurze Fragebögen eingesetzt werden, die Meßinstrumente können krankheitsspezifisch oder krankheitsübergreifend sein usw. Eine Diskussion dieser Fragen ist jedoch notwendig, um zu einer Konsensbildung darüber zu gelangen, "wann", "was", mit "welchen Instrumenten", "wie oft" zu messen ist.

Entwicklung eines Verfahrens zur Messung der Lebensqualität bei Hypertonikern

Angesichts der Heterogenität der existierenden Meßinstrumente zur Erfassung der Lebensqualität und deren mangelnder konzeptueller Grundlage war es nötig, vor der Entwicklung eines eigenen Verfahrens mittels Grundlagenforschung zu ermitteln, wie Lebensqualität zu operationalisieren ist. Ausgehend von der Überlegung, daß sog. objektive Kriterien nicht existieren und eine allgemeingültige Definition nicht möglich ist, wurde insgesamt 500 gesunden Probanden offen u.a. folgende Frage gestellt: "Was verstehen Sie persönlich unter Lebensqualität?" Die aus mehreren tausend Nennungen bestehenden Antworten wurden von unabhängigen Beurteilern kategorisiert. Je nach Abstraktionsgrad ergab sich eine verschieden große Zahl von Obergruppen. Bei einem weit fortgeschrittenen Grad der Verallgemeinerung erhält man so auch die vier Bereiche der Lebensqualität, über die beim derzeitigen Stand der Forschung in der Literatur weitgehend Einigkeit herrscht. Man kann nun das Konzept der Lebensqualität veranschaulichen, wenn man es als einen Baum darstellt, wobei die Verästelungen den Aufgliederungen in Untergruppen entsprechen (Abb. 1).

Zusätzlich zu den in der Literatur beschriebenen vier Elementardimensionen wurden von den Versuchspersonen Antworten genannt, die in eine als "politisch/ökologische Bedingungen" bezeichnete Gruppe zusammengefaßt wurden. Bei der Entwicklung unseres Lebensqualitätsmeßinstruments, der "Münchner - Lebensqualitäts - Dimensions - Liste" (MLDL), wurde dieser politisch/ökologische Bereich aufgrund seiner vermuteten Krankheitsunabhängigkeit außer acht gelassen. Im MLDL wurden die verbleibenden 19 Bereiche integriert. Wie sich in weiteren Untersuchungen von uns gezeigt hat, unterscheidet sich auch bei einer Erkrankung wie Krebs die Dimensionalität der zu unterscheidenden Bereiche nicht von der bei Gesunden oder Hypertonikern. Was sich jedoch verändert, ist die Häufigkeit, mit der einzelne Bereiche genannt werden.

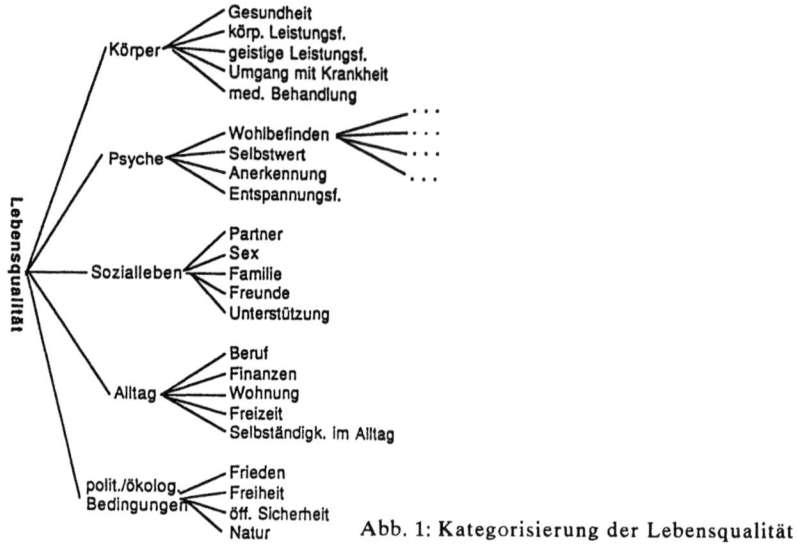

Abb. 1: Kategorisierung der Lebensqualität

Zusätzlich zur Bestimmung des "Raumes", in dem sich Lebensqualität abbildet, war zu entscheiden, wie die Bereiche zu untersuchen, bzw. zu bewerten seien. Zum Teil ergab sich dies aus den Antworten der Versuchspersonen, die auf die offenen Fragen nicht nur Bereiche per se angaben, sondern diese von sich aus bewerteten. Es fanden sich z.b. Angaben wie "zufriedenstellende Arbeit" oder "harmonische Partnerschaft". Die Bewertungsdimension der Zufriedenheit mit den Bereichen erschien als der sinnvollste gemeinsame Nenner der freien Antworten. Zusätzlich wurden die Bereiche in ihrer Wichtigkeit von den Probanden beurteilt, da es nicht gleichgültig sein kann, ob man in einem wichtigen oder in einem unwichtigen Bereich zufrieden ist, und der einzige, der über die individuelle Wichtigkeit Auskunft geben kann, der Befragte selbst ist. Als weitere Dimension wurde der Veränderungswunsch erfaßt, da dieser ein Index über den Problemdruck in diesem Bereich darstellt. Dazu wurde der Veränderungsglaube je Bereich erfragt, um einen Parameter für die Kontrollüberzeugungen des Befragten zu haben. Es macht einen Unterschied, ob jemand in einem Bereich unzufrieden ist, in dem er nicht glaubt, eine Veränderung herbeiführen zu können, oder ob er glaubt, diesen Bereich und damit seine Unzufriedenheit darin, jederzeit verändern zu können. Für zu untersuchende kranke und behandlungsbedürftige Gruppen wurde zusätzlich eine Bewertungsdimension integriert, die erfaßt, ob sich dieser Bereich durch die Erkrankung oder die Behandlung verändert hat.

Bei der Skalierung der entwickelten Items entschieden wir uns für eine 11er Skala von 0 bis 10, da diese in den bekanntermaßen präferierten oberen Einschätzungsintervallen eine bessere Differenzierung erlauben [4].

Auf die eben beschriebene Weise erhielten wir einen Fragebogen, der allgemein, d.h. krankheitsübergreifend Lebensqualität erfassen kann. Dieser kann, je nach Erkrankung, Behandlung und Fragestellung durch krankheitsspezifische Verfahren ergänzt werden.

Ergebnisse einer Pilotstudie

Die drei hier dargestellten Gruppen setzen sich aus jeweils 30 Frauen ungefähr gleichen Alters zusammen (Mittelwert: 60 Jahre). Die eine Gruppe besteht aus 30 Brustkrebspatientinnen, allerdings sind die Stadien der Erkrankung und die Frage, ob ein Rezidiv vorliegt oder nicht, in dieser Pilotstudie nicht kontrolliert. Im Rahmen unseres Instituts läuft z.Zt. eine Längsschnittstudie in einer gynäkologisch-onkologischen Rehabilitationsklinik, bei der diese Parameter kontrolliert werden. Die beiden anderen Gruppen sind Hypertonikerinnen und Gesunde. Es besteht nun die Möglichkeit, die Lebensqualität der Probanden quasi unter einer Lupe zu betrachten. Neben dem Vergleich des Gesamtsummenwertes können die vier Elementarkomponenten verglichen werden. Darüber hinaus können die Gruppen natürlich auch in den 19 Bereichen verglichen werden. Finden sich in einem der 19 befragten Bereiche unerwartete und primär unerklärte Unterschiede, so besteht die Möglichkeit in weiteren Untersuchungen gezielt diese Bereiche abzuklären.

Es zeigen sich z.B. in der Gesamtsumme der einzelnen Bewertungsdimensionen bzgl. der Zufriedenheit und der Wichtigkeit keine Unterschiede zwischen den untersuchten Gruppen. Einzig der Veränderungswunsch ist bei den Mamma-Ca.-Patientinnen größer als bei den anderen Gruppen (Abb. 2).

Betrachtet man nun z.B. die Bewertungsdimension der Zufriedenheit etwas genauer, zeigt sich ein überraschendes Fehlen eines Unterschiedes im physischen Bereich. Möglich ist, daß z.B. gruppenspezifische Copingstrategien zu einer Angleichung führen. Hier könnte es sich jedoch auch um einen Stichprobeneffekt handeln, da wir bei größeren Versuchspersonzahlen in diesem Bereich auch Unterschiede zwischen Hypertonikern und Gesunden feststellen. Unzufriedener sind die Brustkrebspatientinnen in dieser Darstellung lediglich im Bereich des Alltagslebens (Abb. 3).

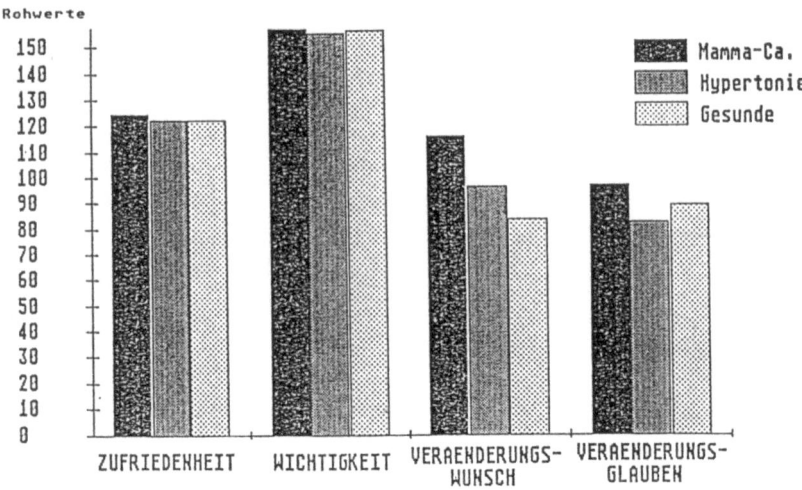

Abb. 2: Mittelwerte der MLDL-Gesamtskalen

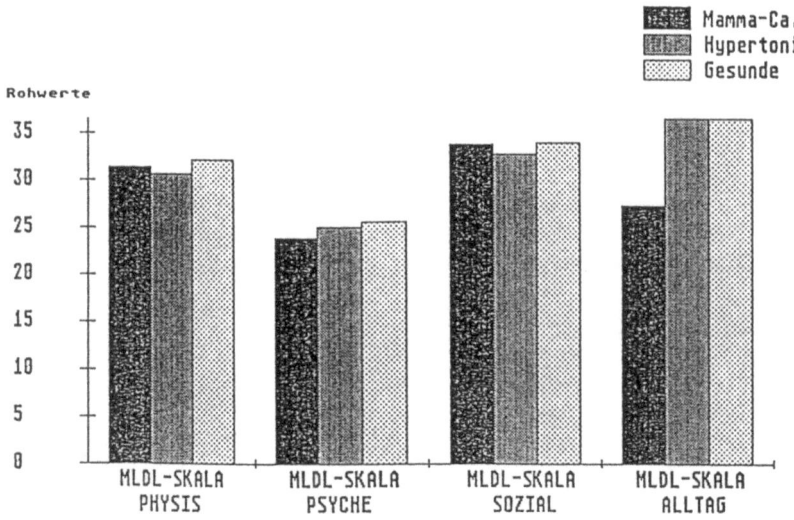

Abb. 3: Mittelwerte der Bewertungsdimension Zufriedenheit

Auf der Ebene der 19 Bereiche ergibt sich ein differenzierteres Bild. Deutlich unzufriedener als gesunde Vergleichspersonen sind die Brustkrebspatientinnen mit ihrer körperlichen Leistungsfähigkeit, ihrem persönlichen Wohlbefinden und ihrer Selbständigkeit im Alltag.

Hypertonikerinnen nehmen in diesen Bereichen jeweils eine Mittelstellung ein. Zufriedener sind Mamma-Ca.-Patientinnen mit ihren Finanzen und andeutungsweise auch mit ihrer Wohnung, mit ihrer Freizeit und mit der medizinischen Behandlung (Abb. 4).

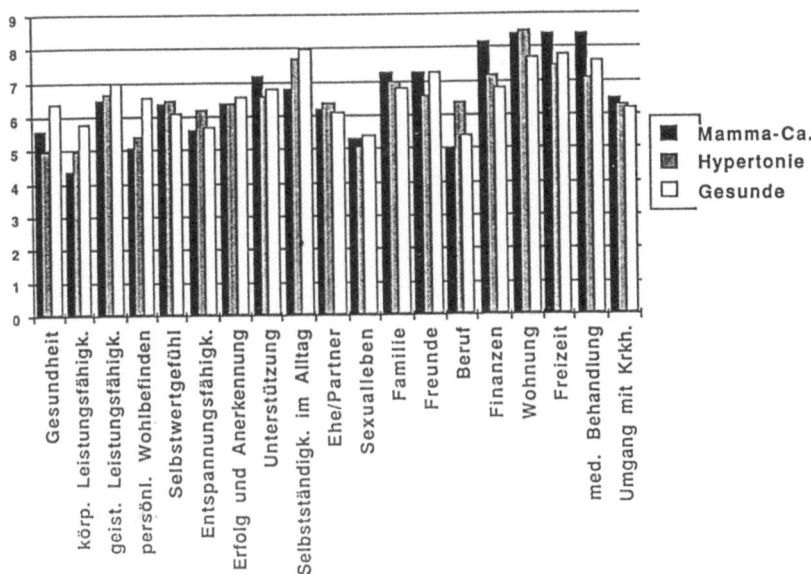

Abb. 4: Mittelwerte der Bereichszufriedenheiten

Diskussion

Dieser grundlagengestützte Ansatz zeigt, daß weder globale Urteile zur Lebensqualität noch eine Beschränkung auf eine rein physikalische Betrachtungsweise ausreichende Informationen über Beeinträchtigungen von Krankheiten und Therapie, sowie über etwaige Ressourcen des Patienten liefern. Es wurde ein Verfahren vorgestellt, das globale und spezifische Aussagen erlaubt, ohne ein jeweils neues Instrument einzusetzen.

Zusammenfassung

Seit ca. 15 Jahren gewinnt das Konstrukt "Lebensqualität" im Zusammenhang mit der Bewertung medizinischer Interventionen zunehmend an Bedeutung. Gründe dafür sowie andererseits Schwierigkeiten bei der Operationalisierung des Begriffs und bei der Messung von Lebensqualität werden aufgezeigt. Das Vorgehen am Institut für Medizinische Psychologie bei der auf Grundlagenforschung gestützten Entwicklung eines Fragebogens wird dargestellt. Über die inhaltsanalytische Kategorisierung der Antworten auf offene Fragen zur Lebensqualität wurden 19 Bereiche, die für die Lebensqualität relevant sind, identifiziert. Diese sind in dem Fragebogen "Münchner-Lebensqualitäts-Dimensions-Liste" (MLDL) vom Patienten bezüglich Zufriedenheit, Wichtigkeit, Veränderungswunsch und Veränderungsglauben zu bewerten. Ergebnisse dieses Instruments werden im Vergleich von Gesunden, Hypertonikerinnen und gynäkologisch-onkologischen Patientinnen dargestellt.

Literatur

1. Aaronson N., Bullinger A.-, Ahmedzai S.: A modular approach to quality of life in cancer clinical trials. In: Scheurlen T., Schumacher W. (eds): Recent results in cancer research, vol 111, Springer, Berlin / Heidelberg / New York / Tokyo (1988).
2. Bubolz M.M., Eicher J.B., Evers S.J., Sontag M.S.: A human ecological approach to quality of life: conception framework and results of a preliminary study. Soc. Indicat. Res. 7 (1980), 103-116.
3. Bullinger M., Pöppel E.: Lebensqualität in der Medizin: Schlagwort oder Forschungsansatz. Dtsch. Ärztebl. 85 (1988), 679-680.
4. Glatzer W.-, Zapf W.: Lebensqualität in der Bundesrepublik. Objektive Lebensbedingungen und subjektives Wohlbefinden. Campus-Verlag, Frankfurt (1984).
5. Ludwig M., Pöpperl E., Bullinger M., Heinisch M.: Lebensqualität in der Onkologie. Dtsch. Zeitschr. f. Onkol. 21 (1989), 79-82.
6. Najman J.M., Levine S.: Evaluating the impact of medical care and technology on the quality of life: a review and critique. Soc Sci Med 15F (1981), 107-115.
7. Ventafridda V., van Dam FSAM, Yancik R., Taburini M.: Assessment of quality of life and cancer treatment. Excerpta Medica, New York (1986).
8. Wenger NK, Mattson ME, Furberg CD, Elinson J.: Assessment of quality of life in clinical trials of cardiovascular therapies. Am. J. Cardiol. 54 (1984), 908-913.

Evaluierung von Lebensqualität in klinischen Studien

M. Schumacher und M. Olschewski

Einleitung

Die Berücksichtigung von Lebensqualität (Quality of Life, QOL), neben den klassischen Zielkriterien wie absolute oder rezidivfreie Überlebenszeiten etc., hat sich heute in der medizinischen Forschung bei der Bewertung von Therapieverfahren zu einem unbestrittenen Bestandteil entwickelt [1,3,4,8]. Wir möchten in unseren Ausführungen jedoch nicht weiter auf theoretische Konzepte der Lebensqualitätsforschung eingehen, sondern uns auf Bemerkungen beschränken, die aus der Warte des Biometrikers bei der Evaluation von QOL beachtet werden sollten.

In klinischen Studien werden Therapieverfahren unter bestimmten, standardisierten Rahmenbedingungen überprüft. Diesen Bedingungen muß sich auch die Evaluation von QOL unterordnen:

- Der Therapie- oder Gruppenvergleich als Ziel einer klinischen Studie erfordert eine standardisierte, globale Erfassung und Bewertung von QOL im Gegensatz zu einer individuell orientierten, erschöpfenden Betrachtungsweise.

- Die Erhebung von QOL im Rahmen der klinischen Routine an möglicherweise verschiedenen Zentren erfordert insbesondere eine gute Praktikabilität des verwendeten Meßinstruments. Aus dieser Forderung resultiert, daß kurze, vom Patienten selbst zu beantwortende Meßinstrumente, in der Regel Fragebögen, aufwendigen Interviewtechniken vorzuziehen sind.

Zum Fragebogen

Ein zur QOL-Erhebung geeigneter Fragebogen muß aus biometrischer Sicht eine Reihe methodischer Mindestanforderungen erfüllen:

- Die drei zentralen Aspekte der Lebensqualität, nämlich physische, psychische und soziale Befindlichkeit, müssen ausreichend berücksichtigt werden.

- Der Fragebogen muß krankheits- und therapiespezifisch sein. Allgemeine Befindlichkeitsmaße, wie Karnofsky- oder Spitzer-Index sind zu knapp und unspezifisch. Bekannte Fragebögen der Psychometrie haben meist das Ziel, psychopathologische Auffälligkeiten zu entdecken; Patienten in klinischen Studien sind in diesem Sinne eher "normal", d.h. derartige Meßinstrumente können keine differenzierte Bewertung liefern.

- Der Fragebogen muß ein ausreichendes Maß an Validität besitzen, d.h. er sollte auch das messen, was er zu messen beabsichtigt. Da ein objektives Bezugskriterium für QOL natürlich nicht existiert, verwendet man hier die sog. Konstruktvalidität als Gütekriterium.

- Wegen der anzustrebenden Vergleichbarkeit von Ergebnissen über unterschiedliche Studien sollten möglichst gleiche oder ähnliche, bereits ausgetestete Fragebögen verwendet werden. Eigenentwicklungen von Meßinstrumenten sollten zukünftig eher vermieden werden.

Beispiele

a) "Heidelberger Befindlichkeitsfragebogen"

Im Rahmen der BMFT-Studie "Behandlung des kleinen Mammakarzinoms", die Mastektomie mit brusterhaltender Radiotherapie bei Mammakarzinompatientinnen im Stadium $pT_1pN_0M_0$ vergleicht, wurde ein Fragebogen zur Erhebung der Patientenbefindlichkeit entwickelt und eingesetzt [6] (Abb. 1). Durch Ersetzen der organspezifischen Fragen wurde dieser Bogen auch für die GOCA-3-Studie zum Vergleich von Carbo- und Cisplatin bei Patientinnen mit Ovarialkarzinom im FIGO-Stadium III/IV adaptiert.

b) Fragebogen-Module der EORTC [2]

Durch Zusammenfügen von studienübergreifenden, psychosozialen Modulen und einem jeweiligen krankheits- und therapiespezifischen Modul können Fragebögen für spezielle Studien zusammengestellt werden.

Sehr geehrte Patientin,

wir Ärzte möchten unsere Behandlungsmethoden den Bedürfnissen unserer Patientinnen besser anpassen. Sie können uns dabei helfen, indem Sie uns sagen, wie Sie seit der Behandlung Ihrer Brustkrankheit mit sich und Ihrem Leben zurechtkommen. Bitte beantworten Sie dazu alle folgenden Fragen, und denken Sie dabei an den Zeitraum der letzten vier Wochen. Ihre Angaben werden streng vertraulich behandelt und unterliegen der ärztlichen Schweigepflicht. Wir verbürgen uns für die strikte Einhaltung der Datenschutzbestimmungen.

Bitte markieren Sie bei den einzelnen Fragen diejenige Antwort, die Sie für zutreffend halten, indem Sie diese Antwort einkreisen. Den ausgefüllten Bogen geben Sie bitte wieder an den Arzt zurück, von dem Sie ihn erhalten haben.

Vielen Dank für Ihre Mitarbeit!

In letzter Zeit schlief ich im allgemeinen:

| sehr gut | gut | weder gut noch schlecht | schlecht | sehr schlecht |

Ich fühlte mich in letzter Zeit:

| sehr kräftig | kräftig | weder kräftig noch schwach | schwach | sehr schwach |

Außer Haus (beim Einkauf, beim Kirchgang usw.) kam ich in letzter Zeit zurecht:

| sehr gut | gut | mittelmäßig | schlecht | sehr schlecht |

Ich fühlte mich in letzter Zeit:

| sehr gesund | gesund | weder gesund noch krank | krank | sehr krank |

Der Arm auf der operierten Seite machte mir in letzter Zeit zu schaffen:

| überhaupt nicht | kaum | etwas | ziemlich | sehr |

In letzter Zeit schaffte ich die tägliche Arbeit:

| sehr gut | gut | mittelmäßig | schlecht | sehr schlecht |

Abb. 1: Auszug aus dem "Heidelberger Befindlichkeitsfragebogen" der BMFT-Studie "Behandlung des kleinen Mammakarzinoms"

c) LASA-Fragebogen (nach [7])

Dieser Fragebogen, den es in verschiedenen Versionen gibt, enthält eine Reihe globaler Fragen, die durch Markierung einer zweipoligen 10-cm-Linie zu beantworten sind (Abb. 2). Die Fragen dieses Meßinstruments sind

SELBSTEINSTUFUNG DER LEBENSQUALITÄT

Anleitung zum Ausfüllen des Bogens

Jede Zeile bezieht sich auf einen anderen Aspekt Ihrer Lebensqualität. Die Zeilenenden stellen jeweils Extremwerte dar, das rechte Ende äußert positiv (günstig), das linke Ende äußert negativ (ungünstig). Bitte markieren Sie mit einem senkrechten Strich (_____I_____) den Punkt auf der Zeile, der Ihren heutigen Zustand am besten beschreibt, d. h. an welcher Stelle zwischen den beiden äußersten Enden Sie sich Ihrer Meinung nach fühlen.

Nr.	Aspekt	Links (negativ)		Rechts (positiv)
1.	Allgemeines Befinden	Sehr schlecht	——————I——————————	Sehr gut
2.	Stimmung	Sehr deprimiert/ Schlecht	————I————————————	Sehr gut/ Hochstimmung
3.	Aktivität	Völlig inaktiv	———————————I——————	Sehr aktiv
4.	Appetit	Sehr schlecht	——————————————————I	Sehr gut
5.	Arbeitsfähigkeit	Arbeitsunfähig	———————————————————	Kann alles erledigen, was ich möchte
6.	Gesellschaftliche Aktivitäten	Sehr gering	———I————————————————	Sehr aktiv
7.	Hilft die Therapie?*	Überhaupt nicht	———————————————————	Sehr
8.	Schmerzen	Sehr stark	——————————I————————	Keine Schmerzen
9.	Übelkeit	Sehr stark	———I———————————————	Keine Übelkeit
10.	Angst	Starke Angst	———I———————————————	Lustig und ausgeglichen
11.	Haarausfall	Komplett	———————————————I———	Kein Haarausfall

* Entfällt bei erster Untersuchung

Abb. 2: Eine deutsche Version das LASA-Fragebogens nach Priestman und Baum zur Selbsteinstufung der Lebensqualität

ähnlich wie die des Spitzer-Indexes nicht spezifisch genug; hinzu kommt die zusätzliche Schwierigkeit für die Patientin, auf einer linearen Analogskala ihre Position zwischen den beiden Polen zu bestimmen. Unsere Erfahrungen zeigen, daß eine Formulierung der Fragen, verbunden mit einer Benennung von wenigen Antwortkategorien (etwa 5-7), weitaus günstiger ist.

Zur Kondensierung der Information

Trotz der erforderlichen Kürze enthält das Meßinstrument durch die Komplexität des Konstrukts QOL immer noch eine Vielzahl von Einzelfragen ("Items"), deren alleinige univariate Auswertung methodisch problematisch ist und deren zusammenfassende Interpretation oft nicht sinnvoll möglich ist. Stattdessen ist es nach unserer Meinung erforderlich, durch Zusammenfügen von hochkorrelierten Einzelfragen globale Maßzahlen ("Faktoren") abzuleiten, die einzelne Aspekte der Lebensqualität hinreichend präzise und umfassend beschreiben.

Beispiel

In der BMFT-Studie "Behandlung des kleinen Mammakarzinoms" läßt sich aus dem dort verwendeten "Heidelberger Befindlichkeitsfragebogen" u.a. ein Faktor "Körperliche Befindlichkeit" ableiten, der sich hauptsächlich aus den folgenden Fragen zusammensetzt:

- Probleme mit dem Arm der operierten Seite
- Beschwerden im Bereich der operierten Brust
- Zufriedenheit mit der Operationsnarbe.

Aus solchen Faktoren lassen sich neue Variablen, die sog. Faktorenwerte, berechnen, die zusammenfassend einen bestimmten Aspekt der Lebensqualität der Patienten beschreiben, und die zu einem Therapie- oder Gruppenvergleich herangezogen werden können [5].

Zur Bedeutung des zeitlichen Verlaufes

Aufgrund des dynamischen Charakters von QOL ist eine Verlaufsbeobachtung der Lebensqualität über die Zeit hinweg wünschenswert und notwendig. Optimal wäre es natürlich, wenn jede substantielle Veränderung der Befindlichkeit eines Patienten auch direkt beobachtet werden könnte, was einer kontinuierlichen Befragung des Patienten entspräche. Demgegenüber steht das Bestreben, die Befragung des Patienten für diesen durch zu häufige Wiederholung nicht zu einer lästigen Routine werden zu lassen. Es ist deshalb ein Kompromiß zu schließen zwischen wünschenswerter genauer Kenntnis des Verlaufes und praktischen Erfordernissen. Sinnvoll ist auch hier eine Anpassung an die Rahmenbedingungen der Studie, etwa durch festgelegte Chemotherapiezyklen, vorgesehene Nachuntersuchungen usw. Wichtig ist, daß die Befragung zur Lebensqualität zu festen, für alle Patienten gleichen Zeitpunkten nach Aufnahme in die Studie stattfindet und in standardisierter Form nach im Studienprotokoll festgelegten Modalitäten geschieht.

Beispiele

a) Das Zeitschema bei der BMFT-MaCa-Studie beinhaltet die QOL-Befragung der Patientinnen jeweils 9, 18 und 36 Monate nach der Primärtherapie. Auf eine Befragung kurz vor oder unmittelbar nach der Primäroperation wurde bewußt verzichtet. Ein Therapievergleich bzgl. des Faktors "Physische Befindlichkeit" liefert zu den jeweiligen Zeitpunkten folgende mittlere Scores (±Standardabweichungen), wobei ein niedriger Wert mit einer besseren Befindlichkeit einhergeht:

	Mastektomie	Radiotherapie
QOL1 (9 Monate, n=525):	$2{,}126 \pm 0{,}959$	$2{,}183 \pm 0{,}822$
QOL2 (18 Monate, n=405):	$2{,}098 \pm 0{,}937$	$2{,}012 \pm 0{,}836$
QOL3 (36 Monate, n=137):	$1{,}894 \pm 0{,}993$	$1{,}867 \pm 0{,}844$

b) Bei der GOCA-3-Studie findet die QOL-Befragung nach der OP jeweils unmittelbar vor Beginn der vorgesehenen Chemotherapiezyklen statt.

Zur Akzeptanz

Natürlich kann eine QOL-Befragung im Rahmen einer klinischen Studie nur auf der Basis einer freiwilligen Teilnahme der Patienten erfolgen. Deshalb ist eine ausreichende Akzeptanz des Meßinstruments von zentraler Bedeutung. Unsere Erfahrungen zeigen, daß diese recht unterschiedlich ist:

–bzgl. der Einzelfragen,
–über die Zeit hinweg und
–zwischen den teilnehmenden Kliniken.

Beispiel

Der "Heidelberger Befindlichkeitsfragebogen" weist in der BMFT-MaCa-Studie eine sehr hohe Itemakzeptanz >98% auf. Lediglich zwei Fragen, die entfernt in Richtung Partnerbeziehung zielen, haben Verweigerungsraten >10%. Die Gesamtakzeptanz des Fragebogens ist für die Erhebung in diesem Bereich auch sehr groß:

QOL1 (nach 9 Monaten):	67% (525 von 787)
QOL2 (nach 18 Monaten):	67% (405 von 602)
QOL3 (nach 36 Monaten):	54% (137 von 256).

An anderer Stelle [6] haben wir gezeigt, daß sich die Beantworter des Fragebogens nicht wesentlich von den Verweigerern unterscheiden, so daß eine hinreichende Verallgemeinerungsfähigkeit der Aussagen gewährleistet sein wird.

Unsere Erfahrungen hier, und insbesondere auch die überdurchschnittlich hohe Zahl derer, die zusätzlich noch eine offene Frage beantworten (ca. 20%) zeigen, daß die Patienten die QOL-Befragung auch als Anteilnahme an ihrem Schicksal und damit fast durchweg positiv empfinden.

Der einzige Effekt von Relevanz ist ein Klinikeffekt, der besagt, daß die Akzeptanz des Bogens eher von der Mitarbeit der Klinikärzte als von den Patienten bestimmt wird (Abb. 3).

Schlußfolgerungen

Um zu einer umfassenden Bewertung von Therapiewirksamkeit zu gelangen, ist es nach unserer Meinung als Biometriker unabdingbar, im Rahmen klinischer Studien die Lebensqualität oder weniger anspruchsvoll die Befindlichkeit der Patienten, trotz der damit verbundenen methodischen Schwierigkeiten, als Zielkriterium mitzuerheben. Um zu aussagekräftigen Bewertungen zu gelangen, müssen an die QOL-Befragung gewisse Forderungen gestellt werden:

–Ein umfassendes, valides, aber praktikables Meßinstrument sollte verwendet werden.

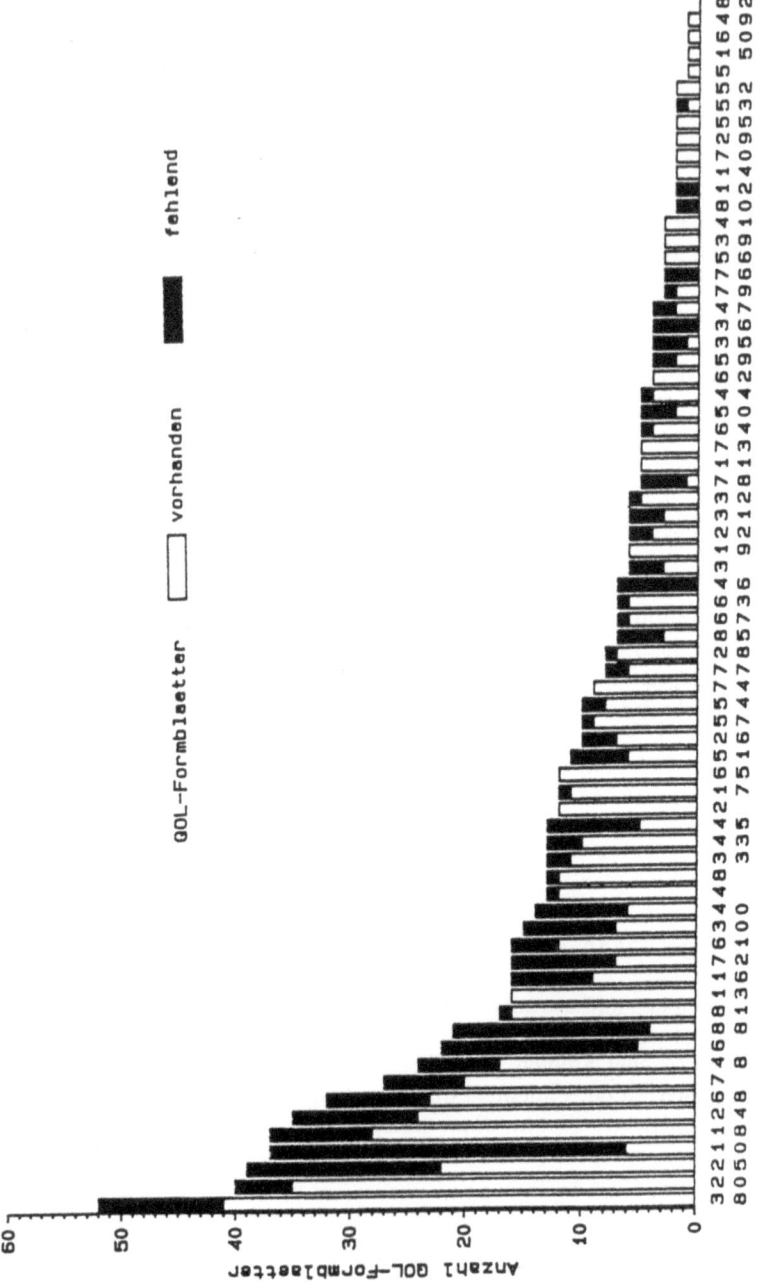

Abb. 3: Vollständigkeit der QOL-Befragung, aufgegliedert nach Kliniken, in der BMFT-Studie "Behandlung des kleinen Mammakarzinoms"

- Die QOL-Befragung sollte an ein fixes, therapieunabhängiges Nachsorgeschema angepaßt werden.
- Wichtigster Punkt neben der Akzeptanz der QOL-Befragung durch die Patienten stellt die aktive Teilnahme aller an der Studie beteiligten Zentren dar.

Literatur

1. Aaronson N.K., Beckmann J. (eds) (1987): The quality of life of cancer patients. Monograph Series of the EORTC, Vol 17, Raven Press, New York.
2. Aaronson N.K., Bullinger M., Ahmedzai S. (1988): A modular approach to quality-of-life assessment in cancer clinical trials. In: Scheurlen H., Kay R., Baum M. (eds): Cancer clinical trials: A critical appraisal. Springer, Berlin, Heidelberg, New York, Tokyo.
3. Fayers P.M., Jones D.R. (1983): Measuring and analysing quality of life data in cancer clinical trials. Statist. Med.2: 429-446.
4. Katz S. (ed) (1987): The Portugal Conference: Measuring quality of life and functional status in clinical and epidemiological research. J.Chron.Dis. 40: 459-650.
5. Olschewski M., Schumacher M. (1990): Statistical analysis of quality of life data in cncer clinical trials. Statist. Med. 9
6. Olschewski M., Verres R., Scheurlen H. Rauschecker H. (1988): Evaluation of psychosocial aspects in a breast preservation trial. In: Scheurlen H., Kay R., Baum M. (eds) Cancer clinical trials: A critical appraisal. Springer Berlin, Heidelberg, New York, Tokyo.
7. Priestman T.J., Baum M. (1976): Evaluation of quality of life in patients receiving treatment for advanced breast cancer. Lancet: 899-900.
8. Walker S.H., Rosser R.M. (eds) (1988): Quality of life: Assessment and application. MTP Press, Lancaster.

Wie erleben die Patientin und ihr Arzt das Rezidiv?

W. Schuth

Im folgenden soll versucht werden, das Erleben, also die subjektive Sicht und Situation, der Patientin und ihres, meist auch betroffenen, Arztes zu skizzieren und so einen Wahrnehmungs-, Interpretations- und Handlungsrahmen für die individualisierte Arzt-Patientin-Beziehung anzugeben.

Für die Psychoonkologie ist die Patientin mit Rezidiv noch zu entdecken, nimmt man als Parameter hierfür die äußerst spärliche Literaturbasis.

Eigene Beobachtungen und Erfahrungen als Frauenarzt und Psychologe an der Univ.-Frauenklinik Freiburg müssen daher im folgenden verstärkt herangezogen werden.

Weisman u. Worden [6] beschrieben für 53 Patientinnen mit einem rezidivierenden gynäkologischen Malignom folgendes Bild:

Zwar stellte auch das Rezidiv, wie die Erstmanifestation, eine existentielle Krise dar, die aber mehrheitlich als weniger bedrohlich und belastend erlebt wurde. Nur bei extrem schlechtem Allgemeinzustand seien Hoffnungslosigkeit und Verzweiflung zu beobachten gewesen; Optimismus hinsichtlich Therapie und Prognose dominierten, insbesondere bei nur lokaler Symptomatik und gut tolerierter Ersttherapie. Da sich das Coping nach Erstmanifestation bewährt habe, vor allem die soziale Unterstützung durch den Partner, seien für die Patientinnen weniger psychosoziale als medizinische Fragen relevant.

Diese optimistische Darstellung widerspricht eigenen Erfahrungen und dem Überblick bei Schmale [5]. Zumindest in der Tendenz überwiegen folgende Einstellungen:

1. Die Patientinnen sind in einer erneuten existentiellen Krise, die aber bedrohlicher und ausweglover als bei der Erstmanifestation bewertet wird. Die Hoffnung auf definitive Heilung durch die eingreifende Ersttherapie und das projektiv angenommene Heilungsversprechen der Medizin bzw. der Ärzte ist durch den Verlauf widerlegt worden. Der Verlauf bestätigt die

kollektive Erwartung, daß der Krebs tatsächlich unrettbar nach Siechtum und unter Schmerzen zum Tod führt. Die durch das beschwerdefreie Intervall scheinbar aufgehobenen Befürchtungen sind Realität geworden. Die Krankheit hat sich als stärker erwiesen als Therapie, Medizin, Ärzte, Coping und der Körper.

2. Das Rezidiv beweist, daß die bisherigen Copingstrategien insuffizient waren; die Patientin konnte durch Eigenbemühen und ihre Art der Krankheitsbewältigung den Verlauf nicht positiv steuern, sie hat versagt. Korrelativ - empirisch finden sich bei Patientinnen mit Mammakarzinom folgende Copingstrategien gehäuft bei Rezidiv-Patientinnen: Hilflosigkeit und Stoizismus [2,3,4], scheinbare Anpassung an die durch die Krankheit veränderte psychosoziale Situation mit Unterdrückung aggressiver bzw. aversiver Gefühle sowie fehlende, als hilfreich erlebte soziale Unterstützung vor allem durch Ehemann und Familie [1]. Die Attribution erfolgt stabil-global-internal: "Ich bin immer selbst dran schuld, wenn mir in meinen Leben etwas passiert; und ich kann nichts dran ändern, weil ich so bin und es immer schon so war!"

3. Die Erfahrungen mit Ersterkrankung und -therapie sowie die aktuelle Symptomatik verunmöglichen als aktuelle Copingstrategie Bagatellisierung, Nicht-Wahrhaben-Wollen und Verleugnung. Die Konfrontation mit dem schlimmst angenommen Verlauf ist brutal und unausweichlich. "Ich bin wie im Schraubstock und kann nicht mal mehr weggucken; dummstellen geht nicht mehr!"

4. Die Krankheit ist außer Kontrolle geraten. Die zunächst begründete Hoffnung auf Heilung durch die Ersttherapie und die eigene Krankheitsverarbeitung ist zerschlagen. Dennoch ist die Patientin ausschließlich in ihrer Hoffnung auf die Medizin verwiesen und damit in einer schwer auflösbaren kognitiven Dissonanz: "Das einzige, was noch helfen soll (die Therapie) hat's ja auch nicht gebracht! Was bleibt mir denn noch?"

5. Der Arzt wird nicht mehr uneingeschränkt vertrauensvoll als Experte und Sieger über die Krankheit gewertet, sondern auch als Versager, der das Heilungsversprechen nicht einlöste. Er wird abgewertet und ist gleichzeitig doch wieder die letzte Hoffnung. Beobachtbare Konsequenz dieser weiteren kognitiven Dissonanz sind z.B. verdeckte oder offen aggressive Äußerungen, mangelnde Compliance, ausschließlich oder parallele Alternativtherapien und das "doctor-shopping".

6. Es resultiert für die Patientin das Gefühl der Hilflosigkeit, des Ausgeliefertseins und der Nicht-Kontrollierbarkeit der Situation. Es wird

verschärft durch widersprüchliche Handlungsalternativen: Ein Arzt rät zur radikalen, ein anderer zur milden Rezidivtherapie; der Ehemann wünscht, daß "alles seinen Gang gehen soll", der Sohn drängt auf Rote-Beete-Säfte, die Tochter wünscht, daß "die Mutter nicht noch einmal gequält wird". "Mich zerreißt's noch, auf wen soll ich denn hören, was soll ich denn machen?"

7. Hilf- und Ratlosigkeit und Vertrauensverlust in Ärzte, Medizin und eigene Bewältigungsstrategien bedingen vor dem Hintergrund des jetzt erlebnismäßig so nahe gerückten Sterbens ein extremes und rasches Schwanken zwischen den Polen Optimismus durch kurzfristige Verdrängung ("Ach, das ist bald wieder gut!") und Selbstaufgabe ("Nicht mehr leben ist besser als leben!"). Bezogen auf die Therapie dominieren die Pole "Nie mehr, nichts mehr, Schluß, fertig, ich laß nichts mehr mit mir machen!" und "Warum machen die denn nicht endlich was, warum untersuchen die denn bloß?".

Bezogen auf das Informationsbedürfnis schwankt die Patientin zwischen den Extremen "Ich will alles wissen, aber sie sagen mir ja nichts!" und "Ich will nichts mehr wissen und hören, ich kann ja doch nichts mehr mit anfangen, es nutzt ja doch nichts!"

Die skizzierte Befindlichkeit der Patientin wird modifiziert durch aktuelle Symptomatik, Erfahrungen mit der Ersttherapie, Alter, Allgemeinzustand und das Ausmaß an erlebter sozialer Unterstützung. Die Beobachtungen sollten den behandelnden Arzt anregen, hinter der häufig anzutreffenden Fassade von scheinbar vertrauensvoller Angepaßtheit das tatsächliche Ausmaß der existentiellen Krise und die sie bedingenden individuellen Faktoren in Erfahrung zu bringen und in seinem Verhalten konkret zu reagieren. Das ist leicht als Forderung erhoben! Die Patientin mit Rezidiv stellt unausgesprochen wie kaum eine andere Patientin An-Fragen und daraus abzuleitende Verhaltenskonsequenzen. Einige dieser weitreichenden An-Fragen seien genannt. Sie sollten zumindest vorläufig für den jeweils behandelnden Arzt individuell geklärt sein, da nur so hilfreicher Umgang mit der Patientin möglich ist.

1. Die Patientin fordert zur Überprüfung der beruflichen Selbstdefinition heraus. Für den sich rein somatisch definierenden Mediziner sind die moribunde Patientin und die mit Rezidiv eine Niederlage, eine Insuffizienzerfahrung, vielleicht sogar eine nicht bewußtseinsfähige Kränkung. Die Patientin muß abgewehrt werden, um das unbewußte professionelle Selbstbild vom mächtigen bis omnipotenten Helfer aufrechterhalten zu können.

Folgen dieser Abwehr können sein: Prognostische Illusionen, weitere Entmündigung und Versachlichung der Patientin, Resignation, aggressive Reaktionen wie insuffiziente Schmerztherapie und medizinische Non-Compliance wie Unterdosierung oder rational nicht begründbares Abweichen von der Standardtherapie. Diese Abbwehrhaltungen dienen neben der Aufrechterhaltung der Selbstdefinition der Abwehr eigener, durch die Patientin aktivierter Todesangst bzw. der Auseinandersetzung mit der eigenen Endlichkeit und Begrenztheit.

Weitere beobachtbare Konsequenzen dieser Abwehrhaltungen sind Distanzierungsverhalten und -reaktionen, z.b. verkürzte Visitendauer, Zentrierung der Kommunikation auf diagnostische und therapeutische Maßnahmen, Umdeutung der Interaktionsgesuche der Patientin auf die rein medizinische Ebene z.b. auf die vieldeutige Frage "Wann kann ich denn heim?" die Antwort "Erst müssen wir noch den Darm röntgen!" Daß diese Beschreibung abwehr- und distanzbetonter ärztlicher Reaktionen nicht konstruiert ist, zeigen neben den Erlebnisberichten der Patientinnen auch Fallbesprechungen, in denen der Mediziner die Anamnese perfekt präsent hat, aber nicht den Namen der Patientin.

Der Bedürfnisstruktur der Patientin komplementär ist also nicht der sich rein somatisch definierte Mediziner, sondern der Arzt, der Krankheit und Person nicht nur auf der somatischen Ebene wahrnimmt und reagiert. Hilfreich kann der Versuch sein, sich in die Situation der Patientin zu versetzen: "Wie sollte mein behandelnder Arzt sein und handeln, wenn ich ein Rezidiv hätte?"; dieser Versuch des Perspektivenwechsels und der Empathie könnte dann einstellungs- und handlungsleitend sein.

2. Ist der behandelnde Arzt hierzu bereit und fähig, hat das in folgenden Bereichen Handlungskonsequenzen:

a) Therapie: Er wird die jeweilige Therapieindikation individualisierter stellen auf dem schmalen Grat zwischen "under-" und "overtreatment". Die Gefahr wird verringert, daß er einerseits Omnipotenzphantasien erliegt, andererseits dem unbewußten Stereotyp, daß einer Rezidiv-Patientin sowieso nicht mehr zu helfen sei. Krasser Ausdruck einer solch fatalistischen und abwehrenden Einstellung ist die telefonische Anmeldung einer Patientin durch ihren niedergelassenen Arzt: "Ich schick' Euch wieder einen Zombie!" - also einen lebenden Untoten.

Auf der Übergangsreihe kurative - palliative - symptomatische Therapie wird der behandelnde Arzt dann auch situationsgerechter eine Um- bzw. Neudefinition seines Behandlungsauftrags vollziehen können.

Ferner wird er versuchen, die Hilflosigkeit der Patientin gegenüber der Erkrankung dadurch zu verringern, daß er die Patientin in einen Entscheidungsprozeß bezüglich der weiteren Therapie mit ihren jeweiligen Chancen und Nebenwirkungen einbezieht. Im Gegensatz zur Ersttherapie hat die Patientin ja jetzt Erfahrungen, sie ist teilweise Expertin und steht daher jeder weiteren Therapie ambivalenter gegenüber.

Der klar begründete Therapievorschlag an die Patientin müßte verknüpft sein mit einem genauen zeitlichen Ablaufschema, Angaben zur Nebenwirkungsrate und -ausprägung und dem prognostischen Gewinn gegenüber Therapiealternativen. Auch müßte in diesem Prozeß Übereinstimmung mit der Familie erzielt werden.

Begleiter in diesem Entscheidungsprozeß sollte, wenn irgend möglich, nicht der erstbehandelnde Arzt sein, der sich in den Augen der Patientin ja als Versager erwiesen hat und reaktiv Sündenbockfunktionen übernommen hat. Hinsichtlich Compliance und subjektiver Bewertung der konkreten Therapie hat es sich außerordentlich bewährt, den definitiven Vorschlag von einem stabil projektiv überhöhten Arzt, in unserer Klinik "der Professor", unterbreiten zu lassen. In jedem Fall sollte bereits prophylaktisch betont werden, daß palliative Therapie, insbesondere suffiziente Schmerztherapie, gewährleistet wird.

b) Konsequenzen für den Bereich der Kommunikation: Sie sollte in offener Kommunikation geführt werden, d.h. Patientin und Arzt wissen um Diagnose und gegenüber der Erstmanifestation schlechteren Prognose. Inhalt und Form der Kommunikation sollten sich in erster Linie an der aktuellen Befindlichkeit und Bedürfnisstruktur der Patientin orientieren, besonders unter Berücksichtigung der schon erwähnten extremen und raschen Schwankungen. Der Arzt re-agiert also aufgrund seiner aktuellen Wahrnehmung, seines empathischen Sich-in-die-Situation-Versetzens, er greift lediglich die verbalen und vor allem nonverbalen Kommunikationsgesuche und Fragen der Patientin auf.

Fragen, die dabei häufig auftauchen, sind dann z.B. ob der versprochene Gewinn an Lebenszeit durch die Folgetherapie auch in Lebensqualität überführt werden kann, ob sich Weiterleben "lohnt" angesichts der durch das Rezidiv verschärft angestoßenen Lebensbilanz, welchen Sinn und Inhalt Weiterleben haben könnte. Medizinisches Wissen und Expertentum sind in diesem Fragehorizont irrelevant.

Techniken, "Tricks" oder Rezepte können für diese hochindividuelle Begegnung zwischen Patientin und ihrem Arzt nicht gegeben werden;

"Lösungen" werden meist nur vorläufig sein; die Erfahrung allerdings, daß unsere Patientinnen immer mehr von uns erwarten und hoffen, als wir zu leisten und zu geben in der Lage sind, dürfte allgemein und schwer zu ertragen sein. Zur Gestaltung, nicht zur "Lösung", dieser Situation abschließend noch einige Anregungen:

1. Am wichtigsten erscheint mir der Versuch, sich empathisch in die Situation, das Empfinden und die Person der Patientin zu versetzen und auf diese Matrix zu re-agieren.

2. Die Patientin sollte über die medizinische Dimension hinaus interessant sein, mich engagieren, mich neugierig machen.

3. Die Arzt-Patientin-Beziehung sollte reflektiert werden. Das kann nicht für jede Beziehung geschehen, wir sind auf Routine und Schematisierungen auch in unseren Beziehungen zur Patientin angewiesen. Insbesondere aber die Patientin, der Kontakt, der mich weiterbeschäftigt, sollte reflektiert werden, warum diese Beziehung mir positiv oder negativ, erfreulich oder unerfreulich nachgeht.

4. Die Reflexion diese Erfahrungen und deren Nutzbarmachung für die Zukunft ist in einer Gruppe leichter und effizienter; überwiegend onkologisch tätige Ärzte sollten zu ihrer eigenen Psychohygiene und zum Wohl ihrer Patientinnen Fallbesprechungsgruppen nutzen.

(Sämtliche Zitate stammen aus einem 45minütigen Gespräch mit einer Patientin mit Rezidiv eines durch Operation und Chemotherapie erstbehandelten Ovarialkarzinoms)

Literatur

1. Funch D., Marshall J.: The role of stress, social support, and age in survival from breast cancer. J. Psychosom.Res. 27 (1983), 177-183.
2. Greer S., Morris T., Pettingale K.: Psychological response to breast cancer: Effect on outcome. Lancet II. (1979), 785-787.
3. Greer S., Morris T., Pettingale K., Haybittle J.: Mental attitudes to cancer: An additional prognostic factor. Lancet I. (1985), 750.
4. Jensen M.: Psychobiological factors in the prognosis and treatment of neoplastic disorders. Dissertation, Department of Psychology, Yale University (1984).

5. Schmale A.H.: Psychological reactions to recurrences, metastases or disseminated cancer. Int: J.Radiot.Oncol.Biol.Phys. 1 (1976), 515-520.
6. Weisman A.D., Worden J.W.: The emotional impact of recurrent cancer. J.Psychosoc.Oncol. 4 (1986), 5-16.

Überlegungen zur medizinischen Ethik im Arzt-Patienten-Verhältnis angesichts des Sterbens

B. Maurer

Der Mensch teilt die Sterblickeit mit allen mehrzelligen Lebewesen. Mit der Zeugung des individuellen Lebens ist dessen Geschichtlichkeit und Ende mitgesetzt. Menschliches Leben ist von Anfang an todesträchtig, und das Ende als Todesgrenze wird im Prozeß der Verwesung augenscheinlich. Die in der abendländischen Philosophiegeschichte verwurzelte dualistische Theorie vom sterblichen Körper und der unsterblichen Seele hat seit dem Aufkommen des Naturalismus einen schweren Stand und ist teilweise auch theologisch sehr umstritten. Der Mensch erfährt sich selbst in der Welt als leibliches und soziales Wesen, und eben diese Leiblichkeit wird im Sterben vernichtet. Sterben ist totaler Identitätsverlust. Der Mensch verliert sich selbst und muß sich aus seiner Verfügungsmacht über sich selbst auf eine ihm weithin unbekannte Wirklichkeit einlassen. Er erfährt das Sterben vielfach, zumal als junger Mensch, als widernatürlich, und die Todesfurcht wurzelt in der oft unbewußten, tiefen Angst vor der Erfahrung des Nichtseins, die überlagert ist von der Furcht vor den Schmerzen und der Angst vor dem Abschied von den Menschen und Dingen der Umwelt. Es gibt nur wenige Menschen, denen das Sterben leicht fällt, und es gibt auch fromme Menschen, deren Frömmigkeit narzißtisch-regressiv ist, die ebenso schwer sterben wie neurotisch gestörte Menschen; denn wer nicht gelebt hat, kann nicht sterben. Das gilt allerdings auch umgekehrt: Wer nicht sterben kann, kann nicht leben; denn erst die Einstimmung in den Tod ermöglicht die Zustimmung zum Leben [1].

Ein amerikanischer Psychologe namens Leshan hat in einer New Yorker Klinik die Zeiten gestoppt, die zwischen dem Aufleuchten des Rufsignals eines Patienten und dem Eintreffen des Pflegepersonals am Krankenzimmer liegen. Dabei hat sich herausgestellt, daß die Reaktionszeit um so länger war, je näher der Patient am Tod war [2]. Leshan kam zu dem Schluß, "daß die Schwestern regelmäßig zu den Patienten eilten, die auf dem Weg der Besserung waren, während sie ebenso konsequent mit schleppenden Füßen dem Ruf derer folgten, die an der Schwelle des Todes standen" [3]. Diese Beobachtung macht ein verständliches Phänomen bewußt: Dem Leben und der der Gesundung des Patienten zu dienen, beflügelt die Schwestern, Pfleger und wohl auch die Ärzte. Aber auf den Tod kranke Menschen zu begleiten und zu pflegen, ist lähmend und erfordert viel mehr Aufwand an Willenskraft, Selbstüberwindung und Hingabebereitschaft.

In jedem schwerkranken Menschen, dem wir uns beruflich zuwenden, begegnet uns die Frage nach dem Sinn des Lebens und des Leidens, und in jedem Sterben eines Menschen, den wir kannten, und mit dem wir eine Wegstrecke gegangen sind, sterben auch wir selbst mit. Aber oft scheint nichts schwieriger zu sein als dies: Die Trauer zuzulassen, das Vergangene abzulegen und sich der Zukunft zuzuwenden.

Der Tod ist in der Wissenschaft und Literatur wieder zu einem Thema geworden. Die Thanatologie befaßt sich mit den einzelnen Phasen des Sterbeprozesses und mit den Aussagen reanimierter Patienten. Schon vor Jahren berichtete der Psychiater Eckart Wiesenhütter von Patienten, die auf Wiederbelebung depressiv reagierten; sie glaubten, daß man ihnen das Paradies vorenthalten habe und fragten, warum man ihnen das angetan habe [4].

Manche Symptome in der modernen postindustriellen Gesellschaft deuten darauf hin, daß sich eine Wandlung des Bewußtseins vollzieht. Ken Wilber, einer der führenden Denker einer "neuen Psychologie", stellt die Entwicklung des Menschen in den Zusammenhang einer kosmischen Evolution und lehrt eine "transpersonale Psychologie". In seiner Bewußtseinspsychologie integriert er Erkenntnisse und Theorien verschiedener abendländischer Schulen und Einsichten östlicher Lehrer und Philosophien in einer großen Synthese. Ins Zentrum seiner Psychologie führt die Feststellung, daß der Mensch sein Ich-Empfinden isoliere und den Tod nicht akzeptiere. Er müsse daher symbolische Ersatzbefriedigungen schaffen und den Mangel an ganzheitlichem, kosmischem Bewußtsein durch die Behauptung eines subjektiven Ichs kompensieren. Stanislav Grof, ein aus Prag stammender, in den USA lebender Mediziner spricht von "transpersonaler Wirklichkeit" und will in seiner holotropen Therapie die Patientin von unbewußten Bindungen an die perinatale Problematik befreien, damit sie im Prozeß einer tiefgreifenden Selbstoffenbarung "Gott als das Göttliche im Menschen" erkennen. Nicht nur in Freiburg als dem *"locus occultus"* der esoterischen Szene finden diese Bücher und die holistische Mystik großes Interesse.

Diese im Umkreis der New-age-Bewegung aufkommenden Auffassungen von Leben und Tod sollen nicht analysiert oder kritisiert werden. Sie werden nur erwähnt, weil sie gleichsam ein subkulturelles Kontrastprogramm zu der in unserer Gesellschaft noch weit verbreiteten Verdrängung und Tabuisierung der Todesproblematik darstellen. Jahrhunderte hindurch gab es auf dem Boden eines durchaus tatkräftigen und zur kulturellen, politischen und sozialen Gestaltung der irdischen Wirklichkeit fähigen

Christentums eine ars moriendi. Die Kunst des Sterbens wurde gelehrt und gelernt; sie wurde in der täglichen Praxis der Frömmigkeit in der Nachfolge Christi eingeübt. So legte Martin Luther in seinem Großen Katechismus die Taufe aus: "Diese zwei Stück, unter das Wasser sinken und wieder herauskommen, deutet die Kraft und Werk der Taufe, welches nichts anderes ist denn die Tötung des Alten Adams, danach die Auferstehung des neuen Menschen, welche beide unser Leben lang in uns gehen sollen, also daß ein christlich Leben nichts anderes ist, denn eine tägliche Taufe, einmal angefangen und immer darin gegangen" [5]. Nachfolge Christi wird als tägliches Sterben und Auferstehen – in dieser Reihenfolge – verstanden. In einer Requiem-Sequenz heißt es "mortis meditatio vita": Leben ist Meditation und das heißt Einübung des Todes.

Unter dem Einfluß der Aufklärung, des kritischen Denkens, des Zusammenbruchs der Metaphysik und des modernen Lebensgefühls sind diese religiösen Traditionen in den Hintergrund getreten oder unverständlich geworden. Die Sprache der Theologie wird oft als wirklichkeitsfremd empfunden, und sie selbst ist unter Ideologieverdacht geraten. Nicht das unsichtbare und nicht das postmortale Leben sollte das eigentliche Leben sein, auf das der Mensch warten und dessen er sich trösten soll, sondern die Fülle des Lebens soll auf der Erde gefunden werden. Nach Feuerbach sollen die Menschen aus Kandidaten des Jenseits zu Studenten des Diesseits werden, und Heinrich Heine schrieb in seiner "Winterreise":

"Ein neues Lied, ein besseres Lied,
oh Freunde, will ich euch dichten!
Wir wollen hier auf Erden schon
das Himmelreich errichten."

Was auch immer die Gründe für diese Revolution des Bewußtseins gewesen sein mögen, ihr Ergebnis ist das Ende eines statischen Denkmodells vom Diesseits und Jenseits; aber auch ein gewaltiger Aufschwung der Naturwissenschaften und der mit ihnen verbundenen modernen Schulmedizin. Die Ergebnisse dieses Prozesses will niemand leugnen oder preisgeben. Die Frage ist nur, ob der moderne Mensch in seiner positivistisch-materialistischen Weltanschauung nicht noch immer negativ an jenes Weltbild fixiert ist, das er für überwunden hält: Auch die Medizin hat das cartesianische Paradigma übernommen und sich auf die "res extensa", die materielle Welt beschränkt, die geistige aber abgetrennt und vernachlässigt. Heute erscheint aber diese Trennung von Stoff und Geist, Materie und Bewußtsein als unerträglich veraltet, und wir suchen nach einem neuen, ganzheitlichen Paradigma für das Verständnis des Lebens, das auch den Tod einschließt.

Viktor von Weizsäcker, einer der Begründer der anthropologischen Medizin, sprach in seiner Pathosophie vom "Wahn der Materie", vom "Unverstand der Funktion" und von der "Verlogenheit des Lebens", in die der an die nur körperhafte Welt gebundene Mensch gefallen ist [6]. Die Fixierung an die Dingwelt macht den Menschen zum Unmenschen; die Krankheit wird objektiviert, aber der kranke Mensch wird nicht mehr gesehen. Von Weizsäcker wollte den Kranken als Individuum mit seiner Lebensgeschichte wieder zum Gegenstand der Medizin und des ärztlichen Handelns machen. Mit der Forderung einer medizinischen Hermeneutik, die den Patienten aus seiner Biographie zu verstehen sucht, werden jedoch die anthropologischen Probleme der modernen Medizin deutlich. Wir befinden uns in einer dialektischen Situation: Einerseits soll sich der Arzt der individuellen Situation des kranken Menschen ganz öffnen und in der Therapie seine eigene Menschlichkeit ins Spiel bringen, denn nur in der Begegnung mit dem Menschen zeigt sich der Mensch. Der Arzt muß sich also als Subjekt in den Prozeß der Therapie einbringen. Andererseits ist er einer naturwissenschaftlichen Medizin verpflichtet, deren therapeutische Wirksamkeit auf biologischen, biochemischen und physikalischen Erkenntnissen und Methoden beruht. Der Tod ist Endpunkt des Lebens, aber nicht Bezugspunkt eines Deutungssystems. In der Theorie der medizinischen Wissenschaft hat der Tod keine Bedeutung [7]. Vor diesem Hintergrund bekommen die Themen, die im folgenden in einigen Thesen formuliert werden, ihr besonderes Gewicht. Diese Thesen könnten und müßten eigentlich im Gespräch in kleineren Gruppen vertieft werden; denn nicht der Lehrvortrag vom Katheder aus, sondern das Gespräch und die Begegnung in der Gruppe sind die eigentliche Sozialform für die Erarbeitung und Vertiefung ethischer Gesichtspunkte.

1. Der Umgang mit leidenden und sterbenden Menschen ist zunächst eine Frage der eigenen Einstellung des Arztes zu Leiden und Tod. Die wache Sensibilität für das eigene innere Erleben und die verbale und nonverbale Kommunikation mit anderen Menschen dürfen nicht wissenschaftlichen, technischen oder wirtschaftlichen Zwängen aufgeopfert werden. Das Verständnis für die Lebensfragen aus der Tradition, aus der Kultur und deren Wertsetzungen und Sinndeutungen, d.h. die humane Bildung und die Bereitschaft zum lebenslangen Lernen im eigenen Lebensvollzug gehören zum Ethos des ärztlichen Berufs. In diesem Zusammenhang ist wichtig, ob die Ärztin und der Arzt das eigene Sterben aus einem tiefen Vertrauen in das Sein heraus annehmen können oder verdrängen. Dementsprechend sind sie in der Lage, Chancen für den Patienten begleitende Gespräche zu suchen und wahrzunehmen oder diese womöglich in einem oberflächlichen auf die Schulter klopfenden "es wird schon wieder gut werden" zu verdrängen.

2. Die oft diskutierte Frage nach der Wahrheit am Krankenbett ist nicht einfach zu beantworten. Nie sollten die Ärztin oder der Arzt bewußt etwas sagen, was später zurückgenommen werden muß. Das Vertrauen ist eine wesentliche Grundlage des therapeutischen Handelns und erfordert die unbedingte Wahrhaftigkeit der behandelnden Ärztin oder des Arztes. Diagnostische und prognostische Unsicherheiten, die Möglichkeit von Remissionen und andere Aspekte sind maßgebend für zurückhaltende Äußerungen. Auch ist die Bedeutung der Hoffnung für den Krankheitsverlauf bekannt, wenngleich auch feststeht, daß die schonende medizinische Aufklärung ein bedeutender therapeutischer Faktor beim Umgang mit einer bösartigen Erkrankung ist [8]. Solange dem Patienten bewußtes, qualifiziertes Leben möglich ist, sind jedoch auch andere stützende therapeutische Maßnahmen sinnvoll und angebracht. Was kann in wenigen Monaten oder Wochen an Abschiednehmen und innerer Reifung auf den Tod hin bei der Patientin oder dem Patienten noch geschehen! "Bewahre uns vor raschem, bösem Tod" heißt es darum in einem alten Kirchengebet.

Elisabeth Kuebler-Roos hat fünf Phasen der Auseinandersetzung des Sterbenden mit seinem Tod beschrieben, die allerdings nicht immer sukzessive erfolgen, sondern auch ineinandergreifen können: Die Ablehnung und Verdrängung, das aggressive Aufbäumen in der Wut, das Handeln um ein Hinausschieben der Endgültigkeit, die Depression und schließlich die Annahme des eigenen Todes [10]. Wenn ein schwerkranker Patient signalisiert, daß er um eine Lage weiß, sollten die Ärztin oder der Arzt darauf eingehen. Die Wahrheit kann auch hier befreiend wirken. Sie muß in verständlichen Worten und in einer ruhigen Atmosphäre mitgeteilt werden. Die Wahrheit ohne Liebe ist nicht die ganze Wahrheit, wenn es um den Menschen geht. Ihre angemessene Übermittlung bedarf immer einer Vertrauensbeziehung, sonst ist sie mißverständlich oder unmenschlich. Es kann davon ausgegangen werden, daß 70-80 Prozent aller Kranken, einschließlich der Tumorkranken, konkrete Aufklärungsbedürfnisse bezüglich ihrer subjektiven Lage haben, diese jedoch beim Arztbesuch oder bei der Visite oft nicht zu artikulieren wagen. Also nur 20-30 Prozent legen auf medizinische Aufklärung keinen Wert. Andererseits signalisieren die Ärztin oder der Arzt durch Körperhaltung, Mimik, Gestik und Innehalten bei der Untersuchung, daß eine Indikation vorliegt und schaffen so Unsicherheiten, die abgebaut werden müssen [11].

Ärztin und Arzt dürfen ihre Einstellung zum Tod andeuten, und sie teilen sie auch durch ihre Haltung nonverbal mit. Es wäre aber unfair, die Patienten in dieser Situation noch belehren oder gar bekehren zu wollen. Sie müssen selbst dem Sterben eine positive Seite abgewinnen lernen. Sterben ist dann keine Niederlage, sondern die Preisgabe der Identität in eine größere

Wirklichkeit hinein. Die ärztliche Maxime ist bei unheilbar kranken Menschen nicht Sterbehilfe, sondern Hilfe zum Sterben zu geben. Wie das geschehen soll, das ist in die ärztliche Verantwortung gegeben und kann von keinem Ethiker vorgeschreiben oder der Ärztin und dem Arzt abgenommen werden. Für die Entscheidung angesichts der Situation eines leidenden Menschen sind allerdings die gegebenen rechtlichen, kulturellen und sozialen Umstände im Auge zu behalten.

3. Das Wesen einer helfenden Beziehung liegt darin, daß der helfende Mensch eigene Bedürfnisse und Erwartungen zurückstellt und sich auf die Bedürfnisse und Erwartungen dessen einstellt, der der Hilfe bedarf. Dabei ist das Ziel nicht aus dem Auge zu verlieren, nämlich den sterbenden Menschen zu einem würdigen und für ihn sinnvollen Tod zu begleiten. Unberechtigte Erwartungen sind ebenso abzuweisen wie unangemessene eigene Bedürfnisse kritisch zu reflektieren sind. Vor kurzem wurde in einer bekannten medizinischen Wochenzeitung gefragt, ob der Arzt vor dem "Pfaffen" das Feld räumen soll [12]. Abgesehen von der wirklich unmöglichen Situation, die die Verfasserin des Artikels schilderte - ein neurotischer Sektenprediger hatte sich in das Krankenzimmer hineingedrängt -, scheint sie jedoch von verletzter Eitelkeit geplagt zu sein. Sollte der leidende Mensch einen geistlichen Beistand wünschen, so sollten auch eine Ärztin oder ein Arzt, die anderer Meinung sind, einen qualifizierten geistlichen Beistand ermöglichen und sich nicht zurückgesetzt fühlen. Die hilfreiche Bedeutung der religiösen Symbolik für Sterbende darf, zumindest bei kirchlich sozialisierten Menschen, nicht unterschätzt werden. In einer säkularen Gesellschaft tun sich hier natürlich Probleme auf, die nur mit Takt und Einfühlung gelöst werden können.

4. Zur Begleitung Sterbender sind Einfühlung und Zeit erforderlich. Freundliches Tätscheln und oberflächliche Aufmunterungen sind ebenso würdelos, wie der Hinweis auf Zeitmangel eine lieblose Ausrede ist. Die menschliche und verstehende Zuwendung und das geduldige Verweilen am Krankenbett gehören zum heilenden Handeln. Sollten dem äußerliche Umstände entgegenstehen, so müßte es möglich sein, diese zu beseitigen. In einer der reichsten Gesellschaften der Welt sollten Zeit und Geld in der Krankenpflege nicht gespart werden.

5. Der Patient ist in der Regel kein einzelner, alleinstehender Mensch; er hat Familie, Freunde und Menschen, die ihm nahestehen. Bei der Sterbebegleitung kommt der entsprechenden Beratung und Begleitung der Angehörigen eine große Bedeutung zu. Nur 50 Prozent der Bevölkerung sterben im Krankenhaus. Hier sollten Möglichkeiten geschaffen werden, daß Angehörige den Sterbenden beistehen, leichte Pflegedienste übernehmen oder

Nachtwachen halten und in der Todesstunde anwesend sein können. Das ist freilich auch eine Frage an die Organisation des Krankenhauses und an den Krankenhausträger; es sollte aber kein nur wirtschaftliches Problem sein!

6. Für alle diese Maßnahmen im modernen Krankenhaus und entsprechend auch bei der ambulanten Behandlung haben die Ärztin und der Arzt die Verantwortung. Aber sie müssen im Kontakt mit dem Pflegeteam stehen, zu dem die Pflegegruppe im engeren Sinn, aber auch der Klinikpfarrer, die Psychologin, die Sozialarbeiterin und andere gehören. Absprachen über die Maßnahmen, die getroffen werden, und die Information, die die Patienten und deren Angehörige erhalten, sind selbstverständliche Voraussetzungen eines sinnvollen Umgangs mit sterbenden Menschen. Sprechen die behandelnde Ärztin oder der behandelnde Arzt aus irgendwelchen Gründen nicht mit dem Patienten und deren Angehörigen, oder fühlen sie sich dazu nicht in der Lage, so müssen sie diese Aufgabe delegieren, aber sie bleiben verantwortlich. Sie führen durch ihr Verhalten und ihre Haltung die Station und den Patienten und geben ihnen Halt.

7. Die Ärztin und der Arzt dürfen dabei jedoch nicht allein gelassen werden. Rilkes Bitte "Herr, gib jedem seinen eigenen Tod" ist mehr als ein Relikt einer bürgerlichen Gesellschaft, das die Philosophen zu Gedanken über die existentielle Betroffenheit des Sterbenden anregen. Würde und Wertschätzung des Menschen und seiner Lebensgeschichte sind nach Jahrzehnten der Vermassung und des Massentodes eine unübersehbare Aufgabe der postindustriellen Gesellschaft [13]. Ob die derzeitigen Tendenzen, Friedhöfe durch Rasenflächen zu ersetzen, so modern sind, ist eine Frage. Zumindest scheinen sie mir nicht postmodern zu sein! Vielleicht sind sie eher Ausdruck der geringen Wertschätzung des Lebens und der Nivellierung des Todes. Eine neue Kultur des Sterbens und der Achtung vor dem Tod scheint vielmehr notwendig und wird damit zum Thema der Pädagogik. Die Annahme des Todes ist kein Ausdruck morbider Todessehnsucht, sondern der Weg des einzelnen zu einem von Ängsten befreiten Leben und somit ein wesentliches Merkmal einer verantwortlichen und zukunftsorientierten Gesellschaft.

Die Erziehung zum Sterben ist Erziehung zum Leben. Sie beginnt nicht erst angesichts des Todes, und sie setzt erfahrene Geborgenheit und Akzeptanz voraus. In unserer Gesellschaft vollzieht sich ein starker kultureller und sozialer Wandel, der viele Chancen der Befreiung enthält, aber auch viele Ängste und Unsicherheiten freilegt und in neue Verdrängungen und Zwänge führt. Geborgenheit ist letztlich auch eine Frage religiöser Wertfindung und der sozialen Einbindung in tragfähige Beziehungen. Da in dieser Hinsicht in unserer Gesellschaft noch manche Fehlanzeigen zu machen sind, werden unsere Krankenhäuser mit ihren Ärztinnen, Ärzten,

Pflegerinnen und Pflegern oft auch überfordert und überlastet. Die Aufgabe einer humanen Bildung und eines würdigen Umgangs mit dem Sterben ist nicht allein eine Herausforderung der Medizin und der Ärztinnen und Ärzte, vielmehr sollten die Vertreter verschiedener Wissenschaften und Berufe bei der Lösung dieser Aufgabe zusammenarbeiten.

Literatur

1. Leuenberger R.: Der Tod. Schicksal und Aufgabe. Zürich (1971).
2. Van der Meer C., Mockel H.: ...wenn nicht ein Wunder geschieht. Das Geleit von Sterbenden. Konstanz (1973), 62.
3. Zit. n. Hanselmann J., Predigt. In: Godzik P., Jeziorowski J.: Von der Begleitung Sterbender. Hannover (1989), 16.
4. Wiesenhütter E.: Blick nach drüben. Selbsterfahrung im Sterben. Hamburg (1974).
5. BELK 704.
6. von Weizsäcker V.: Pathosophie. Göttingen (1956), 49f.
7. Köhle K.: Zur psychologischen Beratung unheilbarer Kranker. In: Esser A. u. a.: Der Arzt und das Sterben. Herrenalber Texte 37. Bad Herrenalb (1981), 64.
8. Raspe H.-H.: Ärztliche Aufklärung oder Schonung? In: Radius (1982), 3,28.
9. Raspe a.a.O.
10. Kuebler-Roos E.: Interviews mit Sterbenden. Stuttgart, Berlin (1971); vgl. auch dies.: Verstehen, was Sterbende sagen wollen. Einführung in ihre symbolische Sprache. Stuttgart (1982).
11. Drees A., Gebhard E.: Lubahn-Plozza, Sprache des Kranken - Sprache des Arztes. Die therapeutische Übersetzung. Stuttgart, New York (1982).
12. Medical Tribune (1989), 38,10.
13. Vetter H.: Der Schmerz und die Würde der Person. Frankfurt/Main (1980). Maurer B.: Zur christlichen Deutung des Leidens. In: Christliches ABC heute und morgen. (5/1983), Gruppe 4, 31-47.

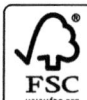

MIX
Papier aus verantwortungsvollen Quellen
Paper from responsible sources
FSC® C105338

If you have any concerns about our products,
you can contact us on
ProductSafety@springernature.com

In case Publisher is established outside the EU,
the EU authorized representative is:
**Springer Nature Customer Service Center GmbH
Europaplatz 3, 69115 Heidelberg, Germany**

Printed by Libri Plureos GmbH
in Hamburg, Germany